龙江医派现代中医临床思路与方法丛书

总主编　姜德友　李建民

眼科疾病辨治思路与方法

主　编　孙　河

U0345172

科学出版社

北京

内 容 简 介

本书为"龙江医派现代中医临床思路与方法丛书"之一。本书共选取龙江地区常见的 28 种眼科疾病，结合眼科疾病特点，从临床诊断要点与鉴别诊断、中医辨病诊断、审析病因病机、明确辨证要点、确立治疗方略、辨证论治、外治法、中成药选用、单方验方、中医特色技术、预防调护、各家发挥十二个方面进行了述要，特别是辨证论治部分，抓主症、察次症、审舌脉、择治法、选方用药思路、据兼症化裁等方面，明确了临床辨治思维规程与方法。

本书适用于从事中医药研究及临床工作者，还可供中医院校学生及广大中医爱好者学习、参考。

图书在版编目（CIP）数据

眼科疾病辨治思路与方法 / 孙河主编. —北京：科学出版社，2018.11
（龙江医派现代中医临床思路与方法丛书 / 姜德友，李建民总主编）
ISBN 978-7-03-059412-9

Ⅰ. ①眼… Ⅱ. ①孙… Ⅲ. ①中医五官科学-眼科学-辨证论治
Ⅳ. ①R276.7

中国版本图书馆 CIP 数据核字（2018）第 253757 号

责任编辑：鲍 燕 国晶晶 / 责任校对：张凤琴
责任印制：张欣秀 / 封面设计：北京图阅盛世文化传媒有限公司

科 学 出 版 社 出版
北京东黄城根北街 16 号
邮政编码：100717
http://www.sciencep.com

北京建宏印刷有限公司 印刷
科学出版社发行 各地新华书店经销

*

2018 年 11 月第 一 版 开本：787×1092 1/16
2018 年 11 月第一次印刷 印张：18 1/4
字数：468 000
定价：108.00 元
（如有印装质量问题，我社负责调换）

《龙江医派现代中医临床思路与方法丛书》
总编委会

总 主 编
姜德友　李建民

副总主编
周亚滨　邹　伟　刘松江　张铁林　王丽芹

编　委
（按姓氏笔画排序）

于学平	马　建	王　军	王　珏	王　珑	王　海
王　颖	王东梅	王建伟	王玲姝	王树人	王桂媛
王宽宇	方东军	尹　艳	艾　民	冯晓玲	宁式颖
刘　莉	刘朝霞	安立文	孙　凤	孙　秋	孙丽华
严　斌	李　妍	李　晶	李竹英	李泽光	李晓南
李晓陵	杨素清	时国臣	吴效科	宋爱英	张　弘
张　伟	张　旭	张　茗	张丹琦	张传方	陈　波
陈英华	武桂娟	苑程鲲	周　凌	赵　军	赵　钢
赵　楠	姜益常	姚　靖	耿乃志	聂　宏	聂浩劫
徐京育	栾金红	梁　群	葛明富	韩凤娟	程为平
程永志	程丽敏	蔡宏波	阚丽君		

学术秘书
谢春郁　孙许涛　田　伟

总　序

　　龙江医派群贤毕至，少长咸集，探鸿蒙之秘，汇古今之验，受三坟五典，承金匮玉函，利济苍生，疗民之夭厄，独树北疆，引吭而高歌。

　　昔亘古洪荒，有肃慎油脂涂体，至渤海金元，医官设立，汇地产药材朝贡贸易，明清立法纪医馆林立，民国已成汇通、龙沙、松滨、呼兰、宁古塔、三大山六大支系；后高仲山负笈南渡，学成而还，问道于岐黄，沉潜力研，访学于各地，汇名家于一体，广纳龙江才俊，探讨交流，披荆斩棘，开班传学，筚路蓝缕。至于现代，西学东渐，人才辈出，中西汇通，互参互用，承前辈实践经验，融现代诊疗技艺，参地域气候特点，合北疆人群体质，拼搏进取，承前启后，自成一派，独树北疆。

　　《龙江医派丛书》集前辈之经验，付梓出版，用心良苦，《龙江医派现代中医临床思路与方法丛书》承先贤之技艺，汇古通今，蔚为大观。二者相辅相成，互为经纬，一者以名家个人经验为体系，集史实资料，有前辈幼承庭训、兼济苍生之道途，有铁肩担道、开派传学之事迹，又有临证心得、个人经验之荟萃；另者以临床分科为纲领，汇中西之论，有疾病认识源流、历代论述之归纳，有辨证识病、处方用药之思路，又有地产药材、龙江经验之心悟。二者相得益彰，发皇古义，探求新知，集龙江之学，传之于世。

　　丛书收罗宏博，取舍严谨，付梓出版，实为龙江中医之幸事。其间论述，溯本求源，博采众长，述前人之所未逮；提纲挈领，珠玉琳琅，成入室之津梁，临证思考跃然纸上，嘉惠后学功德无量。

　　忆往昔命途多舛，军阀迫害，日伪压迫，国医几近消亡，吾辈仗义执言，上书言志；中华人民共和国成立，国泰民安，大力扶持，蒸蒸日上；时至今朝，民族自豪，欣欣向荣，百花齐放，虽已年近期颐，逢此盛世，亦欢欣鼓舞，然中医之发展任重道远，望中医后学，补苴前贤，推陈出新，承前启后，再接再厉！

　　爰志数语，略表心忱，以为弁言！

張琪

2017 年 9 月

总　前　言

　　中医药学源远流长，中华版图幅员辽阔，南北气候不同，地理环境有别，风俗习性各异，加之先贤探索发挥，观点异彩纷呈，各抒己见、百花齐放，逐渐形成了风格各异的诊疗特色和学术思想，共同开创了流派林立的学术盛况，中医学术流派的形成和发展是中医学的个体化治疗特点、师承学习的结果，是中医学理论和实践完善到一定程度的产物，同时也是中医学世代相传、得以维系的重要手段。

　　龙江医派作为我国北疆独树一帜的中医学术流派，受到北方寒地气候特点、多民族融合、饮食风俗习惯等多种因素的影响，加之北疆地产药材、少数民族医药观念与经验汇聚，结合中医三因制宜、辨证施治等理念，共同酝酿了学术思想鲜明、诊疗风格独特的北疆中医学术流派——龙江医派。针对外因寒燥、内伤痰热、气血不畅等病机，积累了以温润、清化、调畅气血为常法的诊疗经验和独具特色的中医预防养生方式，体现了中医学术流派的地域性、学术性、传承性、辐射性、群体性等诸多特点。

　　回首龙江医派的发展，由荆棘变通途，凝聚了无数人的汗水和努力，在前辈先贤筚路蓝缕、披荆斩棘，皓首穷经，沉潜力研等龙医精神的感召下，当代龙江中医人系统传承前辈学术经验，结合现代医学临床应用，立足黑土文化特色，荟萃龙江中医学术，付梓出版《龙江医派现代中医临床思路与方法丛书》，本集作为《龙江医派丛书》的姊妹篇，从现代医学疾病分科的角度，对龙江中医临床诊治的经验进行系统的总结与荟萃，覆盖内、外、妇、儿等各科常见疾病，并囊括针灸、推拿、护理等专业，共分 24 册。丛书遴选黑龙江省在相关领域具有较高学术影响力的专家担任主编，由临床一线的骨干医生进行编写，丛书广泛搜集并论述黑龙江省对于常见病、疑难病的治疗思路，吸纳国内当代中医名家的学术精华，系统整理中医在各科疾病治疗中的先进理念，承前辈经验，启后学医悟，博采众长，汇古通今。

　　在编撰过程中，丛书注重对学术经验的总结提炼，强调对龙江地域特色学术观点的应用，开阔思路，传递中医临床思维，重视对龙江地区常见病、多发病的诊疗思路，在对患者的辨证处方过程中，在对疾病的分型治疗等方面，着重体现北方人群体质特点与疾病的关系，在养生防病的论述中也突出北疆寒地养生防病特征，在用药经验中更是强调道地药材、独创中成药和中医特色诊疗技术的应用，着力体现龙江人群的体质特点和处方用药的独到之处。

中医药学博大精深，龙江医派前辈先贤拼搏进取的精神鼓舞着一代代龙江中医人前赴后继、砥砺前行，在丛书出版之际，向为龙江中医前辈经验传承和编撰本部丛书付出辛劳、作出贡献的各位同仁致以谢意，同时感谢科学出版社对本丛书出版的大力支持。

由于水平所限，时间仓促，虽几易其稿，然难免有疏漏之处，希望广大读者在阅读过程中多提宝贵意见，以便修订完善。

《龙江医派现代中医临床思路与方法丛书》总编委会

2017 年 9 月

前　言

　　《眼科疾病辨治思路与方法》是龙江医派系列丛书的眼科部分，本书以辨治思路与方法为主线，以中医眼科基本理论、基本知识、基本技能为纲，从临床实际出发，针对眼科常见病、多发病、疑难病，辨病与辨证相结合，充分发挥中医药特色，以中医药为主，针药并用，内外兼治，有着独到的见解和先进的学术理念，对中医眼科学的继承与创新、指导眼病的防治有重要的理论意义和实践意义。

　　本书具有下列特点：

　　1. 突出中医思维

　　贯穿全书的主线是辨证思路和辨证方法，沿着中医诊病思路，先从局部症状为切入点，通过四诊八纲、类证鉴别，综合分析，进行辨证分型，制定治疗法则，遣方用药。辨证是中医诊疗的关键，内涵丰富，体现中医异病同治、同病异治的特色，是取得疗效的决定因素。本书在总论中重点编撰了中医眼科十种辨证方法。有别于现代其他中医临床著作，本书重点阐述辨证思路及类证鉴别，有助于理解、掌握和应用中医思维治疗眼病。

　　2. 强调精准辨证、精准治疗

　　本书通过审析病因病机、明确辨证要点确立治疗方略；并在辨证论证的方法上强调过程的重要性，抓主症、察次症，精准辨证，详细阐述选方用药的思路；并在据兼症化裁，据辨证转方，以及中医眼科特色疗法上做了较为详尽的介绍。体现了"证"与"病"的关系；眼局部与整体的关系；"标"与"本"的关系；如何透过现象看本质，知常达变、去伪存真，把握疾病的本质，从而达到精准遣方用药、用针。

　　3. 学术继承与创新

　　本书不仅介绍了传统中医眼科的精髓，还吸纳了最新的现代研究。针对眼科常见病、多发病、疑难病，辨病与辨证相结合，充分发挥中医药特色，以中医药为主，针药并用，内外兼治，有着独到的见解和先进的学术理念，对中医眼科学的继承与创新、指导眼病的防治有重要的理论意义和现实意义。

　　本书由从事中医眼科或中西医结合眼科临床、教学、科研者编写，并由国医大师廖品正教授主审，适用于中医药研究及临床工作者，中医院校学生及有愿望掌握中医思维及方法治疗眼病者学习参考。

　　感谢龙江医派丛书总主编姜德友院长和李建民书记的信任；感谢全体编委的努力与精诚合作。

　　尽管本书全体参编人员倾注大量心血和精力，并多次修改，但由于水平有限，难免存在疏漏和偏颇，请读者不吝指正，以期再版时修订完善。

《眼科疾病辨治思路与方法》编委会

2017 年 9 月

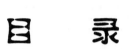

第一章 总　论

现代的医学理念已由治愈疾病向预防疾病、提高健康水平方向转变，医学已不再是单纯的生物模式，而是生物、心理、社会和环境相结合的模式，中医学的理论思维和辨证论治方法论的特色优势更加凸显出来，显现出了强大的生命力。传承和创新，发挥中医学在防病治病中的重要作用有划时代的意义。中医学源远流长，为中华民族的繁衍昌盛和人类文明做出了巨大的贡献，它独特的理论体系和临床疗效已为当今世界所瞩目。中医学的特色优势来自于整体观念、辨证论治。每一个个体都有趋同性和特异性，而辨证是认识疾病发生、发展及演变规律的过程，做出判断为治疗提供依据，是疗效的保证，而治疗又可检验辨证是否精准。

中医眼科学是中医学重要的组成部分，建立在中医基本理论的基础之上。在生理上眼作为视觉器官，通过经络与脏腑密切相关，《灵枢·大惑论》曰："五脏六腑之精气皆上注于目而为之精。"《灵枢·口问》曰："目者，宗脉之所聚也。"《灵枢·邪气脏腑病形》曰："十二经脉，三百六十五络，其血气皆上于面而走空窍，其精阳气上走于目而为精。"眼能视万物、察秋毫、辨形状、别颜色，是五脏六腑精气的充养，脏腑精气是视觉产生的物质基础。顺应四时，七情平和，经络通畅，气血调和，阴平阳秘，才能维持正常的视觉功能。在病理上，脏腑功能失调，不能化生精气，或经络之气不通畅，不能输送精气于目，皆可导致目病。《太平圣惠方·眼论》曰："明孔遍通五脏，脏气若乱，目患即生；诸脏既安，何脏有损。"《素问玄机原病式》曰："若目无所见……悉由热气拂郁，玄府闭塞而致，气液血脉，营卫精神不能升降出入故也。"

中医辨证就是通过四诊收集病史、局部与整体症状、体征等，认识疾病的本质，判断疾病的性质，做出明确诊断，为潜方用药、辨证施治提供依据。眼是视觉器官，是人体重要的组成部分，眼病的辨证思路就是运用中医诊断疾病的一般规律，结合眼科的特点进行。尤其在当代，随着现代科学检查设备与技术的引进，中医眼科的诊法和辨证已在传统方法的基础上得到了深化和发展，其专科特点更加显著。眼科除运用中医一般辨证规律与方法外，对眼症还有一些本学科所特有的辨证方法。以分析眼局部症状为主，结合全身症状进行辨证。根据眼病的八纲辨证、病因辨证、脏腑辨证、五轮辨证、内外障辨证、常见眼部症状辨证、翳与膜辨证、六经辨证、气血津液辨证等确立证候，以达到眼病的精准辨证。

第一节 眼科疾病常用辨证方法

（一）八纲辨证

八纲辨证是中医各种辨证的总纲，根据四诊获得的信息综合分析，以阴、阳、表、里、寒、热、虚、实分为八类证候，归纳疾病的性质、病变部位、病势轻重、邪气的盛衰及体质的强弱，为施治指明方向，起到执简驭繁、提纲挈领的作用。眼科辨证同样也要遵循八纲辨证。

1. 辨阴阳

阴阳辨证是八纲辨证中的总纲，将疾病分为阴、阳两大类。表证、热证、实证为阳证；里证、寒证、虚证为阴证。外障眼病多为阳证，内障眼病为多阴证。

2. 辨表里

眼病的表里分类有表证、里证、表里同病、半表半里证。

表证多指外障眼病，即黑睛、白睛、两眦、胞睑部位的疾病，多由于六淫外邪的侵袭。其特点为起病急，病程相对较短，外显症状明显。主要表现有痒涩，畏光流泪，胞睑肿或赤烂，白睛红赤或混赤，黑睛生翳，可伴有恶寒，发热，头痛。失治误治也可变为里证。

里证多指内障眼病，多由于情志内伤导致脏腑功能失常，或由表证失治误治，病变由浅入深，邪气深入，由表入里所致。可见视物昏花，或眼前黑影飘动，瞳神变色，或见瞳神紧小、干缺，或瞳神散大，眼底出血、渗出、水肿、增殖，新生血管，无灌区，可伴有潮热盗汗，腰膝酸软，或恶寒肢冷，食少便溏，或失眠多梦，舌淡苔白或舌红少苔，脉沉弱或沉细。

表里同病多指里证复感外邪，或表邪未尽而外邪入里，表里同病。

半表半里证为病邪介于表里之间，除眼部症状外，可伴有寒热往来，胸胁胀满，口苦咽干，心烦喜呕等。

总之，表证发病多急，病程相对较短而易治；里证发病多缓，病程长较难治。

此外，还有古代医家对眼病的表里分类。

《素问病机气宜保命集·眼目论》曰："眼之为病，在腑则为表，当除风散热，在脏则为里，宜养血安神；暴发者为表易治，久病者为里难愈。"

《审视瑶函》指出："按目病有外感，有内伤，外感者风寒暑湿燥火，此标证也，患者致目暴发疼痛，白睛红肿，影泪赤烂，其势虽急易治；内伤者，喜怒忧思悲恐惊，此七情也，患者致黑珠下陷，或起蟹睛，翳膜障蒙，或白珠不红，瞳神大小，视物昏花，内障不一，其势虽缓，难治。"

3. 辨寒热

寒热辨证是辨别疾病的性质，寒与热是对立的，在一定条件下可以相互转化，甚至是寒热错杂，如外热里寒，上热下寒等。临证需去伪存真，仔细辨别，谨守病机。

（1）眼病寒证：有表寒证、里寒证之别。寒邪侵袭，或素体阳虚，阴寒内盛，或复感寒邪所致。

表寒证多为实证，由于寒邪侵犯眼表组织，常与风邪共同犯目，又称为风寒表证。常见迎风冷泪，或涕泪连连，白睛充血，黑睛星翳，可伴有头痛项强，鼻塞身痛，苔白，脉浮紧等。

里寒证多为虚证，由于脏腑功能减退，阳虚于内，阴寒内盛，或复感寒邪入里，可见不耐久视，睑重难睁，或白睛紫赤，黑睛生翳，或夜盲，眼底水肿，血络痉挛，舌紫暗，苔白，脉沉弱。

（2）眼病热证：有表热证、里热证和虚热证之别。因感受热邪或脏腑积热，或久病伤阴所致。

表热证多为热邪侵犯眼表组织，常与风邪合而致病，称为风热表证。常见眵泪较多，胞睑红肿而痒，或红肿焮痛，黑睛生翳，可伴头痛，口干，舌红苔薄，脉浮数。

里热证多为邪热内侵或脏腑积热，可见热泪如汤，眼睑红肿热痛，眵多黏稠，白睛红赤或混赤，黑睛生翳，或如凝脂，神水混浊，黄液上冲，瞳神紧小，或血灌瞳神，或突然盲无所见，可伴有头痛，口渴，恶热，小便短赤，大便秘结，舌红苔黄，脉洪数等。

虚热证多为脏腑功能失调，阴虚火旺，或久病伤阴所致。可见视物昏矇，眼干涩，白睛红赤，或见瞳神变白或淡绿，眼底网膜出血、水肿，增殖性病灶，伴五心烦热，潮热盗汗，夜半口干，两颧红赤，夜尿频，舌红少苔，脉细数等。

《景岳全书·传忠录》曰："寒热者，阴阳之化也。"《素问·阴阳应象大论》曰："阳胜则热，阴胜则寒。"《素问·调经论》亦曰："阳虚则外寒，阴虚则内寒。"

4. 辨虚实

虚实是辨别人体正气强弱和邪气盛衰的纲领。虚是指正气不足，实是指邪气过盛，《素问·通评虚实论》曰："精气夺则虚，邪气盛则实。"有虚证、实证及虚实夹杂之证。

（1）实证：为邪气盛，正气未衰，正邪相争相对剧烈。可见于急性发病的内外障眼病，表现为眼痛，眵多黏结，畏光流泪，视力骤降，或视物变色或变形，胞睑红肿热痛，或睑弦赤烂，痒痛并作，白睛红赤或混赤，黑睛翳如凝脂或鱼鳞，内皮皱褶，或黑睛内壁附着物，黄液上冲，或血灌瞳神，或瞳神紧小，或瞳神散大，眼底水肿、出血、渗出、增殖性病灶。可兼见头痛，甚者头痛如劈，耳鸣，口渴，便秘，或口苦，咽干，或急躁易怒，舌红苔黄，脉洪大有力。

（2）虚证：为正气不足，多由素体虚弱，或久病伤正，或外邪侵袭，导致脏腑功能衰退。多见眼病反复发作，眼干涩隐痛，不耐久视，或视物昏花，冷泪频流，上胞下垂，或胞睑虚肿如球，白睛隐隐红赤，黑睛生翳，日久不愈，瞳神干缺，目系萎缩，眼底水肿、变性。可伴有精神萎靡，自汗乏力，心悸气短，形寒肢冷，或五心烦热，夜尿频，失眠盗汗，腰膝酸软，头晕耳鸣，舌淡苔白或舌红少苔，脉沉弱或沉细。

明代张介宾著《景岳全书》曰："眼目之证，当察色以辨虚实。经曰：黄赤者多热气，青白者少热气。故凡治黄赤者，宜清肝泻火，治青白者，宜壮肾扶阳，此固不易之法也。至于目黄一证，尤宜辨其虚实，不可谓黄者必由热也，盖有实热而黄者，有虚寒而黄者。实热之黄如造曲者然，此以湿热内蓄，郁蒸而成，热去则黄自退，非清利不可也。若虚寒之黄，则犹草木之凋，此以元阳日剥，津液消索而然，其为病也，既无有余之形气，又无烦热之脉证，惟因干涸，所以枯黄。"

清代黄岩著《眼科纂要》曰："景岳曰：凡病目者，非火有余则水不足耳，但宜辨其虚实可矣……盖凡病红肿赤痛，及少壮暂得之病，或因积热而发者，皆属有余。其有既无红肿，又无热痛，而但或昏，或涩，或眩晕，或无光，或年老体虚，或酒色过度，以致羞明黑暗，瞻视无力，珠痛如抠等症，皆属虚也。不足者补之，有余者泻之，此固其辨也。然实中有虚，此于肿痛中亦当察其不足；虚中亦有兼实者，又于衰弱内亦当辨其有余。总之，虚实殊途，自有形气脉色可诊可辨也。"

（二）病因辨证

病因辨证往往容易被忽略，实际上病因辨证在我们认知疾病性质上有非常重要的意义。一方面，某些眼病仅有眼局部的症状，脉证无阳性体征，这种情况病因辨证就尤为重要，要耐心与患者交流，探寻发病的根本原因；另一方面，由于眼病的证候是致病因素作用于机体而产生的反应，而不同的病因所致眼部表现亦各具特点，出现不同的症状和体征，要根据患者的症状、体征，辨别疾病可能的病因，辨证求因、审因论治。

1. 沿革

引起眼病的原因十分复杂，历代医家多有论述。

唐代孙思邈在《备急千金要方》中就列出"生食五辛，接热饮食，热餐面食，饮酒不已，房事无节，极目远视，数看日月，夜视星火，夜读细书，月下看书，抄写多年，雕镂细作，博弈不休，久处烟火，泣泪过多，刺头出血过多"等眼病病因。

宋代陈无择在《三因极一病证方论》中归纳为内因、外因及不内外因三个方面。将六淫之邪、瘟疫时气归为外因；七情所伤归为内因；不内外因包括了饮食劳倦、仆伤虫毒。这些因素既可单独为患，又可相合为患或相互影响。陈氏注重病因，学术思想的特点是把三因理论具体运用于临床各科疾病的辨证之中，其目的是为正确的辨证施治，即"分别三因，归于一致"。他强调"凡治病，须视因，不知其因，施治错谬，医之大患，不可不知，治之之法，当先审其三因，三因既明，则所施无不切中"。

明末清初付仁宇著《审视瑶函》，按外感、内伤、不内外因将眼病按病因分类。其曰："目病有外感，有内伤，外感者风寒暑湿燥火，此标症也。患者致目暴发疼痛。白睛红肿，眵泪赤烂，其势虽急易治。内伤者喜怒忧思悲恐惊，此七情也。患者致黑珠下陷，或起蟹睛，翳膜障朦，或白珠不红，瞳神大小，视物昏花，内障不一，其势虽缓难治。又有不内不外，而饮食不节，饥饱劳役所致，当理脾胃为主，目症虽多，不外风热虚实之候。"

2. 辨证

（1）辨情志：喜、怒、忧、思、悲、恐、惊是人类七种情志变化，属人类正常精神活动。其太过或不及往往会成为致病原因，《原机启微》曰："人有五脏，化为五气，以生喜、怒、忧、悲、恐，喜、怒、忧、悲、恐之发耶，发而皆中节，则九窍俱生；喜、怒、忧、悲、恐之发耶，发而皆不中节，则九窍俱死。"情志正常则九窍正常，情志失常则可引发九窍为病，包括目窍。这是由于七情太过及不及，影响到脏腑的生理功能，导致气机升降失常，气血紊乱，阴阳失衡，精气不能上充于目而导致眼病。情志致病称为内伤七情。情志因素多导致内障眼病。

1）不同情志变化可影响到不同的脏腑。怒伤肝，喜伤心，思伤脾，忧伤肺，恐伤肾。

对眼影响比较大的情志异常是"怒伤肝"，暴怒伤肝，视力急降，伴口苦耳鸣，头鸣，胁痛等，舌红苔黄，脉弦，为肝火上炎证；若头晕耳鸣，舌红少苔则为阴虚火旺、肝阳上亢证；肝气上逆，气火上逆，甚至血热迫血妄行等证候，多见于绿风内障，视网膜中央静脉、动脉阻塞。肝主疏泄，喜条达恶抑郁，调畅人体气机，由于情志因素导致肝失疏泄是眼病的重要病机，由此可以引发多种兼证和变证：肝郁气滞，肝失疏泄，经脉不利，气滞血瘀证，多见于青盲，络阻暴盲，络瘀暴盲，目系暴盲，鹘眼凝睛，云雾移睛，血灌瞳神等；肝失疏泄，横逆克脾，脾失健运，痰热上扰证，多见于风牵偏视，绿风内障，络阻暴盲等；肝失疏泄，郁久化火，耗血伤阴，真阴暗耗，风阳上扰于目窍，多见于鹘眼凝睛，白涩症，瞳神干缺，圆翳内障，青风内障，消渴目病等；肝失疏泄，阻遏阳气升发，肝胃虚寒，饮邪上逆，上扰清窍，多见于绿风内障。

"思伤脾"是导致眼病的又一常见的情志异常。思虑忧郁过度导致脾失健运，表现为视物变形，视瞻有色，黑影飘动，虹膜肿胀，伴有口黏，舌胖大、齿痕，脉弦缓等，为痰浊上泛证，多见于黄斑病变、糖尿病视网膜病变、葡萄膜炎等。

2）情志异常可影响眼病的转归与预后。眼病受情志影响特别明显。面对疾病主要有三类表现：一类患者理智乐观，主动学习理解病情，积极配合治疗，这类患者情绪平和，在治疗过程中往往收到事半功倍的效果，有助于疾病的向愈；另一类患者自暴自弃，或不相信科学，迷信偏方验方，甚至放弃治疗，过分乐观，情绪不平稳，当视力急剧减退时，变得极为悲观恐惧，进一步加重病情，形成恶性循环；还有一类患者过分恐惧疾病，或过分悲观忧郁，或过分焦虑紧张，这些异常的情志又成为加重病情的原因，不可不知。例如，原为脾虚湿困证的视瞻昏渺，由于焦虑恐惧，产生口苦，心烦，失眠等证，则变生为脾虚湿困，肝郁化火证。

3）情志的异常致人体气机紊乱。情志致病主要导致气和失常的变化，《素问·举痛论》曰："怒则气上，喜则气缓，悲则气消，恐则气下……惊则气乱……思则气结。"《灵枢·本神》曰："忧愁者，气闭塞而不行。"

（2）辨外感：风、寒、暑、湿、燥、火为自然界的六气，在反常情况下，破坏了人与自然的和谐，或可成为致病因素而成为六淫外邪；人体内部环境的不和谐，也为六淫外邪的侵袭创造了条件。《素问·刺法论》曰："正气存内，邪不可干……邪之所凑，其气必虚。"

六淫导致眼病有如下特点：六淫外邪多导致外障眼病，如针眼，风赤疮痍，风热眼，天行赤眼，时复目痒，花翳白陷，湿翳，凝脂翳，聚星障，脓漏眼，漏睛等，也可导致其他眼病，如风牵偏视，瞳神紧小，目系暴盲等；六淫外邪致病多起病突然，症状明显，如胞睑红肿热痛，白睛红赤，黑睛生翳，畏光，流泪，疼痛等；六淫外邪中风、暑、燥、火为阳邪，寒、湿为阴邪，致病各有特点，可独立致病，也可合病并病，如风寒、风热、寒湿、湿热等；机体内部脏腑功能失调也可产生风、寒、湿、燥、火，所致眼病症状与六淫外邪相似，经常与外感六淫邪气共同影响机体，或更易受到六淫外邪的侵袭。例如，素体阳热偏盛，感受风邪之后则表现为风热炽盛。临床当细辨之。

1）源流：《素问·天元纪大论》曰："寒暑燥湿风火，天之阴阳也。"

清代顾锡著《银海精微》曰："天有五行，以御五位，以生寒暑燥湿风火，是为六气。当其位则正，过则淫。人有犯其邪者，皆能为目患。风则流泪赤肿，寒则血凝紫胀，暑则红赤昏花，湿则沿烂成癣，燥则紧涩眵结，火则红肿壅痛。风宜散而寒宜温，暑宜清而湿宜利，燥宜润而火宜凉。辨之既明，治亦易也。"

《医宗金鉴·眼科心法要诀》曰："外障皆因六淫生，暑寒燥湿风与火，内热召邪乘隙入，随经循系上头中。"

2）辨证

A. 风：为阳邪，其性开泄，善行而数变，为百病之长。《素问·太阴阳明论》曰："风为阳邪，上先受之。"眼居头部上位，且肝开窍于目，肝为风木之脏，同气相求，风邪为引起眼病的常见因素；风邪导致的眼病发展迅速，变化较快；风邪作为六淫之首，易与其他邪气合而为患；风邪致眼病分为外风与内风，外风是风邪侵袭胞睑、两眦、白睛、黑睛，或风中经络，内风则由于脏腑功能失调所致，如肝风内动、血虚生风等。

a. 睑肿，目痒，目涩，羞明流泪，黑睛生翳为风邪犯目证；上胞下垂，目剳，目偏视，目珠偏斜，或口眼㖞斜，为风中经络证，或肝风内动证。

b. 胞睑红肿热痛，热泪如汤，畏光，眵多，白睛红赤，黑睛生翳，瞳神缩小，眉骨疼痛，恶风发热，头痛流涕，苔薄黄，脉浮数为风热犯目证。

c. 眵泪黏稠而痒，睑弦赤烂，黑睛生翳，状如豆渣，口淡，便溏，纳呆，舌苔薄黄，或黄腻，脉浮数或濡数，为风湿犯目证。

d. 流泪，白睛微赤，畏光，舌淡苔薄白，脉浮紧，为风寒犯目证。

清代顾锡著《银海精微》曰："目为外风所伤，其症眵泪肿痛，星翳渐侵，且风或挟热，则先头痛……赤肿羞明。风或挟湿，则多泪作痒，沿烂恶明。风或挟燥，则眵硬多泪，眼皮紧急。风或挟寒，则时流冷泪，微赤羞明。若神光泛白，视物昏朦，渐成内障，其痛时作时止。此由血虚火旺，内风所伤……然其中有相挟而来者，盖风为百病之长，如挟寒挟暑挟湿挟燥挟火之类，有相从而化者，如风邪化火，寒邪化火，湿邪化火，燥邪化火之类，风邪发于前，火邪继于后，故凡人之病目者，皆以为风火也。然风火之症，最宜详辨，苟一见火症，无论有风无风，多从散治，鲜不为害。风本阳邪，必有外感，方是真风。因风生热，风去火自息，此宜散之风也。若无外感，只因内火上炎，热极生风，热去风自息，此不宜散之风也。又有相杂而至者，以四时言之。"

B. 火：为阳邪，其性炎上，易伤津液，易迫血妄行。《素问·阴阳应象大论》曰："火为阳。"《素问·五运行大论》曰："在天为热，在地为火。"《素问玄机原病式》曰："目昧不明，目赤肿痛，翳膜眦疡皆为热。"火邪是眼病的常见致病因素，《儒门事亲》中"目不因火则不病"，从侧面强调了火邪对于眼病的易感性。

火热之邪可直接侵袭眼而致病；或感受风、寒、暑、湿、燥邪，失治误治，入里化热。脏腑失调，阴阳失衡，气血不和，情志异常，五志化火，有别于外感。关于五志化火分为实热、虚热和虚实夹杂，肝郁可化为肝火，心阳亢盛可化为心火，肾精不足则可化为虚火，致阴虚阳亢证。

因眼部血络特别丰富，且有神膏、神水、泪液等滋养眼目，火邪致眼病易迫血妄行，易伤津液。

a. 睑眦红肿痛甚，白睛赤肿，或白睛溢血，眵多黄稠，热泪频流，血络怒张紫赤，黑睛翳陷，眼珠灌脓，血灌瞳神，黄液上冲；伴口渴欲饮，便结溲黄，舌红苔黄，脉数或洪数等，为邪热犯目证。

b. 白睛抱轮红赤，畏光流泪，神水混浊，伴口苦，耳鸣，急躁易怒，苔薄黄，脉浮数等，为肝经风热证。

c. 白睛紫赤浮肿，黑睛溃烂，伴头痛身热，口渴咽痛，小便短赤，便秘，舌绛苔黄，脉数等，为火毒攻目证。

d. 眼痛，羞明，白睛结节，周围血脉紫赤，伴口苦咽干，便秘溲赤，舌红苔黄脉数等，为火毒蕴结证。

e. 患眼畏光流泪，疼痛，抱轮红赤，黑睛星翳，伴恶风发热，头痛鼻塞，口干眼痛，舌质红，苔薄黄，脉浮数等，为风热客目证。

f. 眼痛，畏光流泪，胞睑红肿，白睛混赤肿胀，神水混浊，伴口苦口干，或口舌生疮，小便黄，大便秘结，舌红苔黄，脉弦数等，为肝火犯目证。

g. 胬肉初生，或眦部睑弦红赤，灼热刺痒，舌尖红，苔黄，脉数等，为心火上炎证。

h. 视物昏花，不耐久视，或神水微混，瞳神不圆，或瞳神散大，或玻璃体积血反复发作，伴头晕耳鸣，腰膝酸软，乏力，便溏，舌淡胖，脉沉细等，为虚火犯目证。

i. 白睛溢血，反复发作，或视物变形，视网膜出血、水肿、渗出，伴五心烦热，潮热盗汗，腰膝酸软，舌红少苔，脉细数等，为本虚标实之阴虚火旺证。

清代顾锡著《银海精微》曰："白轮变赤，火乘肺也。肉轮赤肿，火乘脾也。黑水神光被翳，火乘肝与肾也。赤脉贯目，火自盛也。此即五志之火，由内而生。若天行时热，乃外来之邪火，有感其令气者，其目红肿痒痛，泪如脓水，畏热羞明，舌红口渴。五志之火，宜降其虚阳，滋其肺肾，水旺则火自平。外来之火，宜升阳以散之，苦寒以泻之，火郁发之之义也。其有阳虚阴胜，火不归源，目虽赤肿，而脉转软弱者，治宜温补扶阳。王太仆所谓益火之源，以消阴翳是也。又有水衰火盛，心肾不交，目光昏，脉象浮洪者，治宜养阴滋水。王太仆所谓壮水之主，以镇阳光是也。"

朱丹溪曰："太极动而生阳，静而生阴，阳动而变，阴动而合，生水火木金土，各一其性，惟火有二：曰君火属心，相火属肝肾。"《素问》曰："壮火散气，少火生气。又病机十九条，属火者五。火内阴而外阳，主乎动者也。故凡动皆属火，人身肺为生水之源，肾为盛水之府。火性妄行，元气受伤，水源易涸。逆调论所谓一水不能胜二火者此也。又有厥阳脏腑之火，根于五志之内，六欲七情激之，其火随起，故忿怒则火起于肝，醉饱则火起于胃，房劳则火起于肾，悲哀则火起于肺。心为君主，自焚则死矣。解精微论所谓一水不能胜五火者此也。有脏腑相移者，肝移热于胆，心移热于小肠之类也。有盛衰克制者，心火盛克肺金，肝火盛克脾土之类也。"

C. 湿：为阴邪，重浊黏滞，易阻遏气机，易伤阳气。《素问·生气通天论》曰："因于湿，首如裹。"《素问·至真要大论》曰："诸湿肿满，皆属于脾。"《素问·水热穴论》曰："肾何以主水。肾者至阴也，至阴者，盛水也，肺者太阴也，太阴者冬脉也。故其本在肾，其末在肺。"湿邪导致眼病起病较缓慢，病程缠绵，易反复；湿邪致眼病较为常见，有外湿和内湿之分，外湿指外界湿邪侵袭人体，多受潮湿气候影响，如湿翳；内湿指机体脏腑功能失调，导致体内水湿停聚，脾胃运化失司，水谷聚而为湿，或可见于机体阳虚，无力温煦水湿，如视瞻昏渺，云雾移睛，瞳神紧小等。

a. 眼睑皮肤红赤痛甚，烧灼感，水泡簇生，糜烂，秽浊结痂，或黑睛起翳，伴胸闷纳呆，口淡，黏腻，便溏或便秘溲赤，舌质红，苔黄腻，脉濡数等，为湿邪犯目证或湿热犯目证。

b. 泪多眵稠呈黏丝状，或伴眼痒，白睛污黄，或房水混浊，视力缓降，病势缠绵，或玻璃体混浊，伴肢节肿胀，酸楚疼痛，舌质红，苔黄腻，脉濡数等，为湿热夹风证。

c. 视物昏花，视网膜脱离，黄斑水肿，伴倦怠乏力，面色少华，或有食少便溏，舌淡胖有齿痕，苔白滑，脉细或濡等，为脾虚湿犯证。

清代顾锡著《银海精微》曰："若外感之症，在天有雨露霜雾之湿，在地有沮洳潮瘴之湿，饮食有酒浆之湿，衣被有汗液之湿，阳盛则火旺，湿且化热，阴盛则水旺，湿又化寒，风可祛湿，湿更挟风，燥可除湿，湿还胜燥，内因外因，随经触发，上攻头目，症现各殊。脾湿则多眼癣眼菌，肺湿则多黄膜，心经湿则多肉如脂，肝经湿则多星障，黑珠如雾混浊，肾经湿则瞳神呆钝，色淡昏无光。治祛风药可以胜湿，燥药可以除湿，淡药可以渗湿，泄小便可以引湿，利大便可以逐湿，吐痰涎可以祛湿。湿而有热，苦寒之剂燥之，湿而有寒，辛热之剂燥之。至于脾肾俱虚，水溢为病，则须培土填精，标本兼治，此东垣脾胃论，所以谆谆于后天补救也。"

D. 寒：为阴邪，其性凝滞收引，易伤阳气。外感寒邪导致目病属于外寒，外寒侵袭脏腑经络，损伤阳气而成为内寒；由于机体阳气不足，可产生内寒，内寒阳虚者，易感受外寒。

a. 目昏，冷泪，头目疼痛，白睛紫赤，眼部紧涩不适，或目珠偏斜，伴恶寒，舌淡苔白润，脉紧涩等，为寒邪犯目证。

b. 视物昏朦，眼痛头痛喜按，或伴巅顶头痛，抱轮红赤，黑睛混浊呈雾状，瞳神散大，伴干呕吐涎，或泛吐清水，食少神疲，四肢不温，舌淡苔白，脉弦等，为肝胃虚寒证。

c. 视野缩小，眼底视网膜不规则状色素沉着，伴腰膝酸软，形寒肢冷，夜尿频频，小便清长，舌质淡，苔薄白，脉沉弱等，为肾阳不足证。

清代顾锡著《银海精微》曰："目为五脏之精华，禀天阳之真气，若为阴寒所制，必至失光昏，内障遮睛，宜温补气血以助真阳。"

《素问·阴阳应象大论》曰："北方生寒，寒生水。"《素问·至真要大论》曰："诸寒收引，皆属于肾。"《素问·天元纪大论》曰："太阳之上，寒气主之。盖运气自霜降以后，春分以前，正属太阳寒水用事，设触冒严寒，即伤膀胱寒水之经。头疼腰强，发热恶寒，因循不治，传变多端。上乘空窍发为目病，冷泪翳障，视物昏花。"《古今医鉴》曰："目病固由火热，热外无风寒闭之，目亦不病，虽病亦不甚痛。"

E. 燥：为阳邪，其性干涩，易耗伤体内阴精。《素问·天元纪大论》曰："阳明之上，燥气主之。"《素问·气交变大论》曰："岁金太过，燥气流行。又曰：诸涩枯涸，干劲皴揭，皆属于燥。"燥邪导致的眼病，或由于燥邪外感，或由于津伤于内，燥由内生。

a. 眼干涩不适，频频眨目，白睛微红，黑睛细小星翳，伴见咽鼻干燥，便秘，舌红少津，脉细数等，为燥热犯肺证。

b. 黑睛疾病将愈，眼内干涩，视物昏朦，黑睛遗留瘢痕翳障，形状不一，厚薄不等，舌红，脉细等，为阴虚津伤证。

c. 白睛红赤少津，黑睛晦暗，甚至变生翳障，视物模糊，为燥邪犯目，目失所养证。

清代顾锡著《银海精微》曰："目之白珠肺也，燥则眵干作痒。目之黑珠肝也，燥则翳障模糊。目之瞳子肾也，燥则睛光昏。心为火，燥则心阳上浮，红丝系绊。脾为土，燥则脾阴涩缩，黄膜牵遮。治法宜养营润燥，补肺清金。至于阴分素亏，胆汁不充，或胆经焦耗，则一点神膏，涸可立待，亟宜滋补真阴，使水液自生，则光华渐复矣。"

F. 暑：为阳邪，其性炎热，易伤津耗液，易夹湿邪为患。暑为时令之气，夏之主气，暑热侵袭机体，耗伤津液可致目赤，昏花；夏季多湿，暑邪夹湿为患又可致眼部肿胀，多泪。

《素问·刺志论》曰："脉虚身热，得之伤暑。又曰：暑为阳邪，而东垣治暑，则有阴阳动静之分，或广厦招凉，以伤其外。或恣食生冷，以伤其内。此静而得之为阴暑，农人耕耨于田中，征夫奔走于道路，此动而得之为阳暑。阴暑宜温，阳暑宜清。"

清代顾锡著《银海精微》曰："又长夏湿土司令，脾恶湿，得暑则脾土之施化不行，肝肾同位下焦，俱有相火。肝得暑而龙火以起，肾得暑而雷火以升，五火并炽，势等燎原，上炎于目，则赤障肿痛，眵泪如脓。治法或辛凉表散以发其汗，或清热养阴以通利小便，务使暑邪外达，不致陷伏伤阴。若盛暑之时，猝然暴中，则当以凉解为主。惟怯弱之人，内无所御，外受暑邪，则凉解之中，必兼辅正，如清暑益气汤之类是也。又或暑邪内伏，待深秋收藏之际，猝然骤发，倾刻之间，遂至不救，甚或刑克肾阴，瞳神伤损。凡见此症，即宜凉补真阴。倘伏藏虽久，其发甚缓，秋冬之间，目赤肿痛，亦宜仍用清暑之剂。临症细辨，不患治丝之梦也。"

（3）疠气：是具有强烈传染性、易流行的致病邪气。其又称疫疠，天行时邪，戾气。疠气导致的眼病称为天行赤眼，天行赤眼暴翳。疠气所导致的眼病发病急，进展快，流行广泛。特点与六淫外邪致病的风、火症状相类似，只是更为剧烈。根据症状的程度，一般辨为疠气犯目、热毒炽盛证。

《素问·刺法论》曰：疠气致病"皆相染易，无问大小，病状相似。"《瘟疫论·原病》曰："疫者，感天地之疠气……此气之来，无论老少强弱，触之者即病。"

（4）其他

1）饮食不当：主要包括三方面内容，饮食不节；饮食偏嗜；饮食不洁。

饮食不节是指饮食不节制，无规律，饥饱失常，营养失衡，气血生化无源，目失濡养，引起内外障眼病，甚至可酿成疳积。如睑弦生结，反复发作，伴面色无华，神疲乏力，纳呆，舌淡，苔薄白，脉细，为脾虚夹邪证；眼干涩，白睛微红，黑睛细小星翳，伴咽干，便秘，舌红，脉细，为脾虚肝旺证。

饮食偏嗜多见于儿童，择食或无原则的忌口，引起机体营养摄取不够，致气血不足，目失濡养；或嗜食肥甘厚味，饮酒无度，伤害脾胃，致脾失健运，痰浊内生，上犯于目。如胞睑红肿，痰核内生，反复发作，伴便黏腻，舌苔白，脉缓，为脾失健运，痰浊上泛证。

饮食不洁是指饮食物不洁净，肠道染虫，形成虫积、疳积。夜盲，黑睛生翳，伴纳呆，便溏，面色萎黄，舌淡，脉弱，为肝脾亏虚证。

《证治要诀》曰："盖食能生精，亏之则目无所资而减明。"《素问·生气通天论》曰："膏粱之变，足生大丁。"

2）先天与衰老：先天性眼病有两种类型，一种为遗传性眼病，多为有基因缺陷；另一种为妊娠期患病或误服某些药物引起。这一类眼病总体应归为先天禀赋不足证，还应根据具体情况进行辨证。常见疾病如视网膜色素变性，色盲，先天青光眼，先天白内障等。

年老体衰可发生退行性眼病，主要由于肝肾俱亏，精血不足，目失濡养，如老花眼，圆翳内障，视瞻昏渺等。若视物变形，黄斑出血、水肿，或视力缓降，晶珠混浊，伴头晕失眠，口干，耳鸣，少寐健忘，面白肢冷，腰膝酸软，舌淡苔薄白，脉沉细无力，为肝肾两亏证。

3）劳倦：目力、脑力、体力、房事是人类的正常活动，在正常范围内并不致病，一旦持续超过机体的耐受力，就会引起疾病，包括眼病。精血亏虚，气血不足，心肾不交，肝肾不足等脏腑功能紊乱，目失所养，引发眼病，如暴盲、青盲、视瞻昏渺等。过度劳倦，视力骤降，视网膜水肿，视盘色淡，动脉痿痹，伴短期乏力，倦怠懒言，舌淡有瘀斑，脉涩或结代，为气虚血瘀证；视力骤降，兼见头晕耳鸣，烦躁易怒，舌红少苔，脉弦细，为阴虚阳亢证；视物昏朦，视盘色淡或苍白，伴有头晕心悸，失眠健忘，舌淡苔薄，脉沉细，为气血两虚证。

《素问·举通论》曰："劳则气耗。"《素问·宣明五气论》认为"久视伤血"。

4）外伤：眼由于功能的需要位于头部前上方，容易遭受创伤。创伤的类型极为复杂，轻者可带来不适，重者可以损毁眼球，甚至导致失明。总体上，眼部外伤包括手术，多辨证为气滞血瘀证，具体情况，还当细辨。

（三）脏腑辨证

眼科脏腑辨证是依据藏象理论对脏腑机能失调所产生的眼病症状进行综合分析，以辨别眼病的脏腑归属、正邪盛衰状况的辨证方法，脏腑是临床各科辨证体系的基础。在生理上眼作为视觉器官，通过经络与脏腑密切相关，《灵枢·大惑论》指出："五脏六腑之精气皆上注于目而为之精。"脏腑功能正常，脏腑之精气上输于眼才有正常的视觉，脏腑功能失调容易引起眼发生各种病变，因此，脏腑辨证也是眼科辨证的基础。

1. 肝与胆辨证

肝主疏泄，主藏血，开窍于目，在体合筋，在志为怒，在液为泪，其华在爪，肝为风脏，肝与胆相表里。目为肝之外候，调畅人体的气机，喜条达，恶抑郁，肝受血而能视，肝主泪液，润泽目珠。

《素问·金匮真言论》曰："东方青色，入通于肝，开窍于目，藏精于肝。"

《素问·五藏生成》曰："诸脉者皆属于目。肝受血而能视。"

《灵枢·脉度》曰："肝气通于目，肝和则目能辨五色矣。"

《灵枢·天年》曰："五十岁，肝气始衰，肝叶始薄，胆汁始灭，目始不明。"

《证治准绳·杂病·七窍门》曰："神膏者，目内包涵，此膏由胆中渗润精汁积而成者，能涵养瞳神，衰则有损。"

清代寰宇赘人著《医理折衷目科》曰："早晨昏花，头风注目也。乌睛红白翳障者，肝病也。赤而痛者，肝经实热。痛而流泪，肝热也。遇风作痒，肝风邪也。转睛斗睛（通睛），风热深也。雀目者，昼则明，将夜医不见，湿痰及肝经热也。"

（1）畏光，流泪，目赤疼痛，黑睛生翳，瞳神紧小，舌苔薄黄，脉浮数，为肝经风热证。多因外感风热，循经上扰而发病。可见于瞳神紧小，突起睛高等。

（2）视物昏花，目珠胀痛，眼底充血、水肿；伴有急躁易怒，胁胀，嗳气，胸闷痞满，月经不调，或经行腹痛，经前乳房胀痛，舌红苔黄，脉弦细等，为肝气郁结证。多因情志不舒，或郁怒伤肝，肝气郁结，气机阻滞，气血郁闭清窍而发病。可见于视瞻昏渺，青盲，青风内障，绿风内障等。

（3）视物昏花，眼痛拒按，热泪如汤，抱轮红赤，黑睛生翳，如鱼鳞或如凝脂，神水混浊，黄仁纹理不清或肿胀，瞳神紧小，或瞳神散大，色泽淡绿，眼底可见视乳头水肿，视网膜渗出、水肿、出血；伴有头痛头胀，或头晕，胁痛，烦躁易怒，面赤颧红，口干口苦，便秘溺赤，舌红苔黄，脉弦数等，为肝火上炎证。多因肝郁气滞，日久化火；五志过急，引动肝火；暴怒伤肝，气火上冲而发病。可见于瞳神紧小，绿风内障，眼部出血等。

（4）视一为二，视力骤降，甚或盲无所见，口眼㖞斜，舌红苔薄，脉弦，为肝风内动证。多因风邪侵袭肝经，或七情内伤，肝风内动，肝风夹痰浊，阻滞脉络，蒙蔽清窍而发病。可见于青盲，风牵偏视等。

（5）睑弦红赤糜烂，痒痛并作，或白睛色黄，或黑睛生翳如虫蚀，缠绵难愈，神水混浊，黄仁肿胀，瞳神紧小，眼底可见神膏混浊，渗出、水肿；伴有头痛如裹，身软乏力，肢节酸痛，或呕恶腹胀，大便不畅，小便短赤，舌红苔黄腻，脉濡数，为肝胆湿热证。多因感受湿热之邪，或嗜食肥甘厚腻，化生湿热，蕴结肝胆而发病。可见于聚星障，凝脂翳，混睛障等。

（6）眼外观端好，泪溢，眼胀，视物昏花，或视力骤降，或视野日渐缩小，眼底出血或血管阻塞；伴有头痛，或头晕耳鸣，口苦咽干，急躁易怒，失眠多梦，舌红，脉弦，为肝阳上亢证。多因肝肾阴虚，阴不制阳，而发病。可见于暴盲，绿风内障，风牵偏视等。

（7）不耐久视，眼干涩昏花，上胞下垂，隐涩羞明，入夜目盲，视物变色，胞轮振跳，频频眨目；伴有头昏眼花，面色少华，肢体麻木，或筋脉拘急，肌肉𥆧动，爪甲不荣，舌淡脉细，为肝血不足证。多因生血不足或失血过多，或久病伤血而发病。可见于疳积上目、眉棱骨痛，目倦等。

（8）冷泪时流，视物昏花，晶珠混浊，神膏混浊，视盘色苍白；伴有腰膝酸软，少寐多梦，夜半口干，舌红少苔，脉沉细，为肝肾亏虚证。多因年老体衰，或久病精气耗伤，不能上荣于目而发病。可见于圆翳内障，云雾移睛，青盲等。

2. 脾与胃辨证

脾胃为后天之本，气血生化之源，主运化，主统血，在体合肌肉而主四肢，在窍为口，其华在唇，在志为思，在液为涎；胃受纳腐熟水谷，脾与胃相表里。脾气主升，为太阴湿土，又主运化水液，喜燥恶湿，胃以降为和。

李东垣的《兰室秘藏·眼耳鼻门》曰："夫五脏六腑之精气，皆禀受于脾，上贯于目，脾虚则五脏之精气皆失所司，不能归明于目矣。"

《素问·玉机真藏论》在论及脾之虚实时说："其不及，则令人九窍不通。"

《景岳全书·杂证谟·血证》曰："盖脾统血，脾气虚则不能收摄；脾化血，脾气虚则不能运化，是皆血无所主，因而脱陷妄行。"

《素问·痿论》曰："脾主身之肌肉。"脾运水谷之精，以生养肌肉。胞睑肌肉受养则开合自如。

李东垣的《脾胃论·脾胃虚实传变论》曰："九窍者，五脏主之，五脏皆得胃气乃能通利"，又曰："胃气一虚，耳、目、口、鼻俱为之病。"

（1）目赤肿痛，胞睑肿硬，针眼频发，或睑弦赤烂；伴有口臭，口苦，口干，溲赤便秘，舌红，苔黄，脉数，为脾胃积热证。多因热邪犯胃，或过食辛辣炙煿之品而发病。可见于针眼，睑弦赤烂，风赤疮痍等。

（2）睑弦红赤溃烂，痒痛并作，胞睑生疮溃脓，眵多黏结，胞生痰核，睑内粟疮累累，或黄液上冲，神膏混浊，眼底水肿、渗出、增殖性病灶，甚或视网膜脱离，或动脉变细，反光增强；伴有身重困倦，脘腹胀满，口干不欲饮，纳呆，小便黄，舌质红，苔黄腻或白腻，为脾胃湿热证。多因饮食不节，脾失健运而发病。可见于胞生痰核，针眼，风赤疮痍，瞳神紧小，视瞻昏渺等。

（3）不耐久视，视物不清或视物变形，视野狭小，入夜目盲；胞睑垂缓，抬举无力，或胞睑肿胀，皮色光亮，目珠干枯不荣；伴有面色萎黄，身倦乏力，少气懒言，食少腹满，便溏，舌淡苔白，脉缓弱，为脾胃虚弱证。多因素体虚弱，或久病失治误治，或饮食失调，或忧思劳倦，致使脾胃运化不利，脏腑精气不能上达于目而发病。可见于上胞下垂，目倦，视瞻昏渺等。

（4）白睛溢血，前房积血，玻璃体积血，视网膜可见点片状出血；伴见面色萎黄，气短懒言，怔忡健忘，舌淡苔薄，脉虚而弱，为脾不统血证。多因脾气虚损，统摄无权导致血溢脉外而发病。可见于血灌瞳神，云雾移睛，暴盲，消渴内障等。

3. 心与小肠辨证

心主血脉，主藏神，开窍于舌，心在体合脉，其华在面，在窍为舌，在志为喜，在液为汗，小肠受盛化物，分清别浊，心与小肠相表里。心血的濡养，心血的支配，与眼的功能非常密切。

《素问·五藏生成》曰："诸血者，皆属于心……心之合脉也……诸脉者，皆属于目。"

《素问·脉要精微论》曰："脉者，血之府。"

《审视瑶函·目为至宝论》曰："心神在目，发为神光，神光深居瞳神之中，才能明视万物。"

《素问·解精微论》曰："夫心者，五脏之专精也，目者其窍也。"

（1）两眦红赤，胬肉增生，漏睛生疮，眦帷赤烂，眼底出血，视力骤降，或目妄见等；伴有口舌生疮，面赤，烦躁，口干口渴，小便短赤，舌红苔黄，脉数，为心火亢盛证。多由邪热入里，或五志化火，上炎于目，或心火迫血妄行，或心火内扰神明所而发病。可见于胬肉攀睛，漏睛疮，暴盲等。

（2）两眦微红微痛，眼干眼涩；伴有健忘，心悸，失眠，多梦，舌红少苔，脉细数，为心阴不足证。多由久病失治误治，或脑力、目力过劳，阴血暗耗，血不上荣，目失所养而发病。可见于胬肉攀睛，白涩症等。

（3）不耐久视，伴有动则气短，乏力，多汗，舌淡苔薄，脉沉弱或结代脉，为心气亏虚证。多由素体虚弱，或久病失治误治，心气不足，心阳不振。多见于屈光不正，目倦等。

（4）眦部红赤肿胀，痒痛并作；伴有口舌生疮，小便短赤，舌红苔黄，脉数，为小肠实热证。多由心热下移小肠而发病。

4. 肺与大肠辨证

肺主气司呼吸，主宣发肃降，通调水道，肺朝百脉，主治节。肺在体合皮，其华在毛，开窍于鼻，在志为悲，在液为涕，大肠主传化糟粕，肺与大肠相表里。目中气血津液运行有赖于肺和大肠的功能正常。

《素问·六节藏象论》曰："肺主气，气调则营卫脏腑无所不治。"

《灵枢·决气》曰："气脱者，目不明。"

（1）眼干涩不舒，或畏光流泪，白睛赤脉隐隐，或白睛浅层灰白色小泡，赤脉环绕；伴有口渴咽干，便秘溲赤，舌红苔薄黄，脉数，为燥邪犯肺证。多由外感燥邪，循肺经上犯于目而发病。可见于金疳，白涩症等。

（2）白睛红赤，眵多胶结，或白睛结节，疼痛拒按；伴有身热面赤，口干口渴，溲赤便秘，舌红苔黄，脉洪数，为肺热壅盛证。多由热邪犯肺，或素体热盛，肺热上犯于目而发病。可见于暴风客热，火疳等。

（3）白睛干涩，赤脉隐隐，白睛小泡反复发作；伴有干咳，或咳痰带血，口干不欲饮，潮热盗汗，两颧红赤，五心烦热，舌红少苔，脉细数，为肺阴不足证。多由久咳伤肺，或燥热耗伤肺阴而发病。常见于白涩症，金疳等。

（4）白睛水肿，或白睛溢血；伴有神疲乏力，自汗，动则气短，语声低微，舌淡，脉弱，为肺气不足证。多由素体虚弱，或久咳伤气，或外邪犯肺，失治误治而发病。

5. 肾与膀胱辨证

肾为先天之本，主藏精，主水，主纳气。肾在体合骨，生髓，通脑，其华在发，在窍为耳及二阴，在志为恐，在液为唾，膀胱主气化，肾与膀胱相表里。《素问·上古天真论》曰："肾者主水，受五脏六腑之精而藏之。"《灵枢·大惑论》曰："五脏六腑之精皆上注于目而为之精。"眼的视觉功能与肾精的盛衰有密切关系。

《素问·脉要精微论》曰："夫精明者，所以视万物，别黑白，审长短；以长为短，以白为黑，如是则精衰矣。"

《黄帝内经》曰："肾生骨髓，脑为髓海，目系上属于脑。"

《素问·逆调论》曰："肾者水脏，主津液。"

《灵枢·五癃津液别》曰："五脏六腑之津液，尽上渗于目。"

（1）视力下降，目痛羞明，眼干涩不适，胞轮微红，黑睛生翳日久不愈，神水混浊，瞳神紧小或干缺，眼底出血、渗出、水肿，视盘色淡；伴有失眠多梦，健忘头晕，耳聋耳鸣，腰膝酸软，夜半口干，夜尿频，舌红少苔，脉细数，为肾阴不足证。多由久病失治误治，或久病伤阴，年老体衰，或素体虚弱，或热病伤阴而发病。可见于目系暴盲，视瞻昏渺，瞳神干缺，青盲，圆翳内障，高风内障等。

（2）胞睑浮肿，晶珠混浊，目暗不明，或夜盲，眼前黑影飘动，眼底水肿、渗出、色素紊乱，甚至视网膜脱离；伴有腰膝酸软，形寒肢冷，夜尿频频，小便清长，舌质淡苔薄白，脉沉弱，为肾阳虚证。多由先天禀赋不足，素体阳虚，或久病体虚，或房劳伤肾，损伤真阳，目络失于温煦而发病。可见于圆翳内障，高风内障，云雾移睛，视瞻昏渺等。

（3）视物昏花，小黑睛，或大黑睛，晶珠、神膏混浊，视力下降，甚或失明，眼底可见色素紊乱、渗出，眼内组织发育不良；伴有生长发育迟缓，愚钝，女子经少或经闭，男子阳痿不育，或早衰，为肾精亏虚证。多由先天禀赋不足，或先天发育不良，或年老精亏，或久病伤肾而发病。可见于胎患内障，先天青光眼，先天性眼球发育不良（先天小眼球、大眼球，葡萄膜、视网膜、脉络膜部分缺失），视瞻昏渺，高风内障等。

（四）五轮辨证

古人认为五轮的轮脏隶属关系中，轮属标，脏属本。轮之有病，多由脏腑功能失调所致。在临床上，根据五轮理论，通过观察眼部各轮所显症状，去推断相应脏腑内蕴病变的方法，即是眼科独特的五轮辨证。这实际上是一种从眼局部进行脏腑辨证的方法。由于五轮本身在辨证中主要是起确定病位的作用，故临证时尚须与八纲、病因、气血津液等若干辨证方法结合起来运用，才能得到全面正确的结论，以指导治疗。

《灵枢·大惑论》曰："五脏六腑之精气，皆上注于目而为之精，精之窠为眼，骨之精为瞳子，筋之精为黑眼，血之精为络，其窠气之精为白眼，肌肉之精为约束，裹撷筋骨血气之精而与脉并为系，上属于脑，后出于项中。故邪中于项，因逢其身之虚，其入深，则随眼系以入于脑，入于脑则脑转，脑转则引目系急，目系急则目眩以转矣。邪其精，其精所中不相比也则精散，精散则视歧，视歧见两物。目者，五脏六腑之精也，营卫魂魄之所常营，神气之所常生也。故神劳则魂魄散，志意乱。是故瞳子、黑眼法于阴，白眼、赤脉法于阳也，故阴阳合传而精明也。目者，心使也，心者，神之舍也，故神精乱而不转，卒然见非常处，精神魂魄，散不相得，故曰惑也。"

《太平圣惠方·眼内障论》曰："眼通五脏，气贯五轮。"

《银海精微》曰："五轮，肝属木曰风轮，在眼为乌睛，心属火曰血轮，在眼为两眦，脾属土曰肉轮，在眼为上下胞睑，肺属金曰气轮，在眼为白仁，肾属水曰水轮，在眼为瞳仁。"

《审视瑶函》曰："目有五轮，属乎五脏，五轮者，皆五脏之精华所发，名之曰轮，其象如车轮圆转运动之意也""脏有所病，必现于轮""大约轮标也，脏本也，轮之有证，由脏之不平所致""今不知轮之证，则不知脏矣，夫轮脏相应，即不知轮则是标本俱不明，标本既不明，何以知孰宜缓，孰宜急，而能治人之疾哉"。

1. 肉轮

肉轮系指胞睑，包括今之眼睑皮肤、皮下组织、肌肉、睑板和睑结，为眼的最外部分，司眼之开合，有保护眼珠的作用。胞睑在脏属脾，脾主肌肉，故称肉轮。如脾胃功能正常，则眼睑色泽正常，开合自如。脾与胃相表里，故肉轮疾病常与脾胃有关。

（1）实证：肉轮红肿，多脾胃积热；睑弦赤烂而痒，多脾经湿热，或外感风邪；跟睑皮下硬结，不红不痛，多痰湿结聚；眵泪胶黏，睑内颗粒累累，多脾胃湿热蕴结。

（2）虚证：上睑下垂，多中气不足；睑内色泽较淡，多脾虚血少；两睑虚肿，多脾虚湿泛，或脾肾阳虚；胞轮振跳，多血虚生风；目劄，多脾虚肝旺。

2. 血轮

血轮系指两眦，包括今之眦部的皮肤、结膜、巩膜、血管及内眦的半月皱襞，泪阜、上下泪点等。两眦在脏属心，心主血，故称血轮。如心气平和，心血畅旺，则眦部皮肤清洁荣润，血脉红活，心与小肠相表里，故血轮疾病常与心或小肠有关。

（1）实证：血轮红赤，多心火上炎；血脉粗大且刺痛，多心经实火；眦头红肿溢脓，多心脾积热，兼有气血瘀滞。

（2）虚证：血轮血丝淡红，干涩不舒，多心阴不足，虚火上炎。

3. 气轮

气轮系指白睛，包括今之球结膜和巩膜，是眼球的外层，质地坚韧，具有保护眼珠内部组织的重要作用，白睛在脏属肺，肺主气，故称气轮。如肺气和调，肺卫固振，则邪不易入。肺阴充沛，白睛色白而润泽。肺与大肠相表里，故气轮疾病，常与肺或大肠有关。白睛与黑睛密切相连，一旦发病，容易相互影响。

（1）实证：气轮红赤，属肺经风热；赤丝鲜红满布，多肺经实热；白睛结节隆起，血脉紫暗，多火毒郁结，气血瘀滞；白睛水肿，多肺气不宣；红赤肿起，属肺热亢盛。

（2）虚证：气轮血丝淡红、稀疏或局限，多肺经虚火；白睛青蓝，属气虚血滞；白睛干涩少津，属肺阴不足。

4. 风轮

风轮系指黑睛。狭义指今之角膜。广义包括今之角膜、前房和虹膜，在眼珠前部的中央，是光线进入眼内的必经之路。黑睛与黄仁相邻，黄仁中央的圆孔，即为瞳神，黄仁有维护瞳神的作用，故《审视瑶函》有"风轮有损，瞳神不久留"之说。黑睛疾患，病邪深入时，往往影响黄仁，波及瞳神。黑睛在脏属肝：肝主风，故称风轮。如肝气调达，肝阴充足，则黑睛清莹，表面光滑，黄仁纹理清晰。肝与胆相表里，风轮疾病常与肝和胆有关。

（1）实证：风轮星翳初起，多外感风邪；翳大浮嫩，或有溃陷，多肝火炽盛；黑睛混浊，或兼有血丝伸入，多肝胆湿热，兼有瘀滞。

（2）虚证：翳久不敛，或时隐时现，多为肝阴不足，或气血不足。

5. 水轮

水轮系指瞳神。狭义专指瞳孔、晶状体。广义包括今之瞳孔及其后方的晶状体、玻璃体、脉络膜、视网膜和视神经等，为眼明视万物的重要部分。瞳神在脏属肾，肾主水，称水轮。如肾精充沛，瞳神清莹明沏，展缩灵做，目光炯炯有神，烛照鉴视，空阔无穷。肾与膀胱相表里，水轮疾病，常与肾和膀胱有关。

（1）实证：瞳神紧小，眼珠坠痛拒按，多肝经风热，或肝胆实火；绿风内障，眼珠胀痛欲脱，多肝胆火炽。

（2）虚证：瞳神干缺，多肾阴不足，或阴虚火旺；瞳神变色，多肝肾不足，或心脾两亏。

鉴于五轮辨证对临床具有一定指导意义，故由宋至今，眼科医家运用比较普遍。然而，五轮辨证也有其明显的局限性。如白睛发黄，病位虽在气轮，但其病因多不在肺，而是脾胃湿热交蒸肝胆，胆汁外溢所致。再如瞳神疾患，不仅与肾有关，还常与其他脏腑失调有关。

故临证时，既要详查五轮，又不可拘泥于五轮，而应从整体出发，四诊合参，全面辨证。

（五）内外障辨证

眼病分外、内障，是古代眼科应用较多的一种眼病分类方法。《医宗金鉴·眼科心法要诀》的具体解释是："障，遮蔽也。内障者，从内而蔽也；外障者，从外而遮也。"《秘传眼科龙木论》所记载的常见眼病七十二症，就是按外障、内障分述的。其中发生于胞睑、两眦、白睛与黑睛的睑生风粟、胬肉攀睛、暴风客热、花翳白陷之类外眼病统属外障，而发生于瞳神的圆翳、绿风与高风雀目之类内眼病则归属内障。可见内障是指内眼疾病，外障则泛指所有外眼疾病。

这两大类眼病虽是按病位划分，但其发病原因、证候特点，以及辨证论治方面都有明显的不同。因此，《审视瑶函·目不专重诊脉说》强调："如目病，必视其目为内障、为外障。内障有内障之症，外障有外障之症。必辨其为何症，所中所伤之浅深，果在何轮何廓，辨之明而后治之当。"由此可知，区别眼病属内障还是外障，具有一定的临床意义。初学者可以把辨内、外障视为进行其他各种眼科辨证的前提。

1. 外障

外障是指发生在胞睑、两眦、白睛、黑睛的眼病，多因六淫之邪外袭或外伤所致，亦可由痰湿积滞、脾虚气弱、肝肾阴虚、虚火上炎等引起。外障自觉症状多较突出，或痒涩不舒，或焮热疼痛，或羞明怕热，或视物模糊，或胞重难睁等。客观症状也明显易见，如红赤肿胀、潮湿糜烂、生眵流泪、溃脓结痂，以及赤脉胬肉、星点翳膜、胞睑下垂等。

2. 内障

内障是指瞳神疾病。有广义与狭义之分：狭义的内障专指晶珠的病变；而广义的内障是泛指发生在黄仁、神水、晶珠、神膏、视衣、目系等眼内组织的病变。本节辨证所论为广义的内障。常见因脏腑内损，气血两亏，目失濡养；或阴虚火旺，虚火上炎；或忧思郁怒，七情过伤，肝失条达，气滞血瘀，玄府闭塞；或风火痰湿上扰清窍；或外障眼病之邪毒入里，以及外伤损及眼内组织等引起。内障眼病自觉症状多有视觉变化，如视力下降、视物昏朦、眼前黑花飞舞、萤星满目，或视物变形、变色，视灯光周围有虹晕等。有的还可引起眼珠痛，甚至头眼俱痛。检查患眼，或外观端好，或伴见抱轮红赤，或见瞳神散大、缩小与变形、变色等；肉眼可见晶珠、神膏混浊，或视衣出血、渗出，水肿，亦或视衣、目系的其他病理改变等（表1-1）。

表 1-1　内、外障眼病对照表

	外障	内障
部位	肉轮、血轮、气轮、风轮（胞睑、两眦、白睛、黑睛）病变	水轮病变（黄仁、晶珠、神膏、视衣、目系）
病因	多由六淫外邪、食滞、湿毒、痰火或外伤等引起	多因内伤七情、脏腑内损、气血两亏、气滞血瘀或外邪入里、外伤等引起
特点	多表现为发病快，外显症状比较明显	多表现为眼外观端好，而有视力视觉的变化

（六）常见眼部症状辨证

1. 辨视觉

视物不清，伴白睛红赤或混赤，黑睛或生翳或生膜，属外感风热或肺肝火炽证；视力骤降，伴白睛混赤，或抱轮红赤，或瞳神散大，属肝经风热或肝胆火炽；视力骤降而目无赤痛，多为头风痰火，血热妄行；或七情过伤，气机逆乱，气滞血瘀，血不循经等，也可为心脾两虚，气不摄血；外眼端好而自觉视物渐昏者，多为血少神劳，肝肾两亏，阴虚火旺或肝郁气滞；眼前黑花飞舞，云雾移睛者，多为痰浊上泛，阴虚火动或肝肾不足；入夜目盲不见，视野缩小者，多属肝肾精亏或脾肾阳虚；能近怯远者，阳气虚衰证或久视伤睛；能远怯近者，多为阴精亏损；目妄见、视直如曲、视大为小、视物变色、视一为二者，多属肝肾阴亏，阴虚火旺；郁怒伤肝，气滞血瘀证；脾虚湿滞，湿浊上泛，或心肾两虚，精血亏耗。

临床应注意：凡有视觉变化者，首先应结合眼内、外检查，明确诊断。

2. 辨目痛

目痛为眼科常见症状，外内障皆可有之。一般来说暴痛属实，久痛属虚；持续疼痛属实，时发时止属虚；肿胀疼痛属实，不肿微痛属虚；赤痛难忍为火邪实，隐隐作痛为精气虚；痛而燥闷为肝气实，痛而恶寒为阳气虚；痛而拒按为邪实，痛而喜按为正虚。午夜至午前作痛为阳盛，午后至午夜作痛为阴盛；外障眼病引起的目涩痛、灼痛、碜痛、刺痛，多属阳；内障眼病引起的目胀痛、牵拽样痛、眼珠深部疼痛，多属阴。痛而喜冷属热，痛而喜温属寒；目赤碜痛、灼痛，伴眵多黏结，多为外感风热；胞睑赤痛肿硬，伴大便燥结，多属阳明实火；白睛微红微痛，干涩不舒，多为津亏血少；目珠胀痛如突，多为气火上逆，气血郁闭；隐隐胀痛，多为阴精不足，阳亢于上；稍加注视，即感眼胀痛，多为脾肾不足，精不上承，或为阳亢之象；眼珠深部疼痛，多为肝郁气滞，或阴虚火旺。痛连巅顶后项，属太阳经受邪；痛连颞颥，为少阳经受邪；痛连前额鼻齿，为阳明经受邪。

《审视瑶函》曰："盖目眦白眼痛属阳，昼则痛甚，点苦寒药则效，经所谓白眼赤脉法于阳；目珠黑眼痛属阴，故夜则痛甚，点苦寒药则反剧，经所谓瞳子黑眼法于阴故也。"

3. 辨目痒

目痒是临床比较常见的外障眼病症状，辨证要注重询问病因及病史，是否有季节性或某些食物及药物接触史，注意观察眼表症状。临床上仍以风邪引起居多，无风不作痒。也有因风、因火、因湿和因血虚等不同，往往是兼而致病，如风热、风湿等。目痒兼胞睑白睛红赤，多为外感风热；睑弦赤烂，刺痒难忍，睑弦脱屑或溃烂，为风湿热邪犯目证；睑内颗粒肥大，痒如虫行者，多为脾胃湿热证兼感风邪；双眼奇痒难忍，白色黏丝样眼眵，或季节性发作，为风热犯目证；胞睑皮肤痛痒并作，伴睑皮肤红赤灼热，或起水疱，为脾经风热证；痒涩不舒，时作时止者，多为血虚生风；目病将愈而痒者，多为余邪未尽。

《审视瑶函》曰："痒有因风、因火、因血虚而痒者，大约以降火为主，然有为血行而痒，目将复明，火散发痒，宜平肝滋荣为主。"

4. 辨目涩

目涩有干涩、沙涩之分。目干涩不爽者，多为津液亏耗，或水亏血少所致。目沙涩，又称目碜涩，指眼中有异物感。目沙涩常伴有红赤痒痛，羞明流泪，多为风热犯目，或肺肝火盛所致，亦常由异物入目所引起。

5. 辨羞明

羞明有虚实之分。羞明伴畏光流泪，或伴有眼眵者，属实证，为风热或疬气犯目，肝经风热；羞明伴眼干涩不适，或伴视觉异常，属虚证，为阴亏精伤血少所致。

《审视瑶函》曰："此证谓目于明亮之处而痛涩畏避不能开也，凡病目者，十之七八皆有此患，病原在心肝脾三经，总而言之，不过火燥血热，病在阳分，是以见明亮而恶，泪洒痛也，盖己之精光既弱，不能敌矣。是以阴黑之所则清爽，然有虚实之辨，盖怕热乃有余之病，羞明乃不足之证。若目不赤痛而畏明者，乃血分不足，胆汁少而络弱，不能运精华以敌阳光也。"

6. 辨目劄

目劄（zha，扎），是指胞睑频频眨动而不能自主的症状，多见于小儿。目劄而喜揉拭，白睛不红，或微红羞明，而偏食体瘦者，多为脾虚肝热，将成疳积。目劄而眼干涩少津，白睛不红或淡红，口咽干燥者，属肺阴虚。此外，目劄也可见于其他风热外障眼病或近视眼等。

7. 辨红肿

红肿为外障眼病的常见症状，其部位多在胞睑和白睛。胞睑肿胀骤起，微赤多泪者，多为外感风邪证；暴发白睛微赤，泪液清稀，多为外感风寒证；白睛红赤，多泪或眵泪并作，多为外感风热证；胞睑赤肿糜烂，多为湿热熏蒸证；胞睑红肿如桃，灼热疼痛，或兼硬结、脓头而拒按者，多属脾胃热毒蕴积证，或兼血分瘀热证；胞睑青紫肿胀，为气血瘀滞证；白睛赤紫肿胀，多为热毒壅结证；抱轮红赤，羞明流泪，多为肝胆实热证；抱轮微红，目昏泪出，多为阴虚火旺证；白睛红赤如火，为肺经实热证或三焦热盛证；白睛红赤隐隐，或兼干涩不爽，多为肺经虚热证；胞睑虚肿如球，皮色光亮，不伴赤痛者，多属脾肾阳虚，水气上泛证。

《审视瑶函》曰："肿胀有风热上攻，有燥火客邪，或黑珠疼甚，或白睛肿痛，皆因肝经实热，或移热于肺，俱宜清火散风治之。"

8. 辨眵泪

（1）辨目眵：目眵是病理产物，多由六淫外邪侵袭眼部所致，是外障眼病的常见症状。眵多硬结，属肺经实热；眵稀不结，属肺经虚热；眵多黄稠似脓，属热毒炽盛；目眵胶黏，多属湿热。

（2）辨流泪：热泪如汤多属外感风热；冷泪长流或目昏流泪，多为肝肾不足不能敛泪，或排泪窍道阻塞所致。泪液减少，眼干涩昏花，多为肝肾阴亏，虚火上炎或脾失健运，气血生化不足，目失濡养所致，亦可因椒疮风热邪毒滞留，煎熬阴血引起。严重者，阴精耗竭，血络瘀阻，不能生泪，以致白睛、黑睛干燥失去光泽，甚至黑睛变混，又称神水将枯。

（七）翳与膜辨证

眼生翳膜是外障眼病的常见症状。它是容易影响视力的眼部病变，历代医者都很重视，古代医籍论述也很多。

1. 辨翳

"翳"是指黑睛和晶珠的混浊。黑睛混浊称翳，如花翳白陷、凝脂翳、冰瑕翳、云翳等。至于晶珠混浊名之为翳者，一般多含有"内障"二字，以便与黑睛翳相区别，如圆翳内障、枣花翳内障等。而现代中医眼科论翳，通常皆指黑睛翳，相当于西医学之角膜病变。本节辨证只辨黑睛翳。

黑睛上的混浊形状各异，如呈星点状、树枝状、地图状、虫蚀状、云雾状等。古人根据翳的形态，结合其色泽、病变深浅程度及有否溃陷等情况命名，名称繁多，但归纳起来，不外新翳、宿翳两大类。

（1）新翳：病变初起，黑睛某部位发生混浊，其色灰白，表面粗糙，边缘模糊，具有向周围与纵深发展的趋势，并伴有不同程度的目赤疼痛、畏光流泪等症。如聚星障、花翳白陷、凝脂翳等均属此列，它类似于西医眼科学中各种类型的角膜炎。

黑睛属肝，故新翳多从肝经辨证。如肝经风热、肝火上炎、肝经湿热或肝阴不足，阴虚火旺等，但也不可拘泥于此。因为外感六淫，尤其是风热湿邪，最易引起黑睛生翳；外伤也是引起黑睛生翳的一个常见的致病因素，不可不注意防护。

新翳多为外感诸邪的早期，抱轮微赤，星翳初起，可为一颗独见，亦可多星并发，稀疏色淡，浮于风轮，属聚星障之类。邪甚入里，或内外合邪者，白睛混赤，星翳可连缀成串、成树枝状或成片，大而浮嫩，或伴溃陷，此属花翳白陷之类。如发展迅速，翳厚且大，甚至翳满风轮，状如凝脂者，属凝脂翳之类。凝脂翳常伴有黄液上冲，且黑睛极易穿孔，以致毁坏眼珠，此为脏腑火毒炽盛之证。若生翳日久，不见进退者，为正虚邪留之象，多属肝肾阴亏、肝血不足或气血两虚之证。

此外，新翳还可由其他轮病变发展而来。如沙眼、天行赤眼、火疳等严重时，均可引起黑睛生翳。黑睛新翳则有向周围和纵深发展的趋势，容易发生传变，如黑睛病变深入可波及黄仁及瞳神，故临床上必须严密观察其动态，以便及时治疗，控制病情的变化。病变轻者，经治疗可以消散；病变重者，则会遗留宿翳。

（2）宿翳：凡黑睛混浊，表面光滑，边缘清晰，无发展趋势，不伴有赤痛流泪等症状者，为宿翳。如冰瑕翳、云翳、厚翳与斑脂翳等均属此列。它相当于西医学之角膜瘢痕。

近代中医眼科根据宿翳的厚薄、浓淡程度，分为四种：宿翳菲薄如冰上之瑕，需在强光下才能查见者，称冰瑕翳（西医眼科学称云翳）；翳薄如蝉翅，似浮云，在自然光线下可以查见者，称云翳（西医眼科学称斑翳）；翳厚色白如瓷，一望即知者，称厚翳（西医眼科学称角膜白斑）；翳与黄仁粘着，瞳神倚侧不圆者，称斑脂翳（西医眼科学称粘连性角膜白斑）。

宿翳为黑睛生翳愈后遗留的瘢痕。若在新翳向宿翳转变的时期，抓紧时机，及时治疗，内服、外点药物，尚能消退些许；若日久气血已定，则药物难以奏效，尤以白斑为难。

宿翳对视力的影响程度如何，主要看翳的部位，大小厚薄均在其次。如翳痕虽小，但位于瞳神正前方，则障碍视力明显；翳在黑睛边缘，虽略大而厚，对视力也无太严重的影响。

2. 辨膜

自白睛或黑白睛交界之际起障一片，或白或赤，或为肉样高起，或渐渐向黑睛中央方向蔓延者，称之为膜。如赤膜下垂、白膜侵睛等即是。若膜上有赤丝密布，其色红赤者，称为赤膜；赤丝细疏，红赤不显，甚至色淡白者，称白膜。凡膜薄色淡，尚未掩及瞳神者为轻证，膜厚色赤，掩及瞳神者危害较重。膜生宽大，赤厚如血积肉堆，掩没整个黑睛者，则更为严重。

白睛、黑睛生膜皆由肺肝火盛而起。一般膜赤而厚，发展较快者，多属实火，且血分瘀热；膜白而薄。发展不明显者，多属气阴虚。

（八）六经辨证

眼科六经辨证源自于《伤寒论》六经辨证，经现代中医眼科医家陈达夫先生的传承与发展，引入于眼病的辨证。《伤寒论》将外感疾病演变中的各种证候进行综合分析，归纳其病变的部位、传变的规律、寒热的趋向、邪正的盛衰，以六经为统领，进行辨证，三阳病证涵盖六腑病变，三阴病证涵盖五脏病变，以十二经脉为导向，对外感与内伤杂病同样具有重要意义。眼科六经辨证即从眼发病的部位及六经经络循行的关系来归经，结合眼的五轮八廓辨证进行分经，从眼病的症状与脏腑经络的关系来归经，结合八纲、脏腑进行辨证。

《灵枢·邪气脏腑病形》曰："十二经脉，三百六十五络，其血气皆上于面而走空窍，其精阳气上走于目而为睛。"这都说明了眼与脏腑之间，靠经络的连接贯通，保持着有机的联系，是经络不断地输送气血，才维持了眼的视觉功能。

1. 太阳目病

太阳经脉主一身之表，外邪侵袭人体，太阳首当其冲，主要侵犯白睛。

风邪猝袭，白睛红赤，以内眦震廓或上方明显，沙涩痒痛，或黑睛生翳，伴有恶风汗出，头顶或项痛，或偏头痛，脉浮，为太阳伤风证；白睛突然红赤，畏光流泪，清涕，伴有恶寒无汗，头项强痛，脉浮紧，为太阳伤寒证。

2. 阳明目病

太阳目病未愈，邪气传于阳明或风邪直中阳明化热，病变部位多在胞睑、眼眶、白睛部位等。

胞睑红肿，白睛红赤，以乾廓、坤廓更明显，眵黄干结，羞明疼痛，热泪如汤，伴有前额疼痛，口干欲饮，身热面赤，苔黄，脉洪数，为阳明经证；胞睑红肿而硬，白睛红赤紫暗，眼珠突出，眼眶疼痛，伴有便秘，苔黄少津，脉洪数，为阳明腑证。

3. 少阳目病

病邪客于少阳，少阳与厥阴相为表里，其病变相互影响。病变部位以黄仁、神水为主。

白睛抱轮红赤，或外眦部兑廓血丝明显，畏光眼珠胀痛，伴有太阳穴痛，口苦咽干或耳闭，胁肋胀痛，苔薄黄，脉弦细，为少阳表证；白睛抱轮红赤或混赤，神水混浊，黄仁肿胀变色，或黄液上冲，或瞳神干缺，畏光疼痛，视力下降，伴有额角疼痛，口苦咽干，便秘，舌红苔黄，脉弦，为少阳里证。

4. 太阴目病

病邪客于太阴，病变部位在于眼睑、白睛、眼底等。

胞睑红肿而硬，白睛红赤、肿胀，羞明疼痛，热泪如汤，眵多黄稠，伴有黄涕，舌红苔白，脉浮数，为太阴表实证；胞睑红硬干烂，或黄斑区充血水肿，视力下降，伴有口干便秘，小便黄，苔黄脉数，为太阴里实证；胞睑浮肿，或湿烂色白，流泪湿痒，或胞睑虚肿如球，或黄斑区弥漫性水肿，视物变小，视直为曲，视正反斜。伴有头痛如裹，纳呆腹胀，便溏，四肢不温，舌淡苔薄，脉细，为太阴里虚证。

5. 少阴目病

病邪客于少阴，病变部位在内外眦、瞳神、晶珠、眼底等处。

眼外观端好，视物模糊，眼前黑花飞舞，或晶珠混浊，入目不见，或夜视罔见，瞳神散大，眼底视神经乳头苍白，视网膜有陈旧病灶或退行性病变，伴有头昏耳鸣，腰膝酸软，乏力，多尿，为少阴里虚证；两眦红赤不甚，痛如针刺，或视物昏花如蚊蝇飞舞，或瞳神缩小、干缺，或眼前有红色阴影飘浮，眼底出血，伴有咽干，喉痛，烦躁失眠，头痛，舌红少苔，脉弦细。

6. 厥阴目病

病邪客于厥阴，病变部位以黑睛、瞳神、眼底为主。

黑睛外伤或溃烂，以及黑睛生翳，可兼见头顶痛，额角痛，眼胀痛，口苦舌红，苔薄，脉弦，或头痛如劈，眼胀如裂，并牵连眼眶、额头、鼻颊作痛。白睛抱轮红赤或混赤，黑睛混浊，瞳孔散大，呈淡绿色，视物昏朦，伴有恶心呕吐，脉弦，为厥阴里实热证；经前眼痛、磨涩发痒，或黑睛生翳，口中酸涩，头顶痛，脉细，为厥阴里虚证。

（九）气血津液辨证

气血津液辨证就是将人体气血津液病理变化所引起的眼病进行辨证的方法。气、血和津液是脏腑功能活动的产物，又是人体生命活动的物质基础，因而气血津液的正常与否，可以反映脏腑功能的情况。同时，人体病理变化无不影响到气血津液，而气血津液失调又与眼部病变的发生、发展至为密切。

1. 气失调辨证

气与眼的关系密切。正如《太平圣惠方·眼内障论》谓："眼通五脏，气贯五轮。"气的正常与否，常常直接或间接地由眼部表现出来。一般可按虚实归纳为气虚气陷、气滞气逆两大类。

（1）气虚证、气陷证：眼睑下垂、无力抬举，冷泪常流，黑睛陷翳久不平复，视力疲劳不耐久视，眼内水肿、出血，晶珠混浊，视衣脱落，以及各种眼病日久不愈等。伴有少气、懒言、肢寒、怕冷、语言低微、自汗、心悸、怔忡、头晕、耳鸣、倦怠乏力、食少、小便清或频，舌淡而胖，脉弱无力等，为气虚证或气陷证。

多因劳伤过度或久病失养致元气耗伤，气机衰惫，不能敷布精微，充泽五脏，上荣于目，以致卫外不固，统摄、温养失职等而引起眼病。见于上胞下垂、目倦、暴盲、圆翳内障等眼疾。

（2）气滞证、气逆证：外邪犯肺，肺气郁遏，可致白睛红赤疼痛，或形成小泡或结节隆起；或头眼胀痛、眼珠闷痛，或发为绿风、青风等；气滞不行，血脉瘀滞，或气逆于上，血随气逆，常可引起眼内血络阻塞，以致眼底缺血或瘀血，为气滞证或气逆证。

多因痰湿停聚，食滞不化，情志不舒，或感受外邪等，引起脏腑经络气机阻滞，运行不畅，升降失常等而导致眼病。多见于火疳、绿风内障、云雾移睛或暴盲等眼疾。

2. 血失调辨证

《内经》曰："肝受血而能视。"《审视瑶函》曰："夫目之有血，为养目之源，充和则有生发长养之功，而目不病，少有亏滞，目病生矣。"这都说明了目得血的濡养才能明视万物，一旦失调，则可引起眼病。眼部血证一般可分为血热、血虚、血瘀三种。

（1）血热有虚实之分。实证多由外感邪热或脏腑郁热侵入血分所致。血得热则涌流，在眼部可为焮赤肿痛，或赤脉增多而色红粗大；若血受热迫而妄行，溢于眼络之外，则为眼部出血。一般实火所致出血较急，量多色鲜红。全身症可伴见心烦恶热，口渴喜冷饮，大便秘结，小便短赤，舌红苔黄，脉数有力等。虚证由肝肾阴亏，虚火上炎所致。虚火入于血分，亦可致目中血络红赤、充盈或血热妄行而溢于络外，但赤脉不如实证多而粗大，一般出血较缓，血量不如实火多。全身症可伴见颧红潮热，心烦失眠，口燥咽干等。

（2）血虚主要是失血过多或化生不足，目失濡养所致。在眼部可表现为目痒时作、目睛干涩、眉骨酸痛、不耐久视或视物不清、胞睑苍白、眦部与白睛以至眼底的血络淡红，或可见眼内出血，以致视力障碍等。全身症可伴见面色苍白、唇舌色淡、爪甲无华、头目眩晕、心悸怔忡、倦怠无力、脉细弱等。

（3）凡血瘀邪毒入营、气滞或气虚无力行血、外伤血络等，均可引起血行阻滞，甚至阻塞不通的血瘀病变。在眼部常表现为痛有定处，疼痛剧烈，持续不解；或见血脉紫赤，迂曲充盈，或胬肉红赤肥厚，鹘眼凝睛，或生瘤积包块，以及眼内外的瘀血等。瘀血是病理产物，但可阻滞气血流行，所以它又是重要的致病因素。若大量瘀血积聚眼内，则见视力障碍；瘀血积于眶内，还可引起眼珠外突。若瘀血阻塞神水排泄通道，神水瘀滞，可致眼珠胀硬，头眼剧痛，视力骤降；瘀血堵塞眼底血管，就能引起眼底缺血或出血的病变，致使视力严重障碍。全身症可伴见舌质紫暗或有瘀斑，脉涩等。

3. 津液失调

津液滋润、濡养眼部，并维持眼珠圆润明澈。津液有所不调，则可引起眼部发病。津液失调，主要为如下三种：

（1）津液亏虚：则目窍失养。在眼外，可致泪液减少，目中干涩不爽，白睛表面不莹润，黑睛暗淡失泽，甚至灰白混浊，眼珠转动涩滞不灵。在眼内，多致神水、神膏耗涩，不能涵养瞳神，导致视物昏朦，或目无所见。若津液亏耗太甚，还可引起目珠向眶内退陷。

（2）水液停滞：津液运行障碍，则停聚为水。在眼外，如脾失健运，或肾阳不足，水湿上泛于目，则胞睑浮肿；肺失宣降，水液滞留白睛，则白睛浮肿，甚至胀起如鱼瞟。在眼内，肺、脾、肾三脏所致水液停滞，俱能引起眼底水肿。黄斑水肿常与脾湿有关，视乳头及其附近视网膜水肿往往与肾水有关。若大量水液积聚于视网膜之下，还可导致视网膜脱离。

（3）痰湿积聚：痰由湿聚。水液停滞体内，遇寒邪凝聚或火热煎熬，则可变生为痰。和瘀血一样，痰既是病理产物，又为致病因素。痰壅胞睑，则胞生痰核。若痰郁生热、化火、动风，上壅目窍，则可暴发绿风内障。痰浊停滞眼内，可见黄斑或视网膜出现渗出。顽痰与瘀血搏结，可为眼底增殖性病变，亦可致眼珠突起，或发为眼部肿瘤。风痰攻冲眼带，还可见眼珠偏斜，转动受限，视一为二等。

（十）辨眼与经络

《灵枢·本藏》曰："经脉者，所以行血气而营阴阳。"经脉运行全身气血，在人体起着沟通表里上下，联络脏腑器官的作用。《素问》曰："目者，宗脉之所聚也"。

1. 眼与十二经脉的关系

十二经脉，三阴三阳表里相合，正经首尾相贯，旁支别络纵横交错。营血在经隧中运行全身，始于手太阴，终于足厥阴，周而复始，如环无端。故从经络循行的路径来看，可以说十二经脉都直接或间接地与眼发生着联系。现将十二经脉中循行于头面与眼部发生联系的 8 条主要经脉分述如下：

（1）手阳明大肠经：其支脉上行头面，左右相交于人中，之后上挟鼻孔，循禾髎，终于眼下鼻旁之迎香穴，与足阳明胃经相接，而且通过足阳明胃经，与眼发生间接联系。

（2）足阳明胃经：该脉受手阳明大肠经之交，起于眼下鼻旁之迎香穴，上行而左右相交于鼻根部，过内眦睛明穴，与足太阳膀胱经交会，之后，循鼻外侧，经眼眶下方下行，入上齿中。此外，足阳明胃经别出而行的正经，亦上行至鼻根及目眶下方，直接与目系相连。

（3）手少阴心经：其支脉，从心系上挟咽，系目系；手少阴之别（名曰通里），入于心中，系舌本，属目系。此外，手少阴心经别出而行的正经，亦属于心，上出于面，合目内眦。

（4）手太阳小肠经：该经脉有两条支脉上行至目眦。其中一条与目锐眦相连，另一条与目内眦相连，都与眼直接发生联系。

（5）足太阳膀胱经：该脉起于目内眦之睛明穴，并于该处与手太阳小肠经相交接，然后入脑，连属目系。

（6）手少阳三焦经：该经脉通过两条支脉与眼发生联系。其中一条至眼下，一条至目眦。

（7）足少阳胆经：该脉起于目锐眦之瞳子髎，而且于该处与手少阳三焦经相交会，然后上头角，下耳后，并从耳后分支脉，再行至目锐眦；另一支脉则从锐眦下走大迎，合手少阴经，到达眼眶之下。其本经别出之正经，亦上行头面，系目系，之后，再与其本经会合于目锐眦。

（8）足厥阴肝经：其本经循喉咙，之后，上入颃颡，连目系。

归纳上述，足三阳经之本经均起于眼或眼的周围，而手三阳经皆有1～2条支脉终止于眼或眼附近。此外，以本经或支脉，或别出之正经系连于目系者，有足厥阴肝经、手少阴心经，以及足之三阳经。

由于经脉周密地分布在眼的周围，源源不断地输送气血，保证了眼与脏腑在物质上和功能上的密切联系。因此，一旦经脉失调，就会引起眼部病证。《医宗金鉴·眼科心法要诀》曰："外邪乘虚而入，入项属太阳，入面属阳明，入颊属少阳，各随其经之系，上头入脑中，而为患于目焉。"这又从病理方面反映了眼与十二经脉的关系。根据眼与经脉在生理和病理上的关系，可以指导临床分经辨证。

2. 眼与奇经八脉的关系

奇经八脉与脏腑无直接络属关系，然而它们交叉贯串于十二经脉之间，具有加强经脉之间的联系，以调节正经气血的作用。正经气血充足流畅，也就能维持眼部的正常营养。至于起、止、循行路径与眼直接有关的奇经，主要有督脉、任脉、阴跷脉、阳跷脉及阳维脉等。

（1）督脉总督一身之阳经：起于少腹以下骨中央。有一支别络绕臀而上，与足太阳膀胱经交会于目内眦。另一支脉则从少腹直上，入喉上颐，上系两目之下中央。

（2）任脉总任一身之阴经：起于中极之下，沿着腹里上行，上颐，循承浆，环口唇，分两支上行，系两目下之中央，至承泣而终。

（3）阴跷脉、阳跷脉分别主一身左右之阴阳：阴跷脉起于足跟内侧，上目内眦而入通于太阳、阳跷。阳跷脉起于足跟外侧，上目内眦而合于太阳、阴跷。足太阳经自项入脑，别络于阴跷、阳跷，而阴阳跷又相交于目内眦之睛明穴，其气并行回环，濡养眼目，且司眼睑之开合。通常卫气出于阳则张目，入于阴则闭目。若阳跷气盛而阴气虚，则目张不合；阴跷气盛而阳气虚，则目闭不张。外邪客于跷脉，则可引起目赤痛或胬肉攀睛等。

（4）阳维脉维系诸阳经：起于外踝下足太阳之金门穴，经肢体外后侧，上行至头颈，到前额，经眉上，再由额上顶，折向项后，与督脉会合。因为阳主外、主表，故阳维病可见头痛目赤、恶寒发热等表证症状。

3. 眼与经筋的关系

十二经筋隶属于十二经脉，是经脉之气结聚维络于筋肉关节的系统。其位表浅，有联缀百骸，维络周身，主司人体正常运动的作用。经筋分布于眼及眼周围者，有手足三阳之筋。

（1）足太阳之筋：足太阳之支筋为目上网。张景岳解释说："网，纲维也，所以约束目睫，司开合者也。"

（2）足阳明之筋：足阳明之筋，其直行者，上头面，从鼻旁上行，与足太阳经筋相合。足阳明之筋为目下网。张景岳认为：足太阳的细筋散布于目上，故为目上网；足阳明的细筋散布于目下，故为目下网。两筋协同作用，则可统管胞睑运动。不过，在《黄帝内经太素》及《针灸甲乙经》中皆以"网"作"纲"，后世眼科专书一般也称之为"目上纲"和"目下纲"。

（3）足少阳之筋：足少阳之支筋结聚于目外眦，为目之外维。张景岳认为，凡眼能左右盼视者，正是此筋所为。

（4）手太阳之筋：手太阳之筋，其直行者，上行出耳上，会手少阳之筋，又前行而下，结聚于额，与手阳明之筋相合，再向上行，联属于目外眦，与手足少阳之筋相合。

（5）手少阳之筋：手少阳之支筋上颊车，会足阳明之筋，循耳前上行，遂与手太阳、足少阳之筋交会，联属目外眦，然后上行，结聚于额角。

（6）手阳明之筋：其支筋上颊，上行结聚于颧部；其直行之筋，上出手太阳之前，左侧者行左耳前，上左额角，络头，以下右颔，而右侧此筋则上右额角，络头，下左颔，以会太阳、少阳之筋。

上述网维结聚于眼及其周围的经筋，共同作用，支配着胞睑的开合、眼珠的转动，以及头面其他筋肉的正常活动。此外，足厥阴肝之筋，虽未直接分布至眼，然而肝为罢极之本，一身之筋皆肝所生，为肝所主，足厥阴之筋联络诸筋，故与眼仍有着重要关系。

经筋如果发病，亦可引起眼部病症。《灵枢·经筋》曰："经筋之病，寒则反折筋急，热则筋弛纵不收。"其并具体指出了足少阳筋病，若从左侧向右侧维络之筋拘急时，则右目不能张开，反之则左目不能张开。足阳明筋病，因寒则拘急，胞睑不能闭合；因热则弛纵，胞睑不能张开。此外，还指出：足之阳明、手之太阳两筋拘急时，则会引起口眼㖞斜，眼角拘急，不能猝然视物等症。这些论述对眼科临床辨证都有实用意义。

第二节　眼科疾病常用治疗方法

眼病的治疗方法不但丰富，而且有其专科特殊性。根据眼与脏腑经络的关系，以及眼的位置、结构与功能上的特点，对眼病的治疗，既用内治法，也用外治法。一般内障眼病以内治为主，外障眼病则多配合点眼、洗眼、敷眼、手法等外治。此外，如针灸、推拿、按摩等疗法，眼科亦常应用。

一、内治法

眼是人体的一个组成部分，它与脏腑经络有着密切的关系。不论外感或内伤眼病，皆可根据眼部表现，结合全身情况进行辨证，审因论治，用内治法来调整脏腑功能或祛除病邪。

即使某些外伤眼病，内治法同样具有重要的治疗意义。眼科的内治法基本原则类似内科，但也有它某些特殊的内容。现将常用的内治法介绍如下。

1. 疏风清热法

本法主要是用具有辛凉解表作用的药物组成的方剂，通过疏风散热，解除风热所致眼病的治法。主要用于外感风热眼病。如起病突然，胞睑浮肿，白睛红赤或黑睛起翳，伴有眼痒眼痛，眵泪并作，羞明怕日，眼闭不开等，间或伴有恶寒、发热、头痛、脉浮数等全身症状。

在外感眼病中以外感风热最为多见，故眼科疏风清热法应用范围较广。如风重于热，流泪症状较重，或星翳浮起，可配伍适量的辛温解表药使用，以加强祛风止痛、祛风止泪、祛风退翳之功。间有风邪不夹热而夹寒、夹湿的，证中少见，但不可不注意辨证而灵活变化。

2. 祛风散寒法

祛风散寒法是用具有辛温解表作用的药物组成的方剂，通过祛风散寒，解除风寒所致眼病的治法。主要用于外感风寒之眼病。如目睛疼痛，羞明流泪，或目睛生翳，伴有鼻流清涕，头痛，恶寒发热，苔薄白，脉浮紧等。

3. 泻火解毒法

本法是用性质寒凉的方药，通过泻火解毒，清除邪毒的治法。主要适用于外感火热之邪，或脏腑积热上攻之眼病。如胞睑红肿如桃、疮疡疖肿、白睛混赤、黑睛溃陷、黄液上冲、瞳神紧小等。常伴有疼痛拒按、羞明怕热、热泪如汤，或眵多黏结等眼部症状及口渴、便秘、舌红、苔黄等全身症状。

眼病热证较多，故眼科泻火解毒法为常用之治法。在具体应用时，必须根据脏腑辨证，灵活掌握。如邪传阳明，胞肿赤痛，口渴喜饮，大便秘结之腑实证，则用泻火通腑法；抱轮红赤，黑睛生翳，目珠疼痛，苔黄脉弦之肝火上攻证，则用清泻肝火法等。

本法为寒凉直折之法，容易损伤脾胃阳气，故不能久用，并要根据病情轻重和体质强弱，慎重选药。又因药性寒凉，久用可致气血凝滞，翳障难退，故对黑睛疾病，应用本法必须掌握尺度，以免流弊。属虚火者，则禁用此法。

4. 滋阴降火法

本法是用滋养阴液、清降虚火的方药，解除阴虚火旺的证候，从而达到明目效果的治法。主要适用于阴虚火旺的眼病。临床表现多有起病较缓，症状时轻时重，病程长而易反复发作的特点。如目珠干涩、白睛微赤、黑睛星翳乍隐乍现、瞳神干缺、视瞻昏渺等。常伴有头晕、口干、潮热、颧红、心烦失眠、手足心热、舌质红、苔少、脉细数等全身症状。

本法在具体应用时，尚须进一步辨证。例如，黑睛生翳，抱轮微赤，烦躁易怒，属肝经虚火；两眦血脉稀疏，心烦失眠，属心经虚火；白睛淡红，鼻干咽燥，属肺经虚火；瞳神干缺，眼底少量出血，耳鸣腰酸，五心烦热，属肾经虚火等。宜结合脏腑所属，选方用药。

5. 祛湿法

本法是用具有祛湿作用的方药，通过祛除湿邪以治疗眼病的方法。适用于湿邪外侵或湿浊内蕴所致的一切眼病。如胞睑水肿、睑弦湿烂、胞内粟疮、白睛污黄、翳如虫蚀、混睛障、云雾移睛、视瞻昏渺等，常兼有头重如裹、口不渴或渴不欲饮、胸闷食少、腹胀便溏、四肢乏力，或咳吐痰涎等，皆可用本法治疗。

湿邪侵袭的部位和兼邪各有不同，故所用具体治法也有区别。如风湿犯眼，胞睑湿痒，则用祛风胜湿法；湿热上攻，黑睛溃烂，则用清热祛湿法；痰湿阻络，胞生痰核，则用化湿祛痰法；湿浊上泛，视网膜水肿，则用利水渗湿法等。

湿证眼病比较顽固，祛湿法久用又易耗阴伤津，故要根据病情轻重与患者脏腑阴阳气血的情况而慎重用药。阴虚血少与津液亏损者，尤宜注意。

6. 止血法

本法是应用具有止血作用的方药，以中止眼部出血的治法。适用于各种出血症的早期。诸如白睛溢血、血灌瞳神、视网膜出血、脉络膜出血及外伤出血等。根据不同的出血原因，止血的具体治法也有不同。如血热妄行者，宜清热凉血止血；虚火伤络者，宜滋阴凉血止血；气不摄血者，宜益气摄血；眼外伤者，宜祛瘀止血等。

本法属急则治标之法，仅用于出血阶段，若出血已止，而无再出血趋向者，当逐渐转向活血化瘀治法，以促进瘀血的吸收。

7. 活血化瘀法

本法是用具有活血化瘀作用的方药，改善血行，消散瘀滞，促进眼部瘀血吸收的方法。主要适用于有血流不畅，或瘀血停聚的眼病及眼外伤。如胞睑青紫肿硬、白睛溢血、白睛紫胀肿起、眼内各个部位的瘀血、视网膜血管血流瘀滞或阻塞、眼部固定性疼痛及舌有瘀斑等。

气为之血帅，气行则血行，故临床上应用时，常配伍行气导滞药物，以提高疗效。本法不宜久用，以免耗伤正气，对眼部既有瘀滞，又见气虚证候者，用活血祛瘀力量峻猛的方药应该慎重，必要时可配伍补气药物同用。孕妇忌用本法。

8. 疏肝理气法

本法是用具有疏肝解郁、调理气机作用的方药，以改善肝气郁滞的病理情况，从而达到明目作用的治法。广泛适用于因肝气郁结而致气机不调的一切内外障眼病。肝开窍于目，由于郁怒伤肝，疏泄失职，肝气郁结使眼部气机失调而导致目疾者，颇为常见。其中尤以青风内障、绿风内障、视瞻昏渺等内障眼病为多。故无论内外障眼病，兼有胁胀、胸闷、嗳气、咽部似有物阻、急躁易怒、脉弦等症者，皆可用疏肝理气法治之。

郁久化火者，宜酌加清火之品，以清肝解郁；肝郁兼有血虚与脾气虚弱者，宜与养血健脾药同用。

由于理气药物多辛燥，故对阴亏之人须慎用或注意配伍。

9. 益气养血法

本法是用具有补养气血作用的方药，消除气血虚弱的证候，从而达到明目作用的治法。主要适用于各种原因造成的气血不足的眼病。多为慢性内外障眼病而兼有气血不足的全身症者。如眼胞重坠、久视眼胀、黑睛陷翳日久不愈；或外观端好，目无神彩，视物渐昏等。

因气血相依，关系密切，故益气与养血往往同用，但根据气血偏虚程度上的不同，又有所侧重。如睁眼乏力，常欲闭垂，舌淡脉弱者，偏于气虚，应以益气为主；若因失血或久病，头晕眼花，不耐久视，心悸失眠，多梦易醒，舌淡脉细者，偏于血虚，应以养血为先。

由于脾胃为后天之本，气血生化之源，故补气养血时，常要兼顾脾胃。如属虚实夹杂，则可攻补兼施或先攻后补、先补后攻。

邪气亢盛而无虚候者，忌用本法。

10. 补益肝肾法

本法是用具有补益肝肾作用的方药，以消除肝肾亏虚证候而达到明目作用的治法。适用于肝肾不足的眼病，以成年人居多。凡见眼干涩不舒，哭而无泪或冷泪长流，白睛微赤，黑睛边缘陷翳或星点云翳时隐时显，外眼端好而视物昏朦或夜视不见，而兼有头晕耳鸣、健忘、腰膝酸软、夜间口干、男子遗精、女子月经不调、舌红少苔、脉细无力等，皆可用本法治疗。至于肾阳偏虚，腰膝酸冷，夜间尿多，畏冷脉沉者，则当重在温补肾阳。

凡实证忌用本法，湿邪未尽者不宜早用。

11. 软坚散结法

本法是用具有祛痰软坚、消滞散结作用的方药来治疗眼病的方法。主要适用于眼科疾病出现之痰湿互结、气血凝滞的证候。如胞睑肿核、白睛结节隆起、眼内陈旧渗出及机化物形成等，可用本法消散之。

一如为气血凝聚者，必须与理气活血药物同用；痰湿互结者，则应加强祛湿化痰作用。

12. 退翳明目法

本法是用具有退翳作用的方药，以消除黑睛翳障，从而达到明目作用的眼科独特治法。仅适用于黑睛生翳者。

退翳之法，须有层次，如病初起，星翳点点，红赤流泪，风热正盛，当以疏风清热为主，配伍少量退翳药；若风热渐减，则应逐渐过渡至退翳明目为主。病至后期，邪气已退，遗留翳障而正气已虚者，则须兼顾扶正，结合全身证情，酌加益气养血或补养肝肾之品。

黑睛属肝，不少清肝、平肝、疏肝药物亦有退翳作用，故可配伍应用。

黑睛生翳后期，以退翳为主，用药不可过于寒凉，以免邪气冰伏，气血凝滞，翳不易退。若白翳光滑如瓷，为气血已定，用药难以消散，故退翳必须及时。

二、外治法

眼科外治法在临床应用甚为广泛，常与内治法密切配合，外障眼病尤其如此。眼科外治法指运用具有祛风、清热、除湿、活血通络、祛瘀散结及退翳明目等各种不同作用的药物或手法，从外部直接施治于眼部的方法。外治法种类很多，除冷敷、热敷等纯物理疗法外，还有药物配合的外治法，如用眼药水、粉点眼，眼药膏涂眼，药物熏洗、外敷等，还有用器械配合的外治法，如钩割、针拨、劆、熨烙等。现代中医眼科积极改进传统的外治法。现将常用的外治法介绍如下：

1. 点眼药法

本法是将药物直接点于眼部，多用以消红肿、去眵泪、止痛痒、除翳膜。适用于外障眼病及部分内障眼病。常用的有眼药水、眼药粉与眼药膏三种。

（1）滴眼药水：将药物配成水剂应用。嘱患者取坐位，令头部稍微仰起，先在其下眼睑下方放置一块棉球；如患者为卧位，则令头微偏向患眼侧，先置棉球于小眦侧。令患者双目上视，医生用左手轻轻向下拉开下睑，右手持滴管或滴瓶，将药水滴入大眦角或白睛下方1～2滴。然后轻轻将上睑提起，并同时放松下睑，使药物充分均匀地分布于眼内，轻轻闭目数分钟即可。一般每日3～4次。遇急重眼病，次数可增加。

注意滴眼前要细心查对眼药瓶上的药名标签与所滴的眼别，滴管头部勿触及胞睑的皮肤与睫毛，以免污染滴管与药液；如滴入毒性药物，则滴后需用手指压迫睛明穴下方1～2分钟，以防药液通过泪窍流入鼻腔，引起中毒。

（2）点眼药粉：将药物制成极为细腻的粉末后应用。用时以小玻璃棒头部沾湿生理盐水，再蘸药粉约半粒到一粒芝麻大小，医生用手指轻轻分开胞睑，一般将药物轻轻放置于大眦角处，令患者闭目，以有凉爽感为度。点毕，患者以手按鱼尾穴数次，以助气血流行，闭目数分钟后，渐渐放开。每日3次。注意一次用药不可太多，否则容易引起刺激而带来不适，甚至可致红肿刺痛等反应。同时注意玻璃棒头部要光滑，点时不能触及黑睛，尤其是黑睛生翳者，更应慎重。

（3）涂眼药膏：将药物配成膏剂应用。现一般皆用软管药膏，用时将药膏挤出少许，置于胞睑皮肤患处或眼内白睛下方，轻轻拉提下睑后，令患者闭眼，用棉球轻轻按揉胞睑2～3分钟即可。如用玻璃棒取药，则当患者闭眼时，将玻璃棒横向徐徐自眦角方向抽出。每日3次或临睡前用一次。当抽出玻璃棒时，切勿于黑睛表面擦过，以防擦伤黑睛。

2. 熏洗法

熏法是利用药液煮沸后的热气蒸腾上熏眼部；洗法是将煎剂滤清后淋洗患眼。一般多是先熏后洗，合称熏洗法。这种方法除由于药物的温热作用，使眼部气血流畅，能疏邪导滞外，尚可通过不同的药物，直接作用于眼部，达到疏通经络、退红消肿、收泪止痒等效果。

本法适用于胞睑红肿、羞明涩痛、眵泪较多的外障眼病。

临床上可根据不同病情选择适当的药物煎成药汁，也可将内服药渣再度水煎成熏洗剂。使用前，在煎药锅或盛药的器皿上放一盖板（硬纸板或薄木板均可）。盖上开一个洞，洞口大小与眼眶范围大小一样，双眼熏时可开两个相同的洞。药物煎成，用盖板覆盖在药锅或盛药的器皿口上，将患眼置于洞口熏之。如属胞睑疾患，闭目即可；如属眼珠上的疾患，则要频频瞬目，使药力达于病所。

洗眼时，可用消毒纱布或棉球渍水，不断淋洗眼部；亦可用消毒眼杯盛药液半杯，先俯首，使眼杯与眼窝缘紧紧相贴。然后仰首，并频频瞬目，进行眼浴。每日2~3次，每次1~2分钟。

熏眼煎剂蒸气温度不宜过高，以免烫伤，但也不宜过冷而失却治疗作用。洗剂必须过滤，以免药渣入眼。同时，一切器皿、纱布、棉球及手指必须消毒，尤其是黑睛有陷翳者，用洗法时更需慎重。

眼部有新鲜出血或患有恶疮者，忌用本法。

3. 敷法

敷法分热敷、冷敷、药物敷三种。

（1）热敷：能疏通经络，宣通气血，有散瘀消肿止痛之功。适用于外障眼病伴有目赤肿痛者，亦可用于眼外伤24小时后的胞睑赤紫肿痛及较陈旧的白睛溢血、血灌瞳神者。

一般分湿热敷和干热敷两种：

1）湿热敷法：先用凡士林或抗生素眼膏涂于胞睑皮肤面上，呈薄薄一层，然后用消毒毛巾或纱布数层，放于沸水内浸湿，取出后拧干，候温度适中时，即置于胞睑上，时时更换以保持温热。每次20分钟，每日3次。注意不可太热，以免烫伤皮肤。

2）干热敷法：用热水袋或玻璃瓶装以热水，外裹薄毛巾，置于胞睑上即可。

脓成已局限的病灶和新出血的眼病，忌用此法。

（2）冷敷：具有散热凉血、止血定痛之功。适用于胞睑外伤后24小时内的皮下出血肿胀，亦可用于眼部之赤肿痛甚者。一般用冷水毛巾或冰块橡皮袋敷之。

（3）药物敷法：是选用具有清热凉血、舒经活络、散瘀定痛、化痰软坚、收敛除湿、祛风止痒等各种作用不同的药物，直接敷于胞睑及其附近皮肤上的方法。适用于各种外障眼病。胞睑疾患与外伤用之为多。

敷药时先将药物研成细末，根据需要，选用水或茶水、蜜、人乳、姜汁、醋、胆汁、麻油、鸡蛋清、鸡蛋油等，将药末调成糊状，敷于胞睑之上，或敷于太阳穴、额部等处。如为新鲜带汁的药物，则洗净后捣烂，用纱布包后敷之，亦有用药物煎剂或盐水作湿热敷者。

如用干药粉调成糊状敷眼，则干了就再涂，以保持局部湿润为度。如为新鲜药物，则以做到清洁无变质、无刺激性、无毒性为要。药物敷眼还必须注意防止药物进入眼内，以免损伤眼珠。

4. 冲洗法

（1）结膜囊冲洗法是用水或药液直接冲洗眼部的方法。冲洗的目的是除去结膜囊内的眼眵、异物或化学物质等，适用于眵泪较多的白睛疾患、结膜囊异物、手术前准备及眼化学伤的急救措施等。

方法：一般是用盛以生理盐水或药液的洗眼壶或吊瓶的胶管来冲洗。冲洗时，如患者取坐位，则令头稍向后仰，将受水器紧贴颊部；如患者取卧位，则令头稍偏向患眼侧，将受水器紧贴耳前皮肤，然后轻轻拉开胞睑，冲洗液渐渐由下睑皮肤移到眼内，并令患者睁眼及转动眼珠，以扩大冲洗范围。眼眵较多或结膜囊异物多者，应翻转上下胞睑，暴露上胞内面及上穹窿部结膜，彻底冲洗之。冲洗毕，用消毒纱布揩干眼外部，然后除去受水器。

冲洗时应注意，如为卧位冲洗，受水器一定要紧贴耳前皮肤，以免水液流入耳内，或预先于耳内塞一小棉球亦可。如一眼为传染性眼病，应先冲洗健眼，后冲洗患眼，并注意防止污染之冲洗液溅入健眼。

（2）泪道冲洗法是用水液冲洗泪道的方法。它多用来探测泪道是否畅通及清除结膜囊中积存的分泌物，适用于冷泪症及漏睛症患者，或作为眼内手术前的常规准备。

方法：用 0.5%～1%地卡因溶液点眼 2 次，或用蘸有地卡因溶液的短棉签，夹在大眦头上下泪点之间。2～3 分钟后，令患者头向后仰，冲洗者以左手食指将下睑往下拉，固定于眼眶缘部，暴露下泪点。若泪点过小，可先用泪点扩张器扩张之。继而右手持装有 5～10ml 生理盐水的注射器，将磨成钝头并弯成近直角的 6 号针头垂直插入下泪点 17～20 毫米，然后向内转 90°，呈水平位，沿泪小管缓慢向鼻侧推进，待进针 3～5 毫米时，缓缓注入冲洗液。若遇阻力，不可用力强行通过。

如泪道通畅者，冲洗液可从泪道流入鼻内，水从同侧鼻孔流出；如鼻泪管狭窄，冲洗时有一定的阻力，大部分冲洗液从上泪点反流，仅少量冲洗液通过，鼻孔流出水液呈滴状；如鼻泪管阻塞，则冲洗时阻力很大，鼻咽部无水，冲洗液主要从上泪点反流；若从泪小点反流出黏液脓性分泌物，则为漏睛症；如鼻咽部无水，冲洗液自原泪点或上泪点射出，或觉有坚韧的抵抗感，进水阻力很大，则可能为泪小管阻塞。

5. 劆洗法

劆法是以锋针或表面粗糙之器物轻刺或轻刮患处的治法。劆后用水洗去毒血瘀血，故合称劆洗法。本法具有直接对病变处祛瘀消滞、散邪泄毒、疏通局部气血的作用。如器物经药物浸泡后用之（如乌贼骨浸泡于黄连水后），则药物能直接深达病变组织内部，起协同治疗作用。本法适用于胞睑内面有瘀积或有粗糙颗粒的疾患。如胞睑肿硬、椒疮、粟疮、胞肉胶凝、睑停瘀血等。

操作方法：先滴 1%地卡因溶液作表面麻醉后，翻转胞睑，以消毒后之锋针（或注射针头）或特制的海螵蛸棒之类粗糙器物，于粗大颗粒或瘀积处，轻刺或轻轻来回刮之，以微微出血为度。俱毕用生理盐水或消炎眼药水点层冲洗瘀血。某些眼病可结合现代医学的自血疗法作用，用针刺两眦微有出血后不予冲洗，即以纱布盖眼。此法可 2～3 日施行一次。但要注意，如为白睛暴赤，眵多稠结，黑睛新翳者，不用此法。

6. 钩割法

本法是以钩针挽起病变组织，用刀或铍针割除的治法。主要用于切除胬肉及其他眼部赘生物。钩割时必须避免损伤正常组织，尤其不能损伤黑睛。清晨空腹及过劳时不宜手术，以防晕倒。此法已被现代有关翼状胬肉单纯切除或切除后结膜瓣转移修补术等术式取代。

7. 熨烙法

本法是以特制之烙器或火针熨烙患部的治法。常于钩割后继用火烙，其目的在于预防病变复发，且有止血作用。此法类似目前临床习用的热灼止血法。

8. 其他外治法

（1）球结膜下注射：是将药物注射入结膜下的方法。它多用来治疗黑睛深层病变及其他眼内病变，起到滴剂较难达到目的的治疗作用。此外，还常用于手术前的麻醉。

方法：用 0.5%～1%地卡因溶液作表面麻醉。注射时，患者的头应固定不动，注射者用一手的拇指或食指牵开下睑，另一手持盛有药液的注射器，嘱患者向上注视，充分暴露下方球结膜，然后将注射针头（常用皮内针头）针孔向上，在角膜缘与穹窿部之间，使针头与角膜缘平行，避开血管，约呈 45°，刺入球结膜下，勿刺伤巩膜（若为散大瞳孔药物，应尽量靠近角膜缘进针）。缓缓注入药液，一般用量为 0.2～0.5 毫升。如需在上方球结膜下注射者，则嘱患者向下注视，并牵拉上睑，方法同上。注射后闭目 2～3 分钟，再涂入抗生素眼膏，加眼垫包眼。

结膜下注射可多次反复进行，但注射部位需经常更换，以免造成粘连。对患眼有较多眼眵者，不可用此法。

（2）球后注射：是将药物注入眼球后部的方法。多用来治疗眼底病变，或用于内眼手术的麻醉。

方法：常规消毒患眼下睑及近下睑的眶缘皮肤。嘱患者眼球尽量向内上方注视，在眶下缘外、中 1/3 交界处，将盛有药液的注射器，用齿科 5 号针头（长 35～40 毫米）垂直刺入皮肤（亦可从外下方穹窿部进针）10～15 毫米，然后将针尖倾斜向鼻上方，指向眶尖部，缓缓推进，深达 25～30 毫米，针尖恰好在肌椎内睫状神经节与球壁之间（当针进入肌椎时，有轻微抵触感），抽吸无回血后，即可缓缓注入药液，一般注射量为 1.5～2.5 毫升。出针后稍压针孔，并轻轻按摩眼球，促进药液迅速扩散。若出现眼球突出，转动受限，则为球后出血现象，应迅速以绷带加压包扎 1～2 日，并加用止血药。

三、眼科常用中药

药物是中医理、法、方、药的重要环节。药物治病的基本作用主要是祛除病邪，消除病因恢复脏腑功能的协调，纠正阴阳偏盛偏衰的病理现象，使机体在最大程度上恢复到正常状态。中药的临床运用，须在脏腑经络、病因病机等中医基础理论指导下，通过辨证求因，审因论治，辨证立法，然后以法为准则，进行遣方用药。只有药物的选择与证候吻合，体现了治疗法则，才能取得良好的临床效果。

眼科对药物的应用有一定的特殊性，某些药物如退翳障药为眼科特有，而外用药的使用更具专科特点。一般药物书籍中未明确列出药物在眼科的应用，掌握眼科用药的特殊性和特点是临床眼科学的基础。以下将眼科常用药物按功能分为祛风药、清热药、祛湿药、化痰药、平肝息风药、温里药、开窍药、理气药、止血药、活血祛瘀药、补益药、退翳障药及眼科常用外用中药等，并简述于后。

（一）祛风药

凡具有辛散疏风作用，能疏散皮肤腠理、骨肉、经络、关节间滞留风邪的药物，称为祛风药。

1. 祛风散寒药

（1）防风

功效：祛风胜湿，除痒止痛，散头目滞气。

应用：

1）本品广泛用于风邪外袭所致头目疼痛、眼睑生疮、椒疮、迎风流泪、暴风客热、黑睛生翳等。常与荆芥、羌活配伍，祛风散邪，如羌活胜风汤。若用于风邪化热，或风热所致目病，常与连翘、黄芩配伍，祛风清热，如散热消毒饮子。

2）用于风邪客于睑眦所致目痒，甚或痒若虫行。常与荆芥穗、川芎配伍，如驱风一字散。

3）用于风牵偏视，本品祛风且入肝经，常与白附子、胆南星、僵蚕同用，以祛风痰，如正容汤。

4）防风可入肝肾二经，引阴精上承，滋润目窍。内障眼病多因肝肾阴精亏虚，不能上乘，目失所养而成。因而在补益肝肾时常用防风为引经药，对增强药剂作用、提高治疗效果有所助益。

（2）荆芥

功效：祛风，止血，消疮，止痒。

应用：

1）用于外感风邪所致目病。本品能祛风散邪而性较平和。治风寒犯目所致黑睛星翳，羞明流泪等，常与防风、羌活配伍，如荆防败毒散；治风热所致针眼、椒疮、睑弦赤烂、聚星障、电光性眼炎等，常与连翘、薄荷等同用，如银翘散。

2）本品炒炭用有止血之功，用于白睛溢血，各种眼底出血，常与蒲黄、墨旱莲等配伍，如生蒲黄汤。

3）用于椒疮、粟疮、风赤疮痍等。本品不仅能祛风散邪，且可消疮止痒。可与连翘、防风配伍，如除风清脾饮。

（3）白芷

功效：祛风止痛，消肿排脓。

应用：

1）用于外感风邪，头目疼痛。对痛在阳明经者（如眉棱骨、眼眶骨、前额等部位疼痛）尤宜。常与升麻、葛根配伍，如升麻芷葛汤。

2）用于风邪所致目病。若为风寒犯目，目胞紧涩，白睛紫赤，羞明流泪者，常与细辛、羌活等配伍，如八味大发散；若为风热所致眼目赤痛，常与黄芩配伍，如泻肺饮。

3）用于胞睑疮疡。对疮疡初起，能消肿止痛；已溃脓者，可促其排脓，常与金银花、天花粉配伍，如仙方活命饮。

（4）细辛

功效：祛风，散寒止痛，宣通目窍。

应用：

1）用于风寒犯目所致目赤肿痛，白睛紫赤，黑睛翳膜等。常与麻黄、藁本等配伍，如四味大发散。

2）用于绿风内障、青盲等。本品性善走窜，能开目窍，通玄府，用治绿风内障，常于平肝息风药中加入本品以开通玄府，如绿风羚羊饮；用治青盲，常于补益肝肾方药中加入本品，以宣通目窍，如用驻景丸加减方中加入细辛、猪脊髓，治疗青盲有较好疗效。

（5）羌活

功效：解表散寒，祛风止泪，胜湿止痛。

应用：

1）用于外感风寒所致迎风冷泪。常与防风、川芎配伍，如川芎茶调散。也可用于肝血不足所致冷泪常流，常配伍当归、川芎，如通草散。

2）用于外感风寒，或挟湿邪所致恶寒发热，头痛身痛，肩背疼痛等。

3）用以引经上行头目，配生熟地黄、当归等治精血不足之目紧涩。

4）用于升阳明目，常与升麻、柴胡、防风等合用，配以补益之剂，治疗因脾虚气弱、清阳不升所致视物昏花、不能久视、久视疼痛等。

（6）藁本

功效：祛风胜湿，散寒止痛。

应用：用于风寒所致头目疼痛、巅顶剧痛、痛连齿颊及偏头痛等。本品辛温升散，善达巅顶，有止痛之功，常与川芎、白芷配伍，如神术散（《太平惠民和剂局方》）。

2. 祛风清热药

（1）薄荷

功效：疏散风热，清利头目。

应用：

1）用于风热上攻所致目赤、头痛诸症。本品轻扬升浮，清利头目。常与菊花、桑叶等合用，如桑菊饮。

2）用于肝郁气滞所致眼目胀痛。本品能疏肝解郁。宜与白芷、柴胡等配伍，如逍遥散。

（2）牛蒡子

功效：疏散风热，解毒透疹，利咽消肿。

应用：

1）用于风热引起的白睛、胞睑红赤肿痛。可与菊花、金银花、连翘等合用，如银翘散。

2）用于风热翳障。本品能疏风退翳，常与防风、菊花等配伍。

3）用于麻疹痘毒，疹子透发不畅，目赤流泪。本品以疏风透疹为长，能透泻热毒，使疹子透发，常与金银花、连翘等药配伍。

（3）桑叶

功效：疏风清热，清肝明目。

应用：

1）用于外感风热所致目赤、头痛等。常与菊花、连翘配伍，如桑菊饮。

2）用于肝经实热或风热所致目赤、涩痛、多泪等证。常配伍菊花、决明子、车前子，内服外洗均可；若属肝阴不足，目暗昏花，可与黑芝麻配伍，如桑麻丸。

（4）菊花

功效：疏风清热，平肝明目。

应用：

1）用于外感风热或肝经风热及肝火上炎所致目赤肿痛、热泪不止，常与桑叶或夏枯草配伍。亦可用于肝肾阴虚的目昏暗证，常与枸杞子、地黄等同用以养肝明目，如杞菊地黄丸。

2）用于肝阳上亢所致头痛、眩晕、目胀欲脱等证。本品能平肝、息风，常与石决明、白芍、钩藤等同用。

3）用于明目退翳，常与蒺藜、蝉蜕同用，如菊花散（《太平惠民和剂局方》）。

（5）蔓荆子

功效：祛风止泪，清利头目。

应用：用于风热上扰或肝经风热所致的迎风热泪多泪，目赤肿痛，或兼有头昏头痛及偏头痛等。本品质轻浮，能疏风利窍，常与菊花、蒺藜等同用，如蒺藜散。

（6）葛根

功效：发表解肌，解热生津，升举阳气。

应用：

1）用于目眶疼痛及眼疾导致之前额疼痛，常与白芷、羌活、柴胡等同用。

2）用于阳明经头风头痛，身热口渴者，常与白芷、升麻、石膏配伍，如升麻芷葛汤。

3）用于升发脾阳，鼓舞胃气上行，常与人参、黄芪等同用，治脾胃不足，患内障，耳鸣，或多年双目昏暗，视物不能。

现代药理研究表明，本品含黄酮苷（主要为葛根素），能扩张血管，增加脑及冠状动脉血流量，能改善微循环，且有降血糖作用。故广泛用于眼底缺血性病变。

（7）柴胡

功效：和解退热，疏肝解郁，升举阳气。

应用：

1）用于伤寒邪在少阳，寒热往来，胸胁苦满、口苦、咽干、目眩，如小柴胡汤。

2）用于肝郁气滞所致眼目胀痛。常与白芍、薄荷等配伍，如逍遥散。

3）用于肝胆实火所致目赤肿痛、黑睛生翳、瞳神紧小等。常与黄芩、胆草等同用，如龙胆泻肝汤。

4）用于气虚下陷所致上睑下垂。本品能升清阳之气而举陷，常与升麻、黄芪等配伍，如补中益气汤。

（8）蝉蜕

功效：祛风止痒，明目退翳。

应用：

1）用于风邪侵袭，邪气往来于睑眦腠理之间所致目痒。常与防风、羌活、蛇蜕配伍，如万应蝉花散。

2）用于风热所致目赤多泪、翳膜遮睛等，具有疏风热、退翳膜之效。常与菊花、木贼等配伍，如蝉花散。

（9）蛇蜕

功效：祛风，止痒，退翳。

应用：

1）用于绿风内障、青风内障及黄风内障等。本品能祛风逐邪，通畅目中玄府。常与防风、钩藤配伍，如沈氏熄风汤。

2）用于风邪久留胞睑，睑内拘急所致倒睫拳毛，目痒甚者。本品能祛风止痒。常与荆芥、蝉蜕等配伍，如普济五蜕散（穿山甲、川乌、甘草、蝉蜕、蚕蜕、蛇蜕、猪蹄蜕、荆芥穗）。

3）用于黑睛翳膜。可与蝉蜕、草决明等配伍，如五蜕还光散。

（二）清热药

凡以清泄里热为主要作用的药物，称为清热药。

清热药性属寒凉，具有清热泻火、解毒、凉血、明目、清虚热等功效。主要用于各种里热证候。根据清热药的主要性能，大体分为清热泻火药、清热解毒药、清肝明目药、清热凉血药、清热燥湿药、清虚热药等六类。

本类药物性多寒凉，易伤脾伐胃，对脾胃虚弱者，宜适当辅以健脾养胃药。

1. 清热泻火药

本类药物具有清热泻火作用，用于眼部实热证，如针眼、胞睑红赤焮痛、漏睛疮、目赤肿痛、聚星障、神水混浊、云雾移睛等。

运用清热泻火药，应根据各药的作用部位和特点有针对性地选择药物。

（1）石膏

功效：清热泻火，除烦止渴。

应用：用于胃火亢盛或脾胃积热所致针眼、眼丹、眼痛、黄液上冲等，常与栀子、黄芩配伍，如白虎汤。

（2）知母

功效：清热泻火，滋阴润燥。

应用：

1）用于眼丹、眼痛伴见高热、烦渴、脉洪大等。常与石膏相须为用，如白虎汤。

2）用于阴虚火旺所致多种内外障眼病，如暴盲、绿风内障、混睛障等。本品能滋阴润燥，清泻虚火。常与黄柏配伍，如知柏地黄丸。

3）用于消渴及消渴所致视网膜病变及晶珠混浊等目病。常配伍天花粉、麦冬、玉米须等。

（3）栀子

功效：泻火除烦，清热利湿，凉血解毒。

应用：

1）用于多种实热性眼病，本品能清泻三焦火邪。常与其他清热药配伍使用。

2）用于肝胆湿热所致瞳神紧小、聚星障等眼病。常与龙胆草配伍，如龙胆泻肝汤。

3）用于血热妄行所致白睛溢血、前房积血、眼底出血等。本品有凉血止血作用。每与白茅根、地黄同用。

（4）天花粉

功效：清热生津，消肿排脓。

应用：

1）用于火毒炽盛所致眼睑疮疡、红肿焮痛等。本品内服、外用均有清热泻火、排脓消肿功效。内服常与连翘、蒲公英、贝母等配伍。

2）用于热邪伤阴之瞳神疾病，如消渴所致内障等，常配伍知母、五味子等。

（5）大黄

功效：清热泻火，泻下攻积，凉血解毒，活血化瘀。

应用：

1）用于火热毒邪上及眼目所致胞睑、白睛红赤肿胀，黄液上冲，眼珠或眶内灌脓等，本品有清热解毒泻热通腑之功。常与栀子、黄芩、黄连配伍，如内疏黄连汤。

2）用于火邪上炎，血热妄行，或撞刺伤目所致血灌瞳神、眼底出血等。本品既清热凉血，又能化瘀解毒，若用于止血常与白茅根、牡丹皮、茜草等配伍；若用于化瘀，常与当归、川芎配伍，如大黄当归散。

2. 清热解毒药

本类药物主要具有清热解毒作用，适用于各种热毒证，如眼部痈疮疔毒，目赤肿痛，天行赤眼，凝脂翳，黄液上冲，眼珠灌脓，突起睛高，真睛破损等。

临床应用本类药物，必须根据热毒证候的不同表现，有针对性地选择适当药物。并根据病情适当配伍。如热毒邪在血分者，当配伍清热凉血药；夹湿邪者，应配伍燥湿或利湿之品。

（1）金银花

功效：清热解毒。

应用：

1）用于外感风热所致多种眼病。本品能清热解毒，且有轻宣疏散之效。常与连翘、荆芥配伍，以增强其清热疏散之力，如银翘散。

2）用于眼部各种疮、痈、疖肿、黄液上冲等，常配伍蒲公英、野菊花等，如五味消毒饮。

（2）连翘

功效：清热解毒，消瘀散结。

应用：

1）用于外感风热所致椒疮、暴风客热、聚星障等多种眼病。本品具有清热解毒透邪之功，常与金银花、牛蒡子配合应用，如银翘散。

2）用于热毒蕴结所致各种眼部疮、痈、疖肿等。本品能泻火解毒、消痈散结。治疗眼部疮、痈常与夏枯草、金银花同用以解毒消肿散结。

3）用于清心降火，常与地黄、木通等同用，治心火上炎之眼疾，大小眦角红赤、微痒，如连翘地黄汤。

（3）板蓝根

功效：清热解毒，凉血，利咽。

应用：本品擅疗天行热毒。用于治疗黑睛生翳、天行赤眼等多种病毒性眼病引起的白睛红赤、碜涩流泪、畏光及头面痈肿疮毒，常与防风、野菊花等配合应用。

（4）蒲公英

功效：清热解毒。

应用：

1）用于火热实证之目赤疼痛、羞明流泪、胬肉遮睛等。可单味重用内服外洗，如蒲公英汤（《医学衷中参西录》）。

2）用于热毒壅盛之眼丹、眼痈、突起睛高等。常与野菊花、金银花等配伍，如五味消毒饮。

（5）野菊花

功效：清热解毒。

应用：

1）用于热毒所致眼部疮痈赤肿。可单味煎服，亦可捣烂外敷。常与蒲公英、紫花地丁等配伍。

2）用于风火赤眼。多与夏枯草、千里光等同用。

（6）紫花地丁

功效：清热解毒，消散痈肿。

应用：本品为治疗疮要药。用于治疗火毒炽盛所致的目赤肿痛，目疡，眼丹，眼疳，漏睛疮，风赤疮痍等化脓性疾患。常与金银花、野菊花等药配伍，鲜品可捣汁内服，亦可捣烂贴敷患处。

（7）秦皮

功效：清热解毒，清肝明目。

应用：用于肝经郁热所致目赤肿痛，黑睛生翳，羞明流泪等。常配伍栀子、黄芩等，如

叶配伍，如明目柏叶丸。用治雀目疳积上目，可与猪肝、谷精草配伍，如猪肝散（《眼科百问》）。

4. 清热凉血药

清热凉血药，多为苦甘咸寒之品，具有清解营分、血分热邪的作用。主要用于血分实热证。如血热妄行所致的白睛溢血，血灌瞳神，眼底出血；眼丹、眼痈等热入营血所致神昏、谵语等。

本类药物，一般适用于热在血分的病证，如为气血两燔，可配伍清热泻火药。

（1）牡丹皮

功效：清热凉血，活血散瘀。

应用：

1）用于血热妄行所致眼底出血，前房积血，白睛溢血等。常与地黄、蒲黄、赤芍配伍；又可用于热伏血分，骨蒸烦热，常与青蒿、鳖甲配伍应用。

2）用于胞睑红赤疮肿，白睛红赤，抱轮红赤及眼底脉络迂张等。本品能活血散瘀，可与赤芍、郁金等配伍。

（2）赤芍

功效：清热凉血，散瘀止痛。

应用：

1）用于火热上炎，血热妄行所致各种眼内出血，白睛溢血等。常与地黄、牡丹皮等配伍。

2）用于胞睑生疮、眼部瘀血及外伤诸症。本品能凉血活血，散瘀止痛。

（3）地黄

功效：清热凉血，养阴生津。

应用：

1）用于热在血分，迫血妄行所致眼底出血，前房出血及白睛溢血等眼部血证。常与蒲黄、旱莲草、侧柏叶、藕节、黄芩炭等配伍组成凉血止血方剂。

2）用于火热眼病后期，或阴虚火旺，或消渴目病等。本品有养阴生津之功。常与麦冬、天花粉、玉竹等配伍使用。

5. 清热燥湿药

本类药物的性味多属苦寒，苦能燥湿，寒能清热，主要用治湿热证。

湿热目病主要表现为睑弦湿烂，湿痒并作，眵泪胶黏，白睛黄浊，黑睛星翳，凝脂翳，瞳神紧小或瞳神干缺等。

苦寒之品多伐胃伤阴，故对脾胃虚弱和津液亏耗者，当慎用本类药物。

（1）黄芩

功效：清热燥湿，泻火解毒，止血。

应用：

1）用于湿热所致目赤红肿，睑弦赤烂，黑睛生翳，瞳神紧小，瞳神干缺等，常与黄连、滑石、车前子等配伍，如除湿汤。

2）用于实热所致针眼、眼丹、白睛红赤、眼痛等。常与黄连、连翘、知母等配伍，如除风清脾饮。

3）用于火热亢盛，血热妄行所致白睛溢血，常与桑白皮、牡丹皮、赤芍等合用，如退赤散。

（2）龙胆草

功效：清热燥湿，泻肝火。

应用：用于肝胆实火或肝经湿热所致花翳白陷、凝脂翳、瞳神紧小、暴盲等。本品能清热燥湿，泻肝胆实火，常与黄芩、栀子配伍使用，如龙胆泻肝汤。

（3）苦参

功效：清热燥湿，祛风杀虫，利尿。

应用：用于湿热所致目赤肿痛，风赤疮痍，睑弦赤烂，痒若虫行等。可与地黄、赤芍、白鲜皮等同用。

（4）黄连

功效：清热燥湿，泻火解毒。

应用：

1）用于湿热所致目赤肿痛，黑睛星翳，瞳神紧小等。常与黄柏、黄芩配伍，如抑阳酒连散。

2）用于实热毒邪所致胞肿如桃，突起睛高及各种眼部疮痈痒肿等。本品能泻心解毒，常与栀子、连翘配伍使用，如内疏黄连汤。

3）将本品配制成 5%～10%黄连液或用人乳浸泡黄连取汁点眼，治疗目赤肿痛及电光性眼炎。

（5）黄柏

功效：清热燥湿，泻火解毒，退虚热。

应用：

1）本品清热燥湿，泻火解毒的作用与黄芩、黄连相似。常相互配伍使用治疗湿热火毒所致各种眼证。

2）本品能清虚热，用于肾阴不足，阴虚火旺引起之内、外障眼疾。常与知母相须为用，如知柏地黄丸。

6. 清虚热药

凡以清除虚热为主要作用的药物，称为清虚热药。

清虚热药主要用于虚热性眼病，如蟹睛、瞳神干缺、视瞻昏渺、眼内出血等。全身主要表现为潮热盗汗，五心烦热，口燥咽干，舌红脉细等。

运用本类药通常要与地黄、麦冬、龟板、鳖甲等养阴药同用，方能标本兼顾。

（1）地骨皮

功效：清热凉血，退虚热，泻肺热。

应用：

1）用于蟹睛，瞳神干缺，视瞻昏渺等伴有阴虚发热、骨蒸潮热、盗汗者，常与知母、鳖甲同用。

2）用于血热妄行的眼底出血。本品有清热凉血的作用，常与白茅根、地黄、侧柏叶等配伍。

3）用于金疳、火疳等。常与桑白皮、知母、黄芩等配伍，如泻肺汤（《审视瑶函》）。

（2）白薇

功效：清热凉血，解毒疗疮，止泪。

应用：

1）用于虚火之目赤多泪等。

2）用于漏睛、胞睑疮疡、风赤疮痍等。本品可清热凉血，解毒疗疮。常与蒺藜、黄芩、蒲公英等配伍。

（3）胡黄连

功效：退虚热，除疳积，清湿热。

应用：

1）用于虚热目病伴见骨蒸潮热、盗汗等。常与鳖甲、地骨皮配伍。

2）用于小儿疳积上目兼见形容枯瘦，低热难尽者。常与党参、白术、山楂等配伍，如肥儿丸。

3）本品清热燥湿之功类似黄连。

（三）祛湿药

凡能祛除湿邪的药物称为祛湿药。

湿邪为患，有外湿和内湿之分。外湿多因久居潮湿之处或冒雨涉水，感受湿邪引起；内湿多因过食生冷，中阳不振，脾失运化，水湿从内而生所致。无论内湿和外湿均可引起多种眼病。根据祛湿药的功效和作用特点，可将其分为祛风湿药、芳香化湿药、利水渗湿药、除湿止痒药四类。

祛湿药易于耗伤人体阴液，故阴亏津少者不宜使用。

1. 祛风湿药

（1）防己

功效：祛风湿，止痛，利水消肿。

应用：

1）用于风湿热所致目疾，如火疳、瞳神紧小等，兼见肢体疼痛者，多配伍薏苡仁、滑石、蚕沙等清热除湿之品。

2）用于各种原因所致胞睑浮肿、黑睛水肿、视衣及黄斑水肿等。可与茯苓、白术、黄芪等配伍。

（2）秦艽

功效：祛风湿，舒筋络，清虚热。

应用：用于风湿阻络所致风牵偏视、视一为二等。本品能祛风除湿、疏通经络，常配伍防风、白附子等，如正容汤。

（3）松节

功效：祛风燥湿，舒筋活络。

应用：用于能近怯远、目偏视等。本品能舒筋活络，常配伍木瓜、伸筋草等。若用于因长期久瞻竭视所致视物疲劳，可配伍楮实子、枸杞子和菟丝子等。

2. 芳香化湿药

（1）白豆蔻

功效：化湿和胃，行气宽中。

应用：用于湿滞化热所致目赤疼痛、云雾移睛、视瞻昏渺、聚星障等。常与杏仁、薏苡仁配伍。如三仁汤。

（2）砂仁

功效：化湿醒脾，行气宽中。

应用：本品功效与白豆蔻类似，可用于湿热蕴蒸所致白涩症、云雾移睛、视瞻昏渺等。可配伍黄芩、连翘等。

3. 利水渗湿药

（1）苍术

功效：燥湿健脾，祛风湿，明目。

应用：

1）用于脾虚湿蕴所致视瞻昏渺、视瞻有色等。

2）用于高风内障见目昏、夜盲、视野缩窄等及小儿疳积上目所致眼目昏涩。可单用，亦可与猪肝、夜明砂等配伍，如夜明散。

（2）茯苓

功效：利水渗湿，健脾补中，宁心安神。

应用：

1）用于湿邪上泛所致的云雾移睛、视瞻有色、视瞻昏渺等。常与猪苓、泽泻等配伍，如五苓散。

2）用于胞虚如球，上胞下垂，胞轮振跳，以及针眼属脾胃虚弱者。本品能健脾补中，常与党参、白术等同用，如四君子汤。

（3）泽泻

功效：利水渗湿，泄热。

应用：用于水湿停滞或湿伏化热所引起的目胞肿胀，视瞻昏渺，视瞻有色，绿风内障等。本品有较强的利水渗湿之功，可与茯苓等配伍使用。

（4）薏苡仁

功效：利水渗湿，健脾止泻，清热排脓。

应用：用于湿热所致目疡、黑睛生翳、瞳神紧小或干缺、前房积脓、云雾移睛、视瞻生翳、视瞻有色等。用于清利湿热常与白豆蔻、竹叶等配伍，如三仁汤；用于清热排脓，常与苇茎、冬瓜仁等合用，如千金苇茎汤。

（5）车前子

功效：利水通淋，清肝明目。

应用：

1）用于湿热所致各种眼病，尤宜于兼有小便不利者，可与滑石、木通配伍。

2）用于肝经风热、肝热或肝胆湿热所引起的目赤肿痛，常与栀子、龙胆草、黄芩等配伍，如龙胆泻肝汤。

3）用于久患内障，肝肾不足，眼目昏花，可与菟丝子、楮实子、枸杞子同用，如驻景丸加减方。

（6）萆薢

功效：利湿浊，祛风湿。

应用：用于湿热浊邪上蒸所致瞳神紧小，目赤如鸠眼等眼病。

（7）桑白皮

功效：泻肺平喘，利尿消肿。

应用：

1）用于肺经郁热所致金疳、火疳，常与地骨皮配伍，如泻白散。

2）用于白睛肿胀，眼底水肿等，可与茯苓皮、生姜皮配伍，如五皮饮。

4. 除湿止痒药

（1）地肤子

功效：清热利水，止痒。

应用：

1）用于眼睑皮肤湿烂生疮、睑弦赤烂、白睛黄浊、目痒等。本品能清利湿热且能止痒，可与白鲜皮、防风等同用。

2）用于益肾明目，常与熟地黄、菟丝子、覆盆子等同用，治疗肝肾亏虚、阴血不足之干涩昏花，视瞻昏渺、青盲等，如四物五子丸（《审视瑶函》）。

（2）白鲜皮

功效：除湿止痒，清热解毒。

应用：用于眼睑皮肤湿热疮疹、睑弦赤烂、目痒不止者。本品能除湿止痒、清热解毒，可配伍苦参、地肤子等。

（四）化痰药

凡具祛痰或消痰作用的药物，称为化痰药。

痰是病理产物，分为有形之痰和无形之痰，眼科痰证多为无形之痰。

眼科痰证主要包括：①痰湿阻络所致口眼㖞斜，目偏视，视一为二，上胞下垂等；②痰湿郁结所致胞生痰核，眼底渗出斑等；③痰热上壅所致暴盲；④痰火动风所致的青风内障等。

化痰药中，药性偏于温燥者能温化寒痰；药性偏于寒凉者可清化热痰。临床上，对于痰湿阻络或痰湿郁结的眼证，宜选用药性偏温燥的化痰药。对于痰热上壅或痰火动风所致目病，又当选用药性偏于寒凉的化痰药。

本类药物中，不少化痰药具有软坚散结之功，如贝母、海藻、昆布、瓦楞子等，可用于眼部痰核、肿块、硬性渗出、机化条带等。

（1）半夏

功效：燥湿化痰，降逆止呕，消痞散结。

应用：

1）用于痰湿阻结所致胞生痰核，常与陈皮、茯苓等配伍，如化坚二陈丸。

2）用于痰火动风或痰湿迫上所致的绿风内障，见白睛混赤浮肿、黑睛呈雾状混浊、恶心呕吐、动辄眩晕，若属痰火动风者，可配伍黄芩等，如将军定痛丸；若属痰湿上犯，饮邪上逆者，常配伍羚羊角、生姜等，如半夏羚羊角散。

3）用于痰凝气滞或痰瘀互结所致眼底机化物及各种渗出斑，可与浙贝、海藻、昆布等同用。

使用注意：内服用制半夏，外用生品适量。

（2）天南星

功效：燥湿化痰，祛风解痉。

应用：

1）用于风痰阻络所致口眼㖞斜，目偏视，视一为二，上胞下垂等，常与白附子、僵蚕等合用，如正容汤。

2）用于痰热上壅所致暴盲，可与半夏、枳实、竹茹等配伍，如涤痰汤。

使用注意：内服多用制南星，生南星多入丸散剂，一次用量 0.3～1g，外用适量。孕妇慎用。

（3）白附子

功效：祛风化痰，通络解痉止痛。

应用：

1）用于风痰壅盛，口眼㖞斜，目偏视，上胞下垂等，常与胆南星、全蝎等合用。

2）用于眼部痰块、囊肿，突眼证等，常与昆布、海藻、赤芍等配伍。

3）用于风痰所致目珠疼痛，如三叉神经痛、眶上神经痛，常与全蝎、僵蚕、防风等药配伍。

使用注意：生品一般不内服，外用适量。孕妇忌用。

（4）竹茹

功效：清热化痰，除烦止呕。

应用：用于胞生痰核和痰火上扰所致青风内障、绿风内障，伴恶心呕吐者尤宜。常配伍半夏、黄连等，如黄连温胆汤。

（5）桔梗

功效：开宣肺气，祛痰，排脓。

应用：用于肺气闭阻所引起的金疳及突起睛高。本品能开宣肺气，用治金疳。常配伍桑白皮、黄芩等，如泻肺汤；用治突起睛高，可配大黄、黄芩，如退热桔梗饮子。

（6）海藻

功效：消痰，软坚，利水。

应用：用于胞生痰核、瘿瘤所致突起睛高，眼底有硬性渗出物或增殖瘢痕等。常与昆布、贝母、青皮等配伍，如海藻玉壶汤。

（7）昆布

功效：消痰软坚，利水。

应用：用于胞生痰核，突起睛高，眼底有硬性渗出物及眼底增殖性病变。本品有与海藻相似的消痰软坚之功，可与海藻、海蛤壳等配伍使用。

（五）平肝息风药

凡具有平肝潜阳或息风止痉的药物，称为平肝息风药。

该类药物主要适用于肝风内动、肝阳上亢所引起的各种眼目病证。根据各味药物的功效和应用的不同，又可分为息风止痉药和平肝潜阳药两类。其中许多药物尚兼有清肝明目、退翳作用。

息风止痉药：如羚羊角、钩藤、僵蚕、全蝎等，主要用于肝风上扰所致绿风内障、头目剧痛，或风痰阻络所致绿风内障，头目剧痛，或风痰阻络所致的口眼歪斜，风牵偏视，上胞下垂等。

平肝潜阳药：如石决明、紫贝齿、珍珠母、白芍等。主要用于肝阳上亢或阴虚阳亢所引起的头晕目眩、目赤肿痛、黑睛生翳、视物模糊等。

使用本类药物时，应根据肝风内动或是上亢的不同原因和兼证，予以适当配伍。如肝阳上亢变生内风者，当以平肝潜阳药和息风止痉药合并应用。如因阴虚血少以致肝风内动或是上亢者，又应与滋阴养血药配用；如肝阳上亢而兼有肝热，或肝风内动是由于火热炽盛所致者，须与清肝泄热药或清热泻火药配伍。

（1）牛黄

功效：化痰开窍，息风止痉，清热解毒。

应用：用于肝胆火炽，痰火上扰，阻塞目窍，闭塞玄府所致的绿风内障，头眼剧痛，瞳散视昏。常与羚羊角、麝香、僵蚕等同用，如熄风丸。

（2）天麻

功效：息风止痉，平肝潜阳，除目痒。

应用：

1）用于肝风内动，胞睑困动，眼睑麻木，惊厥抽搐，眨目诸症。本品长于平肝息风，常与全蝎、僵蚕等配伍。若治痒若虫行，风牵偏视，与乌梢蛇、防风等配伍，如排风汤。

2）用于肝阳上亢，头晕目眩，视瞻昏渺，暴盲如高血压视网膜病变，常与钩藤、石决明等配伍，如天麻钩藤饮。

3）用于热病动风，玄府闭塞，盲无所见，多与僵蚕、全蝎、钩藤等配伍。

（3）钩藤

功效：息风止痉，清热平肝。

应用：

1）用于肝经有热、目赤头痛，或肝阳上亢，头晕目眩等。本品既能清肝热，又能平肝阳，临床常配夏枯草、黄芩等，以清肝热；配石决明、菊花等，以平肝阳。

2）用于胞轮振跳，目睛困动等。本品能息风止痉。可与天麻、全蝎等同用。

（4）僵蚕

功效：息风止痉，化痰散结，祛风止痒。

应用：

1）用于风中经络或风痰阻络所致目偏视，视一为二，胞轮振跳及目珠困动等。常与全蝎、天麻、钩藤等同用。

2）用于胞生痰核，眼底增殖性改变。本品有化痰散结之功，可与海藻、昆布等配伍用。

3）用于风热或肝热所致的头痛目赤，迎风泪出等，常配伍荆芥、桑叶、木贼等，如白僵蚕散。

4）用于眼睑皮肤瘙痒，目珠发痒等，常与蝉蜕配伍使用。

（5）地龙

功效：清热息风，通络止痛，平喘利尿。

应用：

1）用于目络不通，胞睑困动，口眼㖞斜，常与僵蚕、钩藤等配伍使用。

2）用于肝阳上亢所致的头晕目眩，视物昏暗，常与钩藤、石决明、夏枯草等药配伍。

（6）全蝎

功效：息风止痉，解毒散结，通络止痛。

应用：

1）用于风中经络或风痰阻络所致目珠偏斜，视一为二，上胞下垂等，可与白附子、僵蚕等配伍。

2）用于眼部疮疡肿毒，胞生痰核，眼底硬性渗出及增殖瘢痕。

3）用于偏正头痛，目珠刺痛。本品有通络止痛之功，可与蜈蚣、僵蚕等配用。

（7）石决明

功效：平肝潜阳，清肝明目退翳。

应用：

1）用于肝肾阴虚、肝阳上亢所致的头晕目眩。可与白芍、牡蛎、菊花等配用。

2）用于肝火所致的目赤羞明、翳障遮睛、视物模糊。本品为清肝明目退翳之要药，常与决明子、菊花等配伍。若为风热所致的翳膜遮睛，则可与密蒙花、谷精草等配伍；若属肝虚血少，羞明怕日，视物不清者，可与菟丝子、熟地黄等同用，如石决明丸。

（8）紫贝齿

功效：平肝安神，退翳明目。

应用：

1）用于目赤肿痛，黑睛生翳及头晕头痛等。本品具有清肝明目退翳之功效，常与桑叶、菊花同用。

2）本品外用与龙脑、珍珠粉配伍可治花翳白陷。

（9）珍珠母

功效：平肝潜阳，清肝明目。

应用：

1）用于肝热目赤，或肝虚目昏等。用于肝热目赤，怕热羞明，常与夏枯草、钩藤等配伍；用于肝虚目昏，视物昏花，常与白芍、熟地黄等配伍。

2）本品平肝潜阳、清肝明目退翳之功与石决明近似，常为石决明的代用品。

（10）白芍

功效：平抑肝阳，养血敛阴，柔肝止痛。

应用：

1）用于肝阴不足、肝阳上亢所致的头目胀痛，眩晕耳鸣等。本品能敛阴而平抑肝阳，可与石决明、钩藤、地黄等配伍用。

2）用于肝血虚所引起的目睛干涩、视物不清或不耐久视，眉骨疼痛，目痒时作等。常与当归、地黄、川芎等合用，如四物汤。

（11）蒺藜

功效：平肝明目，祛风止痒。

应用：

1）用于肝肾阴虚，肝阳上亢所致头目胀痛，视物模糊等。常配伍菊花、枸杞等，如加味六味地黄丸。

2）用于风热所致的目赤多泪，常与防风、白薇、石榴皮等配伍，如白薇丸。

3）用于眼睑皮肤瘙痒、目眦痒及目珠发痒。本品可祛风止痒。常与蝉蜕、荆芥等同用。

（六）温里药

凡能温里祛寒，治疗里寒证的药物，称为温里药。

温里药性味辛热，具有温里祛寒及益火助阳等作用。眼科里寒证包括两方面：一为寒邪中目所引起的目珠疼痛，白睛血丝淡红，泪涌如水，畏光无眵等；一为心肾阳衰阴寒内生所致的视物昏花、冷泪长流、风轮起翳、翳膜灰白、眼珠胀痛、瞳散神昏、干呕吐涎等。

使用温里药，可根据不同证候作适当配伍。如兼有表证，应配合解表药；寒凝气滞者，配以理气药；寒湿阻滞者，配以健脾化湿药；脾肾阳虚者，配以温补脾肾药。

本类药物性味辛温暴烈，易于伤津耗液。凡属热证及阴虚证应忌用或慎用。

（1）附子

功效：回阳救逆，补火助阳，散寒止痛。

应用：

1）用于肾阳不足所致视物昏花。目珠疼痛，或兼有畏寒肢冷、阳痿、尿频等。多与肉桂、熟地黄、山茱萸等配用。

2）用于少阴伤寒目病，白睛血丝淡红，泪涌如泉，清涕如水，畏光无眵；或太阴里虚目病，胞睑浮软，白睛青蓝，面色无泽等。用于前者常与麻黄、细辛合用。如麻黄附子细辛汤；用于后者常与人参、白术、炮姜等配伍，如附子理中汤。

（2）肉桂

功效：补火助阳，散寒止痛，温通经脉。

应用：

1）用于肾阳不足所致冷泪常流、视物昏花，兼有畏寒、尿频、遗尿等，可与附子、川芎、防风等配伍。

2）用于阳虚阴盛、寒气凝滞所致暴盲眩惕，常与鹿茸、附子配伍，如温经益元散。

（3）吴茱萸

功效：散寒止痛，降逆止呕。

应用：用于肝经虚寒所致风轮起翳、翳膜灰白，或脾胃虚寒；饮邪上逆所引起的绿风内障，症见眼珠胀痛、瞳散神昏、干呕吐涎等。常与人参、生姜配伍，如吴茱萸汤。

（七）开窍药

凡具有辛香走窜之性，以开窍、醒神为主要功能的药物，为开窍药。

开窍药在眼科主要用于邪气、痰浊、瘀血阻蔽清窍、闭塞玄府所致的视物昏朦、绿风内障、青盲等。临床上，常与祛痰药、理气药、化瘀药配伍使用，以开通目窍。

（1）麝香

功效：开窍醒神，活血散结。

应用：用于青盲、绿风内障、暴盲等。本品辛香走窜之性甚烈。对各种原因所致目窍不利或目中玄府、脉络闭塞，具有较强的开窍通闭的作用。用治青盲，常予驻景丸加减方。

配用：用治绿风内障，常与牛黄、羚羊角等配伍，如熄风丸；用治暴盲，常与桃仁、红花等同用，如通窍活血汤。

（2）石菖蒲

功效：开窍宁神，芳香化湿。

应用：用于目窍不利、玄府闭塞所致的目昏视渺，本品秉芳香清冽之气，振发清阳，宣通窍道，聪耳目，利玄府，可与远志配伍使用。

（3）远志

功效：祛痰开窍，补益心肾。

应用：

1）用于痰阻清窍所致目妄见，视惑，精神恍惚等，常与石菖蒲配伍。

2）用于心阳不足所致能近怯远证及小眦赤脉传睛，可与人参、茯苓配伍，如定志丸、补虚人参丸。

（八）理气药

凡具有疏通气机，可使气行通顺的药物，称为理气药。

理气药大多辛温芳香，具有调气健脾，行气止痛，顺气降逆，疏肝解郁或破气散结等功效。适用于气机不畅及气滞血瘀所引起的眼目病症，如眼目胀痛，胸闷喘气，恶心呕吐等。

本类药物辛燥芳香，易于耗气伤阴，故气虚及阴亏者当慎用。

（1）陈皮

功效：理气调中，燥湿化痰。

应用：

1）用于脾胃气滞，或脾失健运所致的小儿疳积上目，兼有腹胀满疼痛，泄泻，不思饮食等。常与黄连、神曲、谷芽等配伍。

2）用于水湿停滞或痰湿阻滞所引起的胞生痰核，视瞻昏渺，视瞻有色等，多与茯苓、半夏合用。

（2）青皮

功效：疏肝破气，散结消滞。

应用：

1）用于肝郁气滞所致的眼目胀痛，胸胁胀满等，常配伍柴胡、香附等。

2）用于气机郁滞，目中筋络不利引起的视物模糊或不耐久视，能近怯远及能远怯近等。常与松节、伸筋草等同用。

（3）香附

功效：疏肝解郁，行气止痛。

应用：用于肝郁气滞所致的睛珠胀痛，瞳神散大，眼底脉络迂张，胁肋胀痛等。可与柴胡、枳实等配伍使用。

（4）厚朴

功效：行气燥湿，降逆平喘。

应用：用于气机不利，水湿停滞所致的白睛肿胀红赤，结节隆起，云雾移睛，视瞻有色等。常与薏苡仁、法半夏、滑石等配伍，如三仁汤。

（九）止血药

凡以制止体内外出血为主要作用的药物，称为止血药。

止血药适用于上部出血证，如目衄，白睛溢血，血灌瞳神前部，血灌瞳神后部，眼底出血，撞刺伤目出血等。

根据止血作用的特点，可将止血药分为凉血止血药、化瘀止血药、收敛止血药。

凉血止血药，如白茅根、侧柏叶、墨旱莲等。主要用于血热妄行，血不循经的出血证，此类出血量多色红，多伴有热证。

化瘀止血药，如三七、花蕊石、蒲黄等，用于出血证而兼瘀者，或眼内出血反复发作者，具有止血而不留瘀之功。此类出血常伴有眼底脉络迂曲，血色暗红。

收敛止血药，如藕节、仙鹤草等。广泛用于多种出血证，尤以虚损不足或外伤出血为宜。

止血药的应用，必须根据出血的原因和具体证候，从整体出发，选择相宜的止血药，并与清热凉血药配伍；若属阴虚火旺者，还应和滋阴降火药配伍。属于瘀血阻滞而致出血的，应选用化瘀止血药，并与活血行气药配用；若属气虚不摄、脾不统血，则应与益气健脾药配伍。

（1）三七

功效：化瘀止血，消肿定痛。

应用：

1）用于眼内外各种出血，本品止血作用甚佳，并能活血化瘀，具有止血不留瘀的特长，对出血兼有瘀滞者尤宜，可单用。也可配伍花蕊石、血余炭，以增化瘀止血之力。

2）用于跌仆撞击所致之眼部瘀血，肿胀疼痛等。三七有活血化瘀、消肿止痛之功。可单独使用，亦可配合活血行气药同用。

（2）蒲黄

功效：收敛止血，行血祛瘀。

应用：

1）用于眼内外各种出血。本品既能止血，又能行血，止血而不留瘀，临床应用广泛，常与牡丹皮、地黄等伍用，如生蒲黄汤。

2）用于活血祛瘀止痛，本品性平和，常与五灵脂配伍。

（3）旱莲草

功效：凉血止血，滋阴益肾。

应用：

1）用于阴虚火旺，迫血妄行所致的眼底出血、白睛溢血等，常与地黄、白茅根配伍。

2）用于肝肾阴虚之头晕目眩，视物昏瞻等，多与女贞子配伍。

（4）白茅根

功效：凉血止血，清热利尿。

应用：用于血热妄行所致眼内外各种出血，尤以血灌瞳神、目衄为宜。可单用或与仙鹤草、蒲黄等配伍。

（5）仙鹤草

功效：收敛止血，解毒杀虫。

应用：广泛用于眼内外出血，本品能收敛止血，常与地黄、阿胶、白茅根等同用。

（6）血余炭

功效：止血散瘀，补阴利尿。

应用：用于眼内出血，尤以视网膜出血运用较多。本品止血且能化瘀，故止血无留瘀之弊，常与蒲黄、旱莲草、藕节等配伍。

（十）活血祛瘀药

凡以通利血脉、促进血行、消散瘀血为主要作用的药物，称为活血祛瘀药。

活血祛瘀药适用于血行不畅、瘀血阻滞所致的多种眼病。如眼部刺痛，痛有定处，白睛血脉紫赤，虬蟠旋曲，胬肉红赤肥厚，鹘眼凝睛等外眼瘀血证；眼底脉络迂曲，眼内积血，眼底出血，眼内增殖条带，硬性渗出等内眼瘀血症状。

在临床上，运用活血祛瘀药时，应审证求因，选择适当药物，并作适宜的配伍。属寒凝气滞血瘀者，可与温里祛寒药同用；属热灼营血，瘀血内阻者，应与清热凉血药同用；属撞刺伤目者，宜与行气和营之品配伍；属瘀积包块者，应与软坚散结药配伍；若兼有气虚者，又当加入补气药。因气行则血行，气滞则血凝，故在使用活血祛瘀药时，可加入行气药，以增强行血散瘀的作用。

（1）丹参

功效：活血祛瘀，养血安神，凉血消痈。

应用：

1）用于多种瘀血或血行不畅的眼病，如白睛脉络扭曲紫暗，眼底脉络迂曲扩张，眼内出血久不消散，或有机化条带形成等。本品能祛瘀生新，可单用或配伍桃仁、红花、川芎等。

2）用于胞睑肿痛，或瘀血所致目珠跳痛等。可与乳香、没药等同用。

3）用于胞睑之痈疮肿毒。丹参能凉血消痈，常配伍金银花、连翘、蒲公英等。

（2）川芎

功效：活血行气，祛风止痛。

应用：

1）用于气滞血瘀所致目内、外出血，瘀积日久不散者，常与桃仁、红花等配伍，如桃红四物汤。

2）用于肝血不足，泪窍不密，风引泪出的流泪症。常配伍当归、白芍等，如四物汤。

3）用于头目疼痛。本品具祛风止痛、活血行气之功。不论是对风邪、瘀血或是血虚所致头目疼痛，均能奏效。

（3）虎杖

功效：活血行瘀，清热解毒，利湿化瘀。

应用：

1）用于前房积血，玻璃体积血及瘀血所致眼底出血或眼底出血久不消散者，本品可活血行瘀，促使瘀血消散，可与丹参、红花等配伍使用。

2）用于湿热所致视瞻昏渺、视瞻有色等。虎杖能清热利湿，可配伍薏苡仁、滑石等。

使用注意：孕妇忌服。

（4）桃仁

功效：活血祛瘀，润肠通便。

应用：

1）用于胞睑、目珠因跌打损伤所致的瘀血肿痛。可与乳香、没药、赤芍等伍用。

2）用于眼内出血日久，难以消散者，常与丹参、红花、郁金等配伍。

使用注意：孕妇忌服。

（5）红花

功效：活血祛瘀，明目退翳。

应用：

1）用于眼底脉络迂滞，眼内外各种出血静止后及眼底增殖瘀痕等。常与桃仁、当归、川芎等配伍，如桃红四物汤。

2）用于赤膜侵睛或血翳包睛，血脉紫赤，胬肉红赤肥厚等外障眼病，可与赤芍、地黄等同用。

使用注意：孕妇忌服。

（6）牛膝

功效：活血祛瘀，引血下行，补肝明目。

应用：

1）用于眼底脉络郁滞、血行不畅，眼内出血日久，难以消散者，常与桃仁、红花、枳实等配伍，如血府逐瘀汤。

2）用于肝阳上亢，阴虚火旺，血热妄行所引起的白睛溢血，血灌瞳神，眼底出血等。本品能引血下行，常与白茅根、蒲黄、藕节等合用。

3）用于肝肾不足所致的视瞻乏力，能近怯远，能远怯近等。常与菟丝子、楮实子、枸杞子等配伍使用。

使用注意：孕妇及月经过多者忌用。

（7）郁金

功效：活血止痛，行气解郁。

应用：

1）用于眼内外各种出血静止期，或其他瘀滞眼证。常与川芎、牛膝等配伍。

2）用于撞刺伤目所致眼部瘀血胀痛。可与乳香、没药配伍。

3）用于气郁所致目胀、目痛，多与柴胡、白芍、香附同用。

使用注意：畏丁香。

（8）苏木

功效：活血祛瘀，消肿止痛。

应用：

1）用于跌打损伤所致眼部瘀肿胀痛等。本品能祛瘀止痛，常与川芎、乳香、没药配伍。

2）用于瘀血所致眼底脉络迂阻，可与红花、桃仁等配伍。

使用注意：孕妇忌服。

（9）泽兰

功效：活血祛瘀，行水消肿。

应用：

1）用于目内积血，常与丹参、川芎、红花等配伍。

2）用于撞刺跌仆所致眼睑、白睛瘀血肿痛等。常与川芎、乳香、没药同用。

3）用于眼底脉络瘀阻所致视网膜水肿或黄斑水肿等。本品既能活血祛瘀，又能行水消肿。

（10）茺蔚子

功效：活血祛瘀，凉肝明目。

应用：

1）用于目内出血，瘀久不散，血滞目暗或瞳神紧小等。使用本品以达祛瘀生新之效，常与川芎、桃仁、红花等配伍。

2）用于肝经热盛所致的羞明流泪，目赤肿痛，或黑睛生翳等，可与石决明、决明子、青葙子等合用。

3）用于肝肾阴虚所致目昏，常与枸杞子、菟丝子等配伍使用。

使用注意：本品有散大瞳神的作用，故绿风内障、青风内障患者慎用。

（十一）补益药

凡能补益正气，治疗虚证的药物，称为补益药。

虚证一般分为气虚、阳虚、血虚、阴虚四类。补益药也可根据其作用和应用范围的不同而分为补气药、补阳药、补血药、补阴药四类。

人体气血阴阳有着相互依存、相互转化的关系。气虚和阳虚主要表现为机体活动能力的衰退，阳虚者多兼有气虚，而气虚者每易导致阳虚，血虚和阴虚主要表现为体内精血津液的耗损，阴虚者可兼血虚，而血虚者可致阴虚。因此补气药和补阳药，补血药和补阴药往往相须为用。若为气血两亏或阴阳俱虚者，则须气血兼顾或阴阳并补。

1. 补气药

凡具有补气功能，能治疗气虚证的药物，称为补气药。

气虚是指机体活动能力不足，气虚目病主要表现为胞睑下垂，无力抬举，黑睛陷翳久不平复，目无神彩，视力疲劳，眼内出血，晶珠混浊，青盲内障等。全身症可见神疲乏力，少气懒言，语声低微，食少便溏，舌淡脉弱等。

临床上，应根据气虚证的不同兼证选用适当的补气药。如兼有阴虚或阳虚者，应与补阴药或补阳药同用。由于"气能生血""气能摄血"，因此有时在补血、止血时加入补气药。

（1）人参

功效：大补元气，益阴生津，聪耳明目。

应用：

1）用于气虚所致的暴盲、目昏、上睑下垂等。常与白术、菟丝子等配伍。如《审视瑶函》用独参汤治疗元气离脱所致暴盲。

2）用于气虚不能摄血所致的眼部各种出血，尤宜于眼底出血，或反复不止者。可与白术、墨旱莲等配伍。

3）用于肺气虚弱所致的视网膜脱离。常与五味子、麦冬配伍，如生脉散。

（2）黄芪

功效：补气升阳，托毒生肌，利水消肿。

应用：

1）用于气虚所致黑睛生翳灰白凹陷，目昏目痛，上睑下垂等。常与白术、升麻等配伍。

2）用于胞睑痈疮久溃，不能生肌敛口；或痈疮久不溃破等。常与当归、川芎、皂刺等同用。

3）用于气虚失运，水湿停聚所引起的目胞浮肿，黄斑水肿等。可与白术、茯苓配伍。

（3）白术

功效：补气健脾，燥湿利水。

应用：

1）用于气虚所引起的目力减退，上睑下垂等。常与黄芪、升麻等配伍。

2）用于脾失健运所致疳积上目等，常与党参、山药、扁豆等配伍。

3）用于脾失运化，水湿停留所致的目胞浮肿、白睛肿胀、黄斑水肿等。常与党参、茯苓伍用。

（4）五味子

功效：益气生津，补肾明目，收汗，止泪。

应用：

1）用于肺气虚衰所引起的视衣脱离。常与人参、麦冬配伍。

2）用于肾气虚弱所致的目昏眼花，无时泪下，瞳神散大等。与菟丝子、枸杞子配伍。

2. 补血药

凡能补血，用于治疗血虚证的药物称为补血药。

血虚证主要由生化不足或失血过多所致，血虚眼病为目失血养所致胞睑、白睛血络淡红不鲜，目睛干涩，不耐久视或视物不清，目睛隐胀，目痒时作等。全身症可见面色苍白，唇舌色淡，头晕目眩，心悸怔忡，月经量少等。

血虚与阴虚关系十分密切，血虚往往导致阴虚，故补血药常与补阴药同用。因"气能生血"，故补血药又常与补气药同用。

补血药性多黏腻，妨碍运化。故凡湿阻中焦，脘腹胀满，食少便溏者，不宜用。

（1）当归

功效：补血润燥，活血止痛。

应用：

1）用于血虚所致的目眩，头目空痛，视力减退，流泪症，目痒及风牵偏视等。常与熟地黄、白芍配伍。

2）用于目内外出血属血虚血滞者。常与墨旱莲、赤芍、川芎等配伍。

3）用于胞睑红肿疼痛，赤膜下垂等，可与红花、蒲公英、黄芩等同用。

（2）熟地黄

功效：养血滋阴，补精益髓。

应用：

1）用于肝肾亏损所引起的视物昏花，蚊蝇飞舞，视瞻昏渺，近视，远视，圆翳内障等。常与枸杞子、菊花等配伍，如杞菊地黄丸。

2）用于血虚所致的头晕目眩，宿翳，目痒等。常与当归、白芍配伍，如四物汤。

（3）阿胶

功效：补血止血，滋阴润肺。

应用：

1）用于血虚眩晕，视物模糊等。多与当归、熟地黄等配伍。

2）用于虚证所引起的目内出血，反复发作者。常与墨旱莲、血余炭等同用。

（4）枸杞子

功效：滋阴养血，补益肝肾，益精明目。

应用：用于肝肾亏损，精血不能上济于目所致的视物昏花，蚊蝇飞舞，青盲及冷泪长流等。本品为滋补肝肾、益精明目之良药，凡肝肾阴虚诸证，均可应用。常与熟地黄、山茱萸、菊花等配伍，如杞菊地黄丸。

（5）楮实子

功效：滋补肝肾，明目利尿。

应用：

1）用于肝肾虚损所致的目昏视瞻，蚊蝇飞舞，青盲等。常与枸杞子、菟丝子等配伍，如驻景丸加减方（《银海精微》）。

2）用于胞睑浮肿，视网膜黄斑水肿等。可与茯苓、山药等同用。

（6）桑椹

功效：滋阴补血，生津润肠。

应用：

1）用于阴血亏虚之眩晕、目暗、能近怯远、能远怯近等。可与枸杞子、楮实子、熟地黄等配伍。

2）用于消渴所致目内出血，日久不散，或反复发作者。可与麦冬、石斛、楮实子等共用。

3. 补阴药

凡具有滋养阴液、生津润燥功效，能治疗阴虚证的药物称为补阴药。

阴虚证包括肺阴虚、胃阴虚、肝阴虚、肾阴虚等。阴虚目病主要表现为目珠干涩，白睛隐隐微赤，黑睛边缘隐翳或星点云翳乍隐乍现，瞳神干缺，圆翳内障，视瞻昏渺等，一般兼有口燥咽干，心烦失眠，潮热盗汗，苔少脉细等全身症状。

阴虚每易致火旺、阳亢、血燥、气虚等，故补阴药常与清热降火药、潜阳药、补血药、益气药等同用。

补阴药大多甘寒滋腻，故凡脾虚胃弱，痰湿内阻，腹满便溏者不宜使用。

（1）麦冬

功效：养阴清热，生津润肺。

应用：

1）用于阴虚所致的视物不明，目睛干涩，圆翳内障等，常与天冬、石斛、沙参等配伍。

2）用于阴虚肺燥所引起的白睛溢血，红赤，眵干者，常与沙参、桑白皮等同用。

（2）沙参

功效：清肺养阴，益胃生津。

应用：

1）用于阴虚所致的眼目干涩，视物不清等。常与麦冬、天花粉、石斛等配伍。

2）用于消渴阴虚津亏所致目病，或老年久患目病，阴津亏损者。常与麦冬、玉竹等同用。

（3）石斛

功效：养阴清热，生津明目。

应用：

1）用于热病伤津或胃阴不足所致的视物不明，目睛干涩不爽，白睛赤丝难消，金疳反复不愈等，常与地黄、麦冬、天花粉等配伍。

2）用于肝肾阴虚之圆翳内障、视力减退、云雾移睛、近觑等，常与熟地黄、菟丝子、枸杞子、决明子等同用，如石斛夜光丸。

（4）女贞子

功效：滋养肝肾，清热明目，止泪。

应用：

1）用于肝肾阴虚所致的视物昏花，头晕目眩等。常与楮实子、枸杞子配伍。

2）用于肝肾虚损所致的目昏泪出。

（5）龟板

功效：滋阴潜阳，补心益肾。

应用：

1）用于阴虚阳亢所致头晕目眩，可与石决明、菊花等配伍。

2）用于肾阴亏损所致的视物昏暗，青盲等，可与枸杞子、楮实子等配伍。

（6）鳖甲

功效：滋阴潜阳，软坚散结。

应用：

1）用于阴虚阳亢所致头晕目眩等。可与龟板、石决明等配伍。

2）用于阴虚火旺所引起的眼底出血，可配伍阿胶、墨旱莲等。

3）用于胞生痰核、眼底增殖瘢痕等。常与海藻、昆布、浙贝母等同用。

4. 补阳药

凡能扶助人体阳气，可以治疗阳虚证的药物称为补阳药。

阳虚证包括心阳虚、脾阳虚、肾阳虚等。阳虚目病主要表现为目昏视暗，能近怯远，胞湿如珠，冷泪长流，青盲等，可兼有畏寒肢冷，腰膝酸软，阳痿遗尿，宫冷不孕，白带清稀，脉沉苔白等全身症状。

由于机体阴阳、脏腑间存在着密切关系，在临床上，补阳药常与温里药、补肝肾药、补脾气、补肺气之类药物配伍。

补阳药性多温燥，每易伤阴助火，故阴虚火旺及实证而阳不虚者忌用。

（1）鹿茸

功效：补肾阳，益精血，强筋骨。

应用：用于肾阳亏虚或精血不足所致的目昏视暗、胞虚如球、冷泪长流等。可与菟丝子、枸杞子、人参、熟地黄等配伍。

（2）补骨脂

功效：补肾壮阳，温脾止泻。

应用：用于肾阳不足所致的目昏视暗，胞睑、白睛虚白水肿，兼有阳痿，遗精，尿频等。常与菟丝子、枸杞子配伍。

（3）淫羊藿

功效：补阳益阴，祛风除湿。

应用：

1）用于肝肾亏损所致的视衣水肿、渗出，视物不清，变形易色，睛珠混浊，神膏液化等。常与巴戟天、肉苁蓉等药配用。

2）用于风湿痹痛，瞳神干缺，火疳反复不愈，不耐久视等，常与威灵仙、桑寄生等配伍。

（4）巴戟天

功效：补肾壮阳，强筋健骨，温通止泪。

应用：用于肾阳虚衰所致的视物不明，云雾移睛，冷泪长流等。可与肉苁蓉、菟丝子、枸杞子等配伍。

（5）山茱萸

功效：补益肝肾，固精明目，止泪。

应用：用于肝肾不足所致的目昏冷泪，青盲等。本品补益肝肾，既能补精，又可助阳。用于肝肾阴虚，常与熟地黄、山药、泽泻等配伍；用于肾阳不足，可与菟丝子、补骨脂等配伍。

（6）覆盆子

功效：益肾，固精，缩尿，明目。

应用：用于肝肾阴虚所致目暗不明，青盲雀目，不耐久视，神膏混浊，云雾移睛等。常与楮实子、女贞子、熟地黄、菟丝子等配用。

（7）菟丝子

功效：补阳益阴，养肝明目。

应用：

1）用于肝肾亏损所致目暗不明，迎风冷泪，翳膜难消等。常与楮实子、枸杞子、五味子等配用，如驻景丸加减方。

2）用于治疗肾虚阳气不足，目昏暗不能远视，常与山萸肉、白茯苓配伍，如菟丝子丸。

（8）紫河车

功效：补精养血，益气。

应用：用于肾气不足，精血衰少所致的目昏，青盲，常与菟丝子、枸杞子、楮实子配伍，如驻景丸加减方。

（十二）退翳障药

退翳障药是指具有消除黑睛翳膜或晶珠混浊的药物。

退翳障药分为外用、内服两种。一些祛风药、清热药、清肝药、疏肝药、平肝药兼有退翳明目的作用，分别散见于前面各节，可参阅。外用退翳障药归于外用药中，本节主要叙述以退翳去障为主要功效的内服药。

退翳障药性多寒凉，对于黑睛生翳后期，或虚证翳障，不可过用，以免邪气冰伏，气血凝滞，翳障难退。

（1）空青石

功效：明目，去翳，利窍。

应用：

1）用于黑睛翳膜，圆翳内障，内服、外用均可，内服如空青丸，外用如空青散。

2）用于青盲、雀目。《神农本草经》曰："主青盲、耳聋、明目、利九窍、通血脉。"

3）用于中风之口眼㖞斜。

（2）绿豆皮

功效：清热解毒，退翳明日。

应用：用于痘疹入目，黑睛生翳等。常与谷精草、石决明等配伍，如清解散。

（3）乌贼骨

功效：退翳明目，收敛止血。

应用：

1）用于黑睛生翳，可与石决明散合用。

2）用于眼内外出血，可与茜草、血余炭等同用。

（十三）眼科常用外用中药

眼科外用药常有退赤消肿、除眵收泪、止痒定痛或退翳明目等作用。大多适用于外障眼病有红肿热痛、眵泪黏结或翳膜遮睛等证候者。其药剂可由单味或多味药配制而成，有水、散、膏、锭、膜等剂型，用来点、洗、敷眼，与内服药配合应用，则可收到内外合治的效果。

1. 外治常用中药

（1）矿物类药：雄黄、朱砂、炉甘石、硼砂、硇砂、玛瑙等。

（2）动物类药：熊胆、麝香、牛黄、乌贼骨、蝉蜕、石决明、珍珠、猪胆、羊胆、鲭胆等。

（3）植物类药：黄连、黄芩、黄柏、栀子、大黄、金银花、秦皮、蒲公英、芙蓉叶、青黛、龙胆草、紫草、地黄、菊花、薄荷、木贼、密蒙花、荆芥、防风、蔓荆子、荸荠、甘草、三七、乳香、没药、冰片等。

2. 外用药剂配制法通则

眼科外用药剂方面，常用的有水剂、散剂、膏剂、锭剂、膜剂等。由于眼的结构特殊，要求施于眼部的制剂必须无刺激性、无菌。因此，眼的制剂除与一般制剂相似外，在固体颗粒的粒径、基质与成品的灭菌、酸碱度（pH）与渗透压等方面，均有特殊的要求，现结合各剂型简述如下：

（1）眼用水剂：分滴眼与洗眼两种。工业生产以滴眼剂为主，洗眼剂多由药房配制。滴眼剂的质量要求类似注射剂，应灭菌，稳定 pH 必须在 5～9 的范围（pH 最好是 6～8），渗透压应相当于浓度为 0.6%～1.5%的氯化钠溶液。

配制法：多用水煮醇沉法。即将药材加工煎煮 2 次，过滤，取滤液加乙醇使杂质沉淀除去，滤液回收乙醇后，适当浓缩至所需要浓度，调 pH 与渗透压，再精滤即成。如千里光眼药水。

此外还有溶解法、浸渍法者，如黄连西瓜霜眼药水、化铁丹眼药水。

（2）眼用散剂：系指供眼用的粉末状药物。《中华人民共和国药典》规定：眼用散剂必须能通过 200 目筛，以减少刺激性。配制的用品、药品及成品都要求经灭菌处理。

配制法：先将药物分别粉碎。有的用干法粉碎法，如冰片、牛黄等；有的用水飞法，如炉甘石、朱砂、雄黄等。粉碎成极细粉末后，混匀，过筛即成。如八宝眼药。

（3）眼用膏剂：系指供眼用的药物软膏。配制眼用软膏的器械、容器均应灭菌，盛装眼膏的锡管内壁可用紫外灯照射 30～40 分钟。

配制法：软膏的组成包括基质和药物两个方面。基质必须纯净而细腻，稠度适宜，常用的基质由黄凡士林、羊毛脂、液状石蜡组成，其比例为 8：1：1，配制前经 150℃干热灭菌至少 1 小时；也有用蜂蜜、麻油、蛋黄油为基质的。药物多经提取、精制、浓缩成稠膏状。如为不溶性药物，应先研成极细粉末，最后用研和法或热熔法，将药物与基质混合均匀即可，如五胆膏。

（4）眼用锭剂：系指可供眼用的以药物粉末制成的固体制剂，多用于眼睑疾病。其配制法是将药物粉末加适量的糯米糊或具有黏性的药物作黏合剂，揉成湿润块状，再经过一定的模压成型，晾干或低温烘干即成，如紫金锭。

（5）眼用膜剂：又称薄膜剂，是一种新的剂型，系将药物溶解（或混悬）在合成（或天然）的成膜材料中，经涂膜、干燥、分剂量而制成的一种含药膜片。眼用药膜可放在结膜囊内，逐步稀释药物，以较长期地发挥局部治疗作用，如槟榔碱眼用药膜。

四、眼病针灸疗法

眼为宗脉之所聚，脏腑精气通过经络上滋于目而视物精明。眼科针灸疗法，是在辨明眼病的寒热虚实，验明经络的部位之后，选取适当的穴位，利用针刺与艾灸，或补或泻，使经络通畅，气血调和，正复邪除，以退赤消肿，收泪止痛，退翳明目，从而达到治疗眼病的目的。

历代眼科书籍对针灸治疗眼病屡有记载，有效穴位较多。近几年，又发现了一些新的穴位，效果甚好。对眼周围的穴位，一般禁灸，同时在针刺时要特别小心，因眼眶组织疏松，血管较多，且上通于脑，不慎可刺伤眼珠或导致出血及其他意外。

（一）取穴原则

1. 根据五轮辨证与经络辨证取穴

针灸治疗眼病的基础是经络学，十二经脉表里相合，正经首尾相贯，旁支别络纵横交错，或本经或旁支别络都与眼部相通。治疗眼病最重要的是根据眼病的局部及全身症状，五轮辨证结合经络辨证，辨明疾病属何脏腑，以及证属表里、寒热、虚实。要说明的是，眼科独特的五轮辨证就是眼科的脏腑辨证。还要根据各眼病的特点有所侧重，必要时结合八纲辨证、气血津液等辨证。

经络辨证是对五轮辨证的补充和辅助。经络辨证是以经络学说为理论依据，对反应的症状、体征进行分析，辨明病属何脏腑，由哪条经脉所主。经络辨证源于《内经》，《灵枢·经脉》载有十二经病症，《素问·骨空论》、《难经·二十九难》、《奇经八脉考》论述了奇经八脉病症，是经络辨证的主要依据。眼是局部器官，由经络将其与脏腑相连，经络既是经气运行的通道，又将五脏六腑之精气运行至眼，使其发挥审长短、辨五色、察秋毫之视功能。所以五脏六腑之病变可以通过经络导致眼病，眼部的病变可以通过经络影响到脏腑。临床中不乏眼病在相应经脉循行或相应脏腑出现异常反应。

肉轮胞睑疾病由脾胃所主。足太阴脾经和足阳明胃经穴位为常用穴位。例如，多发性睑板腺炎（针眼），证属脾胃积热、热毒壅盛，承泣、四白、下关；公孙、阴陵泉、血海为常用穴位。

血轮两眦疾病由心、小肠所主。手少阴心经和手太阳小肠经穴位为常用穴位。例如，急慢性泪囊炎（漏睛、漏睛疮），证属心经蕴热、热毒炽盛，少冲、神门、少泽、后溪、颧髎为常用穴位。

气轮白睛疾病由肺、大肠所主。手太阴肺经和手阳明大肠经穴位为常用穴位。例如，巩膜炎（火疳），证属肺经郁热，合谷、商阳、阳溪、少商、鱼际、太渊、尺泽为常用穴位。

风轮黑睛疾病由肝胆所主。足厥阴肝经和足少阳胆经穴位为常用穴位。例如，病毒性角膜炎（聚星障），证属肝火炽盛，行间、太冲、瞳子髎、阳白、头临泣、风池为常用穴位。

水轮瞳神疾病由肾、膀胱所主。由于肾受五脏六腑之精而藏之，而且瞳神疾病位深、范围广，包含的组织较多，病种多，因此所涉及的脏腑也比较多，主要与足少阴肾经、足厥阴肝经、足太阴脾经、足太阳膀胱经关系较为密切，故所涉及的穴位比较多。例如，视网膜色素变性（高风内障），证属肾阳不足、命门火衰，三阴交、照海、睛明、攒竹、肾俞、玉枕、膀胱俞、关元俞为主要穴位；急性闭角型青光眼（绿风内障），证属肝胆火炽，行间、太冲、瞳子髎、阳白、头临泣、目窗、风池、光明等为主要穴位；中心性渗出性视网膜脉络膜病变（视瞻昏渺），证属脾失健运、湿热痰瘀证，三阴交、公孙、阴陵泉、血海、太白、足三里、承泣、四白、头维、下关为主要穴位。

在选取穴位的同时，还要辨析眼病的传变规律、脏腑合病等因素。

总之，眼病的辨证是在五轮辨证的基础上辅以经络辨证，必要时还要配合八纲辨证等，以达到精准辨证，作为取穴及手法的依据。

2. 辨病与辨证相结合取穴

针灸取穴需要辨病与辨证相结合，首要的原则是病与证互参。辨病与辨证哪个占主导，要根据眼病的轻重缓急。急则治标，缓则治本。病属急者，当以辨病为主；病属缓者，当以辨证为主。

（二）眼科常用穴位及其主治疾病

体针常用穴位

（1）眼周围穴位

1）攒竹：主治白涩症、目眶痛、上胞下垂、风牵偏视、暴风客热、聚星障及多种内障眼病。

2）丝竹空：主治针眼、胞轮振跳、上胞下垂、风牵偏视、暴风客热、天行赤眼、聚星障、火疳、瞳神紧小等。

3）睛明：主治白涩症、针眼、上胞下垂、风牵偏视、流泪症、暴风客热、天行赤眼、火疳、黑睛翳障、圆翳内障及多种瞳神疾病。

4）瞳子髎：主治针眼、上胞下垂、风牵偏视、青风内障与绿风内障、瞳神紧小、暴盲等。

5）阳白：主治上胞下垂、胞轮振跳、时复目痒、雀目等。

6）四白：主治针眼、迎风流泪、时复目痒、胞轮振跳、风牵偏视、近视、远视、聚星障、青风内障、绿风内障等。

7）承泣：主治针眼、流泪症、胞轮振跳、风牵偏视、黑睛翳障、近视、远视等多种内障眼病。

（2）头部穴位

1）头维：主治目痛、胞轮振跳等。

2）风池：主治上胞下垂、黑睛生翳、睑弦赤烂、流泪症、白涩症及多种内障眼病。

3）角孙：主治头目痛、黑睛生翳、绿风内障、瞳神紧小等多种内障眼病。

4）百会：主治头目疼痛、胞轮振跳、上胞下垂及多种内障眼病。

5）头临泣：主治头目疼痛、上胞下垂、黑睛生翳、流泪症等多种内障眼病。

6）翳风：主治风牵偏视、口眼㖞斜、胞轮振跳及多种内障眼病。

7）完骨：主治流泪症、头目痛及多种内障眼病。

8）天髎：主治头目痛及多种内障眼病。

9）上星：主治迎风流泪、目痛及多种内障眼病。

10）神庭：主治头目痛、聚星障、凝脂翳、雀目等。

（3）躯干四肢部穴位

1）行间：主治雀目、聚星障、凝脂翳及多种内障眼病。

2）太冲：主治口眼㖞斜、目赤肿痛、聚星障、凝脂翳及多种内障眼病。

3）三阴交：主治上胞下垂、视物昏朦及多种内障眼病。

4）足三里：主治针眼、胞生痰核、聚星障、凝脂翳、花翳白陷、火疳及多种内障眼病。

5）光明：主治暴风客热、聚星障、凝脂翳、高风雀目、青盲等多种内障眼病。

6）阴陵泉：主治针眼、瞳神紧小、视瞻昏渺等内障眼病。

7）阳陵泉：主治白涩症、聚星障、凝脂翳、瞳神紧小、五风障证等。

8）血海：主治暴风客热、白涩症、视瞻昏渺、青盲等。

9）合谷：主治口眼㖞斜、风牵视偏、睑弦赤烂、迎风流泪、眼生翳膜、雀目等多种内障疾病。

10）少泽：主治白涩症、睑弦赤烂、胬肉攀睛等。

11）尺泽：主治暴风客热、天行赤眼等。

12）太渊：主治暴风客热、白睛结节、睑弦赤烂、聚星障、凝脂翳、视瞻昏渺等。

13）内关：主治风牵视偏、青风内障及绿风内障等多种内障眼病。

14）外关：主治针眼、胬肉攀睛、流泪症等。

15）曲池：主治视物昏朦、眼珠突出、风赤疮痍等。

16）臂臑：主治视物昏朦、胞轮振跳等。

17）肺俞：主治消渴内障、金疳、火疳、时复目痒等。

18）心俞：主治流泪症、暴风客热等。

19）肝俞：主治流泪症、白涩症、视瞻昏渺、绿风内障、瞳神紧小、青盲等多种内障眼病。

20）脾俞：主治青盲、夜盲等。

21）肾俞：主治流泪症、白涩症、视瞻昏渺、绿风内障、瞳神紧小、青盲等多种内障眼病。

22）大椎：主治暴风客热、天行赤眼、暴翳等多种内障眼病。

23）关元：主治视物昏朦、疳积上目、夜盲等多种内障眼病。

（4）经外奇穴

1）太阳：主治白涩症、针眼、上胞下垂、聚星障、凝脂翳、绿风内障等多种内障眼病。

2）球后：主治圆翳内障、视瞻昏渺、青盲、近视、远视等多种内障眼病。

3）四神聪：主治头目疼痛、眩晕等。

4）鱼腰：主治针眼、上胞下垂、风牵偏视、黑睛疾病等。

5）印堂：主治胞睑肿痛、暴风客热、聚星障、凝脂翳等多种内障眼病。

6）上明：主治目眶疼痛、暴风客热、聚星障、凝脂翳、青盲等多种内障眼病。

7）翳明：主治暴风客热、聚星障、凝脂翳、圆翳内障、视瞻昏渺、夜盲等多种内障眼病。

（三）耳针常用穴位

耳尖、目 1、目 2、眼穴。主治天行赤眼，暴风客热，瞳神紧小，青风内障，绿风内障等。

此外，还有梅花针与头针，简要介绍如下：

1. 梅花针

用梅花针叩打眼眶周围的一些穴位，如睛明、攒竹、鱼腰、四白、丝竹空、太阳等穴。主治近视，胞轮振跳。

2. 头针

常用部位：视区。在枕外粗隆突水平线上，旁开枕外粗隆 1cm，向上引平行于前后正中线的 4cm 长直线即是此区。

操作方法：取坐位、平卧位或侧卧位均可，选好刺激区，常规消毒，用 2.5～3 寸的 26～28 号针沿头皮捻转进针，斜刺入头皮下，勿刺在皮内或骨膜，达到该深度后，加快捻转，捻转频率为每分钟 240 次左右，不能提插。达到麻胀感后，留针 5~10 分钟，再行针 2 次，留针 2 次，即可起针。起针后应以棉球稍加揉压针眼，以防出血。

主治：青盲。

（四）球后穴与足厥阴肝经

1. 球后穴

球后穴是近代发明的针刺穴位，1955 年夏贤闽提出用球后封闭的部位作为针刺穴位治疗眼病。

这个穴位是球后注射及球后麻醉的位置，即眶下缘外 1/4 与内 3/4 交界处。针尖可达到球后圆锥，即球后视神经部位。

球后穴局部解剖，包括睑皮肤、皮下组织、眼轮匝肌、眶脂体、眼球与眶下壁之间，上颌神经颧颞神经支和眶下神经分布，面神经颧支和颞浅动脉肌支分布，进入眶内可刺及眶下神经干、下直肌、下斜肌和眶脂体，有眼神经和动眼神经分布。圆锥内有球后视神经及其伴行的血管，视神经孔前总腱环有上直肌、下直肌、内直肌、外直肌、上斜肌的起点。

球后穴的针刺方法，碘伏消毒下睑皮肤，左手食指向上方轻推眼球，在眶下缘外 1/4 与内 3/4 交界处进针，水平直刺 1~1.5cm 后，向内上方倾斜 10°~15°，继续进针达 2~4cm，不提插，针感：程度不同的胀感为最佳状态。

针具用一次性无菌针灸针；规格：直径为（18~25）mm×40mm。

体位：仰卧或坐位。

针刺后拔针：备好棉球，压迫止血。

球后穴针刺注意事项：针刺前进行心理疏导，包括：针刺的方法与意义、排除杂念（意守丹田、意守呼吸）、消除紧张情绪。

本穴主治视神经、视网膜及眼肌病。如视神经萎缩、青光眼、视网膜色素变性、黄斑病变、眼肌麻痹等。

2. 足厥阴肝经

足厥阴肝经起于足大趾外侧，经足背、内踝前（在内踝上 8 寸与足太阴相交而循行于其后侧）上行于大腿内侧，联系阴部，入体腔，联系于胃、肝、胆、膈、胁肋，经咽喉上联目系，上行出于额部，与督脉交会于巅顶部。目系支脉下经颊里，环绕唇内。肝部支脉上膈，注于肺中。

《灵枢·经脉》曰：肝足厥阴之脉，起于大指丛毛之际，上循足跗上廉，去内踝一寸，上踝八寸，交出太阴之后，上腘内廉，循股阴（大腿内侧），入毛中，环阴器，抵小腹，夹胃，属肝，络胆，上贯膈，布胁肋，循喉咙之后，上入颃颡（此指喉头和鼻咽部），连目系，上出额，与督脉会于巅顶。其支者，从目系下颊里，环唇内。其支者，复从肝别贯膈，上注肺。

十二经脉中唯有足厥阴肝经本经直接上连目系，在眼与肝之间起着沟通表里、联系眼与脏腑、为之运行气血的作用，从而保证了眼与肝脏在物质上和功能上的密切联系。足厥阴肝经之主脉沿喉咙之后，上入颃颡，行大迎、地仓、四白、阳白之外直接与目系相连。

目系包括视神经球内及球后段，还包括相伴行的血管，又名眼系、目本。出自《灵枢·大惑论》"五脏六腑之精气，皆上注于目，而谓之精……裹撷筋骨气血之精，而与脉并为系，上属于脑，后出于项中。"《证治准绳·杂病·七窍门》又说："盖目珠者，连目本，目本又名目系，属厥阴之经也。"《医宗金鉴·刺灸心法要诀》曰："目系者，目睛入脑之系也。"《医林改错》明确指出："两目系如线，长于脑，所见之物归于脑。"其病变从厥阴经治疗。

3. 球后穴属足厥阴肝经

2006 年发布的《腧穴名称与定位》（GB/T 12346—2006）国家标准，是我国腧穴学研究的重要进展，促进了针灸标准化，不仅在国际交流中有重要意义，而且奠定了中医针灸在国际上的主导地位。该标准将球后穴归类为经外奇穴。但根据球后穴的位置及功能主治应归为足厥阴肝经。

纵观经穴研究的发展，从古至今，经穴、奇穴的数量曾经历过多次的变化，经穴的发展也有一定的规律。经穴数由少到多，主治症的范围也逐步扩大，相应对其类别及性能等内容都有所充实和阐发。《素问·气穴论》提出"气穴三百六十五，以应一岁"，大部分医家认为这是个约数，实际《内经》各篇所载的穴名大约是 160 个，为后代经络学的发展奠定了基础。经过历代医家的不断探索，在经络学说的基础上进一步补充了不少穴位。至清代已发展到 361 穴，沿用至今。其中后增加的十二经穴初起都被当作腧穴记载或作为经外奇穴使用。从腧穴的分类来看，归属于十二经脉和任、督脉的腧穴称为经穴，均有具体的穴名和固定的位置，分布在十四经循行路线上，有明确的针灸主治证。

当代不断有学者提出并研究奇穴归经的问题，2006 年发布的《腧穴名称与定位》（GB/T 12346—2006）国家标准，即将原为经外奇穴的印堂穴归入督脉经穴，因为印堂穴符合作为督脉经穴的特征，有固定的位置并在督脉循行路线上，有明确的针灸主治证。近年有学者提出胆囊穴当属胆经等。

经穴的重要特性是有具体的穴名和固定的位置，分布在十四经循行的路线上。凡未归入十四经穴范围，而有具体的位置和名称的经验效穴称经外奇穴，而球后穴具备了这样的特点。球后穴是现代发明的穴位，其特点是绕过眼球直达球后，因其对视神经、视网膜疾病的疗效明显，在大多针灸专著及规划教材中都被作为重点的经外奇穴论述。其位置是足厥阴肝经本经所达的"目系"之处。《素问·金匮真言论》所说："东方青色，入通于肝，开窍于目，藏精于肝。"《灵枢·经脉》："肝足厥阴之脉……上入颃颡，连目系，上出额，与督脉会于巅顶。"十二经脉中唯有足厥阴肝经的本经直连目系。

（孙　河）

第二章 眼睑病

第一节 睑 腺 炎

睑腺炎（hordeolum）是一种眼睑腺体的急性、痛性、化脓性、结节性炎症病变，又称麦粒肿。睑板腺受累则形成较大的肿胀区，称之为内睑腺炎，眼睑皮脂腺或汗腺感染则为外睑腺炎，其肿胀范围小而表浅。

睑腺炎属中医学"针眼""麦粒肿"范畴。

一、临床诊断要点与鉴别诊断

（一）诊断标准

（1）眼睑皮肤局限性红、肿、热、痛，触之有硬结。

（2）睫毛根部，近睑缘皮肤或睑结膜面出现脓点。

（3）细菌培养和药物敏感试验可协助致病菌诊断和选择敏感药物进行治疗。

（4）睑腺炎的临床表现

1）自觉症状：①外麦粒肿。睑缘部红、肿、热、痛，触痛明显。近外眦部者常伴有颞侧球结膜水肿。数日后，睫毛根部出现黄脓点，溃破排脓后痊愈。炎症严重者，常伴同侧耳前淋巴结肿大、压痛，或可伴有畏寒、发热等全身症状。②内麦粒肿。眼睑红肿较轻，但疼痛较甚。眼睑红、肿、热、痛，睑结膜面局限充血、肿胀，2～3日后其中心可见黄脓点。自行穿破，脓液排出后痊愈。

2）眼部检查：初起胞睑局部肿胀、微红，疼痛拒按，且可扪及形似麦粒的硬结。甚者红肿焮热，胞睑硬结压痛拒按，继之红肿局限，硬结软化成脓，随之脓点溃破（外麦粒肿脓成溃破在眼睑边缘，内麦粒肿溃破在眼睑内的睑板面）。若病变靠近外眦部，则疼痛明显，可见患侧白睛红赤，甚至白睛红赤肿胀突出于睑裂，同侧耳前可扪及肿核。

3）实验室及特殊检查：血常规检查可见白细胞总数及中性粒细胞比例增高。

（二）鉴别诊断

1. 眼眶蜂窝织炎

眼眶蜂窝织炎是眼眶软组织的急性感染，是一种严重危害人类健康的眼眶疾患。如果患者病情危急或未能得到及时合理的诊治，可以引起患者视力减退或失明，甚至危及其生命。临床表现为患者眼部胀痛、有时眼部可有剧烈疼痛；患者视力减退，严重者视力可丧失；眼睑肿胀，充血明显，如形成较大脓腔，触诊有波动感；结膜充血水肿；严重者水肿结膜可以突出于睑裂之外；眼球活动受限，严重者眼球可能固定不动；眼球不同程度突出或移位。

2. 眼睑脓肿

眼睑脓肿多因外伤感染而起，也有继眼眶骨膜炎和骨髓炎而起者，多见于患结核病的儿童。临床上眼睑明显水肿充血，伴有球结膜水肿，耳前或颌下淋巴结肿大，全身反应也较显著。晚期脓肿有波动感，最后脓液穿破皮肤排出而愈合。但偶有感染蔓延至眼眶深部而引起严重颅内感染者。

3. 急性泪腺炎

急性泪腺炎眼睑红肿，眼眶外上方泪腺区对应处眼睑压痛阳性，球结膜水肿，耳前淋巴结肿大且有压痛。

二、中医辨病诊断

1. 诊断依据

（1）主证：胞睑局部红肿疼痛。

（2）次证：胞睑边缘扪及麦粒样硬结，疼痛拒按。

2. 类证鉴别

胞睑肿胀，皮肤红赤，为风热外袭，多见于针眼、胞肿如桃等病。治宜疏风清热，消肿散结。

初起胞睑局限性肿胀、痒甚，微红，多为风热客睑证，见于针眼，胞肿如桃兼见恶寒发热，头痛及全身不适，治宜疏风清热。

胞睑漫肿微红，按之较软，痒痛并作，伴有身热，头痛恶风，多属风毒束睑。多见于眼丹，相似于西医的眼睑蜂窝组织炎等。

三、审析病因病机

（1）风热之邪客于胞睑，滞留局部脉络，气血不畅，发为本病。

（2）喜食辛辣炙煿，脾胃积热，火热毒邪上攻，致胞睑局部酿脓溃破。

（3）余邪未清或脾气虚弱，卫外不固，复感风热之邪，引起本病反复发作。

总之，本病病位在胞睑，风热之邪、脾胃积热等均可导致局部气血不畅、胞睑酿脓溃破，或可因正气不足、卫外不固，加之外邪侵袭，导致本病反复发作。

四、明确辨证要点

辨"风"与"热"。风邪致病特点为发病迅速，易袭阳位，且善行而数变。风邪偏重可见风邪外袭，客于胞睑而化热，风热壅阻于胞睑皮肤肌腠之间，灼烁津液，变生疮疡，发为本病。舌红，苔薄黄，脉浮数，符合风证特点。热邪则表现出阳证的特点，脾胃积热，循经上攻胞睑，致营卫失调，气血凝滞，局部化热酿脓，苔黄，脉数。风热并重则痛、痒、肿、赤俱备。

五、确立治疗方略

胞睑病变常与脾胃有关。脾主肌肉，外感风热毒邪或过食辛辣炙煿（即指葱蒜辣椒等有刺激性及油腻煎爆性食品），使脾胃蕴积热毒，上攻于目，壅集胞睑，会引起针眼，即"麦粒肿"；未成脓者内外兼治，促其消散；已成脓者切开排脓。早期一般疏风清热，成脓期则需清热解毒，溃破脓出则需清热拔毒，后期（即慢性期）成为胞生痰核者则需清热化痰、活血散结法治之。

六、辨证论治

1. 风热客睑证

（1）抓主症：初起胞睑局限性肿胀。

（2）察次症：痒甚，微红，可扪及硬结，疼痛拒按。

（3）审舌脉：舌苔薄黄，脉浮数。

（4）择治法：疏风清热，消肿散结。

（5）选方用药思路：风热之邪初犯胞睑，风邪为甚，滞留局部脉络，气血不畅，发为本病。本证风邪为重，应以疏风清热、消肿散结为主，选用银翘散。本方辛凉发散，清疏兼顾，方中金银花、连翘轻宣疏散，清热解毒，用于外感风热。荆芥、薄荷疏散风热；黄芩清上焦之热，消肿散结。

（6）据兼症化裁：若痒甚者，加桑叶、菊花以助祛风止痒；若红肿较甚，加赤芍、牡丹皮、当归以凉血活血、消肿散结。

（7）据变证转方：胞睑初起，局限性肿胀，予疏风清热之法，疏散风热，清利头目，消肿除胀，可用桑菊饮加减。

2. 热毒壅盛证

（1）抓主症：胞睑局部红肿灼热，硬结渐大，疼痛拒按，或白睛红赤肿胀突出于睑裂。

（2）察次症：伴口渴喜饮，便秘溲赤。

（3）审舌脉：舌红苔黄，脉数。

（4）择治法：清热解毒，消肿止痛。

（5）选方用药思路：喜食辛辣炙煿，脾胃积热，火热毒邪上攻，热毒上攻胞睑，致胞睑局部酿脓溃破而发本病，选用仙方活命饮（《校注妇人良方》）。方中金银花性味甘寒，清热解毒疗疮，故重用为君。当归尾、赤芍、乳香、没药、陈皮行气活血通络，消肿止痛，共为臣药。疮疡初起，其邪多羁留于肌肤腠理之间，与白芷、防风相配，通滞散结，热毒外透；贝母、天花粉清热化痰散结，消未成之脓；穿山甲、皂刺通行经络，透脓溃坚，可使脓成即溃，均为佐药。甘草清热解毒，并调和诸药；煎药加酒者，借其通瘀而行周身，助药力直达病所，共为使药。诸药合用，共奏清热解毒、消肿溃坚、活血止痛之功。

（6）据兼症化裁：若意在消散硬结，可去方中攻破之药物如穿山甲、皂角刺。

（7）据变证转方：胞睑红、肿、热、痛甚者，可加用五味消毒饮，以增强清热解毒之功；大便秘结者，加大黄以泻火通腑，可用大黄牡丹汤配合治疗；若发热、恶寒、头痛者，为热重毒深或热入营血，亦可用犀角地黄汤配合应用，以助清热解毒，并凉血散瘀滞。

3. 脾虚夹邪证

（1）抓主症：针眼屡发，或针眼红肿不甚，经久难消。

（2）察次症：见面色无华，神倦乏力，小儿偏食，纳呆便结。

（3）审舌脉：舌淡，苔薄白，脉细数。

（4）择治法：健脾益气，散结消滞。

（5）选方用药思路：余邪未清或脾气虚弱，卫外不固，又感风热之邪，则引起本病反复发作。选方托里消毒散（《东医宝鉴·杂病篇》）。方中人参、白术、茯苓、甘草为四君子汤，能补益气血而利生肌；当归、川芎、白芍、生黄芪，补益气血，托毒排脓；金银花、白芷、桔梗，清热解毒，提脓生肌收口；皂角刺消肿排脓，托疮毒促其早溃。本方配伍特点在于补益气血与托毒消肿合用，使正气充则祛邪有力，余毒随即外泄而疾病得愈。

（6）据兼症化裁：眼睑红肿较甚者，为内毒较甚可加野菊花、蒲公英，以加强清热解毒之功；硬结难消，红肿不甚者，加海藻、昆布，以软坚散结；溃后漏口不敛已久，可加玄参、麦冬、天花粉以养阴清热，生肌排脓。

（7）据变证转方：若纳呆便结，为脾胃虚弱，方中可加麦芽、山楂、莱菔子等以健脾消食行滞，亦可用肥儿丸；若硬结小且将溃者，加薏苡仁、桔梗、漏芦、紫花地丁以清热排脓。在针眼未发之间歇期，可选用六君子汤或参苓白术散以调理脾胃，防止复发。

七、外治法

（1）滴眼药水：患眼滴 0.5% 熊胆眼药水或抗生素滴眼液，每日 4～6 次。

（2）涂眼药膏：晚上睡前可涂抗生素眼膏。

（3）湿热敷：适用于发病初期。局部湿热敷可促进血液循环，炎症消散。

（4）手术：脓已成者，应行麦粒肿切开引流排脓术。外麦粒肿在眼睑皮肤面切开，切口与睑缘平行，必要时可放置引流条，每日换药至病情痊愈；内麦粒肿则在睑结膜面切开，切开与睑缘垂直。

八、中成药选用

（1）一清胶囊：适用于热毒壅盛证，组成：黄连、大黄。用法：每次 2～4 粒，每日 3 次口服。

（2）牛黄上清丸：适用于风热客睑证，组成：人工牛黄、菊花、连翘、荆芥穗、白芷、薄荷、黄芩、黄连、黄柏、大黄、栀子、石膏、赤芍、地黄、当归、川芎、冰片、桔梗、甘草。用法：每次 2 丸，每日 3 次口服。

（3）四妙丸：适用于脾虚夹实兼有湿证，组成：黄柏、苍术、牛膝。用法：每次 6~8 丸，每日 3 次口服。

九、单方验方

（1）初起：野菊花 10g，金银花 15g，蒲公英 50g，每日 1 剂，煎汤代茶。

（2）成脓期：蒲公英 30g，金银花 15g，赤芍 15g，玄参 15g，生地黄 15g，生大黄 6g（后下），生石膏 30g（先煎），生甘草 9g。每日 1 剂，煎服。

（3）溃脓后：生地黄 20g，当归 15g，赤芍 15g，黄芪 30g，蒲公英 50g，生甘草 9g，天花粉 20g。每日 1 剂，煎服。

（4）苍术 10g，白芷、薄荷、金银花各 6g，加水 200ml，盖严煎沸后置小口玻璃杯内熏眼，不断作瞬目动作。每次熏 10~20 分钟，每日熏 3 次。药液可重复使用。

（5）薏苡仁 30g，金银花 20g，蒲公英、当归、川芎、陈皮、甘草各 10g，栀子、大黄各 6g。水煎，每日 1 剂，早晚温服。每日取适量药液先熏洗患处，效果更佳。

（6）生天南星、地黄各等份。共研细末，撒在普通膏药中间，将膏药贴在两侧太阳穴，每日换 1 次。

十、中医特色技术

（1）针刺治疗：针刺用泻法为主。选取太阳、风池、合谷、丝竹空以疏风清热、消肿止痛。脾虚者可加足三里、脾俞、胃俞。每日 1 次。

（2）放血疗法：耳尖或合谷、太阳穴三棱针点刺放血，有较好的泻热止痛消肿效果。每日 1 次。

（3）针挑疗法：适用于针眼反复发作者。在背部肺俞、膏肓俞及肩胛区附近寻找皮肤上的红点或粟粒样小点 1 个或数个，皮肤常规消毒后以三棱针挑破，挤出少许血水或黏液。隔日 1 次，10 次为 1 个疗程。

（4）灸法：脾俞穴，置米粒大艾炷于穴位上，点燃其顶端，当艾炷燃烧至患者灼痛时，易换一炷，灸至局部皮肤潮红而中心色白为度。隔日 1 次，3 次为 1 个疗程。

（5）早期可用红外线超短波治疗或局部热敷及中药制剂离子导入。

（6）中药熏药治疗，取清热解毒药物液体置于专业机器中，利用蒸汽原理，将药物分解成气体熏蒸患眼，效果较好。

十一、预防调护

（1）注意眼睑局部卫生，不用脏手或不洁手帕揉眼。

（2）不要偏嗜辛辣、焦燥、肥甘之品，注意调节饮食。

（3）切忌挤压排脓，否则可造成脓毒扩散而出现危重症。脓已成者及时到专科医院行麦粒肿切开引流排脓术。

（4）饮食避免辛辣肥甘之品，注意休息。

（5）鼓励患者根据个人身体情况，选择太极拳、内养功、八段锦、散步或慢跑、呼吸体操等方法长期锻炼，增强体质，预防感冒。

十二、各家发挥

麦粒肿属中医学"针眼"范畴，《诸病源候论·目病诸候·针眼候》云"此由热气客在眦间，热搏于津液所致"，中医学认为，麦粒肿多因外感风热上犯胞睑或嗜食辛辣，脾胃积热，循经上攻胞睑，导致气血瘀滞，腐败为脓所致。治则以疏风，清热，泻火，解毒，消瘀，散结为主。

中药内治临床上多采用疏风清热、解毒消肿药物进行治疗。牛俊波采用防风通圣散治疗小儿多发性麦粒肿，方中石膏、黄芩、栀子、大黄、芒硝、滑石清泻脾胃积热，使热从二便而解；荆芥、防风、薄荷、麻黄、连翘、桔梗发散郁伏之热，从表而解；白术、甘草健脾和中；白芍、当归、川芎养血散瘀，调和营血。王伟采用甘露饮加减治疗复发性麦粒肿，处方：生地黄 10g，熟地黄 10g，石斛 10g，天冬 12g，麦冬 12g，黄芩 10g，茵陈 10g，枳壳 10g，枇杷叶 4g，甘草 6g，随症加减。陈佑林等采用五味消毒饮加味而成的"七味消毒饮"为基础方治疗多发性麦粒肿，处方：金银花 10g，连翘 10g，大青叶 10g，紫花地丁 10g，蒲公英 10g，野菊花 10g，紫背天葵 10g。全方具有强大的清热解毒效能，加减运用取得显著的效果。

（赵　爽）

第二节　睑　缘　炎

睑缘炎（blepharitis）是指睑缘表面、睫毛毛囊及其腺组织的亚急性或慢性炎症，多由葡萄球菌感染所致。常双眼发病，病情较为顽固，愈后可复发。临床主要分为干燥性睑缘炎、鳞屑性睑缘炎、溃疡性睑缘炎和眦部睑缘炎四种。干燥性睑缘炎是一种程度较轻的睑缘炎，睑缘表面单纯充血，常伴有睑部结膜炎症；鳞屑性睑缘炎为眼睑皮脂腺及睑板腺脂溢过多合并酵母样霉菌或糠疹癣菌感染；溃疡性睑缘炎常为葡萄球菌感染；眦部睑缘炎则由莫-阿双杆菌所引起，并与核黄素缺乏有关。本病多为双眼发病，病程长，病情顽固，且有复发倾向。身体虚弱，卫生习惯不良，睡眠不足，理化刺激，慢性结膜炎，溢泪症等均可成为其发病诱因。

睑缘炎属于中医学"睑弦赤烂"（《银海精微》）范畴。眦部睑缘炎又专称"眦帷赤烂"（《证治准绳》）、"目赤烂眦"（《张氏医通》）。《眼科纂要》称之为风弦赤烂，又名目赤烂眦，俗名烂弦风。《审视瑶函》称："眦帷赤烂，人皆有之，火干燥湿，病有轻重，重则眦帷裂而血止，轻则弦赤烂而难舒。"其指出睑缘炎是一种社会性传染病。

一、临床诊断要点与鉴别诊断

（一）诊断标准

（1）患眼睑缘或眦部灼热疼痛，刺痒难忍，可伴有干涩不适。

（2）鳞屑性睑缘炎：睑缘局部刺痒，或无明显症状。睑缘可充血、肿胀，并有点状皮脂溢出，睫毛根部附有鳞屑。皮脂与鳞屑常混合成黄色蜡状分泌物，干后结痂。除去痂皮后，可见睑缘潮红，但无溃疡。睫毛易脱落，但可再生。炎症长期不愈，可导致睑缘肥厚、变钝、泪小点外翻，从而发生溢泪、慢性眼睑湿疹等并发症。

（3）溃疡性睑缘炎：症状较鳞屑性睑缘炎更严重。皮脂分泌更多，睑缘皮肤、睫毛根部有脓疱及黄色痂皮，睫毛黏集成束。除去痂皮后，露出睫毛根端及出血性溃疡面。睫毛毛囊炎性破坏及睑缘瘢痕性收缩，可引起秃睫或睫毛乱生，甚至倒睫。炎症长期不愈，可导致睑缘肥厚、变形、溢泪、下睑皮肤湿疹或下睑外翻。

（4）眦部睑缘炎：眼睑内外眦皮肤充血，浸渍糜烂，有时有小皲裂和出血；眦部常附着少量黄白色分泌物，多合并眦部结膜炎。

（5）前睑缘炎：睑缘前唇病变，包括皮肤、睫毛毛囊、附属皮脂腺的炎症，如睑缘充血、溃疡、脓肿、鳞屑等。

（6）后睑缘炎：睑缘后唇的疾病，主要包括睑板腺开口阻塞、充血、异常分泌物等。

（7）混合型睑缘炎：前后睑缘均有炎症。

（二）鉴别诊断

1. 鳞屑性睑缘炎

（1）症状：自觉刺痒为主。

（2）体征：睑缘充血，皮肤和睫毛根部附有细小灰白色或金黄皮样鳞屑。病程长者，睑缘肥厚，钝圆，睑缘轻度外翻。

（3）病理改变：多由于眼睑皮脂腺及睑板腺分泌旺盛，以致皮脂溢出而发生轻度感染。各种物理、化学刺激（风尘、烟、热等），全身抵抗力降低，营养不良，睡眠不足，屈光不正及视力疲劳等，加之眼部不卫生时，都是其致病因素。

2. 溃疡性睑缘炎

（1）症状：自觉疼痛灼热为主。

（2）体征：睑缘充血、糜烂，黏液脓性渗出，睫毛根部形成小脓包或溃疡，附有黄色痂皮。睫毛毛囊破坏、脱落，形成秃睫。并发倒睫，慢性结膜炎，睑缘肥厚变形，外翻，泪点闭塞。

（3）病理改变：常为金黄色葡萄球菌感染引起睫毛毛囊 Zeis 和 Moll 腺体的急性或化脓性炎症。

3. 眦部睑缘炎

（1）症状：自觉刺痒灼热为主。

（2）体征：内外眦部反复充血、皲裂和糜烂，表面有灰黄色黏液脓性分泌物，多伴有眦部结膜炎。长期慢性患者可致眦部粘连、睑裂缩小。

（3）病理改变：为莫-阿双杆菌感染，常为双眼病变，限于眦部，以外眦部最为常见。常与体质差或贫血、结核等有关，或因核黄素缺乏所致。

4. 单纯疱疹病毒性睑缘炎

单纯疱疹病毒性睑缘炎当感冒高热或身体抵抗力降低时出现，病变多在上下睑，以下睑多见，睑皮肤出现丘疹，常成簇出现，结块形成半透明水疱。

5. 带状疱疹性睑皮炎

带状疱疹性睑皮炎发病前有轻重不等的前驱症状，如全身不适、发热等，继而在病变区出现剧烈疼痛；数日后眼睑、前额及头皮潮红、肿胀，出现成簇透明小疱。

二、中医辨病诊断

（一）诊断依据

（1）症状：患眼睑弦刺痒灼痛。
（2）体征：睑缘充血，裂隙灯检查可见睫毛根部或睫毛上有鳞屑、痂皮或睑缘泡沫或睑板腺开口处堵塞物。

（二）类证鉴别

睑弦赤烂多与风赤疮痍相鉴别。两者均属胞睑疾病，病位均在胞睑，均可见红赤湿烂等症；两者不同之处为病位不同，睑弦赤烂病变部位仅限于睑缘或眦部睑缘，一般不波及眼睑皮肤，而风赤疮痍病变部位则以眼睑及前额部皮肤为主，多不累及睑弦，并可出现黑睛生翳。

三、审析病因病机

（1）脾胃蕴热，复受风邪，风热合邪触染睑缘，伤津化燥。
（2）脾胃湿热，外感风邪，风、湿、热邪相搏，循经上攻睑缘而发病。
（3）心火内盛，风邪犯眦，引动心火，风火上炎，灼伤睑眦。
（4）心阴亏虚，阴不制阳，虚火上扰于目眦。
总之，本病的基本病因病机为脾胃蕴热、风热外袭、心火内盛、心阴亏虚等导致风热触染睑缘，或可因阴不制阳，虚火上扰目眦，导致本病反复发作。

四、明确辨证要点

（一）五轮辨证

病变部位在胞睑，属肉轮，胞睑属脾，脾主运化水湿，脾与胃相为表里，故本病多与之相关。睑弦为皮肤黏膜交接处，在表，故易感风邪。病变部位在内外眦，属血轮，内外眦属心，心主血脉，心与小肠相为表里，故本病亦与之相关。

（二）辨症状与体征

脾胃有湿，则胃脘不舒，外感风热之邪，引发风湿热邪相搏，循经上攻睑弦，故见胞睑红肿，睑弦红赤、溃烂、出脓、眵黄、眵泪胶黏、睫毛脱落稀疏；热盛灼伤睑弦血络，故见出血；双眼白睛红赤乃为风热犯卫表所致。

（三）虚实辨证

内外眦归属五轮中血轮，所属脏腑为心、小肠。若五志化火、五气化火，火邪上炎于目，可致两眦红赤、灼烧疼痛，此为实证所致；若失血过多、殚视竭虑、阴血暗耗，可致阴不制阳、虚火上扰，两眦微痛，干裂出血等，此为虚证。

五、确立治疗方略

治疗本病以祛风除湿清热为原则。风热偏重者应祛风清热，湿热偏盛者应清热除湿，对于心火上炎者以清心泻火为主，血虚温燥者以养血润燥为主，血虚风燥者以养血祛风。均可选加祛风止痒之品。同时局部配合有关外治法，以提高疗效。

（一）从风热论治睑弦赤烂

风为百病之长，眼为清阳之窍。"风为阳邪，其性炎上""伤于风者，上先受之"。风盛则痒，故风热袭表则眼部皮肤刺痒灼热，甚至皮屑脱落；热为火之渐，热盛伤津则眼干、口干；热入血分，上扰心神则焦虑不安，劳累后更加精伤液耗则诸症加重。风热搏结，化燥伤阴，血虚津亏，病势缠绵。治宜祛风清热，养阴润燥。

（二）从风湿论治睑弦赤烂

睑弦赤烂之病主因风、湿、热，主症痒、烂、赤。临床常以痒、烂、赤各症的轻重来辨别受风、湿、热各邪的多寡。如痒重则风邪偏盛，烂重则湿邪偏盛，赤重则热邪偏盛。

六、辨证论治

1. 风热偏盛证

（1）抓主症：睑缘红赤，睫毛根部有糠皮样鳞屑，灼热刺痒，干涩不适。眼睫毛易脱落，脱落后能再生。

（2）察次症：咳嗽，口渴，口燥，咽痛。

（3）审舌脉：舌红，苔薄，脉浮数。

（4）择治法：祛风止痒，清热凉血。

（5）选方用药思路：本证为风热外袭，风热偏盛所致，故选用银翘散（《温病条辨》）。方中金银花、连翘气味芳香，既能疏散风热，清热解毒，又可辟秽化浊；薄荷、牛蒡子辛凉，疏散风热，清利头目，且可解毒利咽；荆芥穗辛而微温，解表散邪，此者虽属辛温，但辛而不烈，温而不燥，配入辛凉解表方中，增强辛散透表之力，是为去性取用之法；芦根、竹叶清热生津；甘草调和药性，护胃安中。

（6）据兼症化裁：若睑缘红赤灼热较甚者，可酌加赤芍、牡丹皮之类以增清热凉血之功；若刺痒较甚者，可酌加蝉蜕、乌梢蛇、徐长卿之类以增祛风止痒之功；若干涩较重者，可酌加麦冬、天花粉之类以增生津润燥之功。

（7）据变证转方：若睑弦有白色鳞屑，易脱落，刺痒灼热，干涩不适，舌红，苔薄黄，脉数，此为风邪偏重，治宜祛风止痒清湿热，方用消风散。

2. 湿热壅盛证

（1）抓主症：睑缘红赤溃烂，溢脓出血，眵泪胶黏，睫毛脱落或秃睫，疼痛并作。

（2）察次症：发热，身热不扬，头痛而重，身重而痛，口苦，胸痞，尿黄而短。

（3）审舌脉：舌红，苔黄腻，脉濡数。

（4）择治法：清热除湿。

（5）选方用药思路：本证为湿热相搏，循经上攻睑缘所致，故选用除湿汤。方中连翘、黄连、黄芩、黄柏、薄荷、甘草、蒲公英、金银花清热解毒，荆芥、防风、白蒺藜、蝉蜕疏风清热，苍术、滑石、茯苓、陈皮、车前子除湿。

（6）据兼症化裁：若湿邪偏盛者，酌加茵陈、薏苡仁、山药之类以增健脾利湿之功；若奇痒难忍者，酌加蛇床子、白鲜皮、地肤子之类以增祛湿止痒之功。

3. 心阴亏虚证

（1）抓主症：眦部皮肤及睑缘潮红，干裂易出血、眦部白睛淡红。

（2）察次症：心中动悸不安，胸闷不舒，虚烦失眠多梦，口燥咽干，五心烦热，盗汗自汗。

（3）审舌脉：舌尖红，苔少，脉细数。

（4）择治法：养心清热。

（5）选方用药思路：本证为心阴亏虚，阴不制阳，虚火上扰于目眦所致，故选用补心汤（《世医得效方》）。方中生地黄甘寒而润，入心肾经，凉血滋阴以制心火；丹皮、知母、麦冬清热凉血滋阴；西洋参益气养阴；连翘、菊花苦辛微寒，清热解毒；黄柏泻下焦之火；蝉蜕祛风止痒。

（6）据兼症化裁：若患处痒极难忍者，酌加地肤子、荆芥之类以增祛风止痒之功；糜烂显著者，酌加茵陈、车前子之类以增清热利湿之功；干裂出血者，酌加紫草、玄参之类以增清热凉血除湿之功。

4. 心火上炎证

（1）抓主症：眦部睑缘红赤糜烂，甚至皲裂出血，灼热刺痒。

（2）察次症：心胸烦热，口渴面赤，小便短赤。

（3）审舌脉：舌红，苔黄，脉数。

（4）择治法：清心泻火。

（5）选方用药思路：本证为心火内盛，风邪犯眦，引动心火，风火上炎，灼伤睑眦所致，故选用导赤散和黄连解毒汤。方中生地黄甘寒而润，入心肾经，凉血滋阴以制心火；竹叶清心除烦，淡渗利窍，导心火下行；生甘草清热解毒；黄连清泻心火，兼泻中焦之火；黄芩清上焦之火；黄柏泻下焦之火；栀子清泻三焦之火，导热下行，引邪热从小便而出；地肤子、防风、苍术祛风止痒。

（6）据兼症化裁：若患处红赤较甚者，可酌加赤芍、丹皮之类以增凉血退赤之功。

5. 血虚风燥证

（1）抓主症：眼睑灼热刺痒、干涩不适，眼睑睫毛根部有糠皮样脱屑。

（2）察次症：面色失华，神疲乏力，寐差，口干、唇燥。

（3）审舌脉：舌质红，苔薄，脉细。

（4）择治法：养血祛风润燥。

（5）选方用药思路：本证为营血亏虚，血虚生风所致，故选用四物汤。方中当归补血养血，和血调经为君；熟地黄滋阴补血为臣；白芍养血柔肝和营为佐；川芎活血行气，畅通气血为使。四味合用，补而不滞，滋而不腻，养血活血，可使营血调和。生地黄滋阴清热；牡丹皮清血中伏火；白鲜皮、蝉蜕祛风；麦冬、天冬润燥；荆芥祛风凉血。

（6）据兼症化裁：若患处痒极难忍者，酌加地肤子、白鲜皮、菊花、防风、川芎之类以增祛风止痒之功；糜烂显著者，酌加茵陈、车前子之类以增清热利湿之功。

七、外治法

（1）熏洗法：用 0.9%氯化钠注射液或 3%硼酸溶液清洗睑缘，每日 2～3 次。清洗时，均应拭去鳞屑、脓痂、已松脱的睫毛及清除毛囊中的脓液，充分暴露病损处，才能药达病所。

（2）滴眼液：可局部滴 0.5%熊胆滴眼液、0.5%硫酸锌滴眼液或抗生素滴眼液（如 0.5%新霉素滴眼液、10%磺胺醋酰钠滴眼液）滴眼，每次 1 滴，每日 3 次。

（3）涂眼药膏：涂抗生素眼药膏，如红霉素眼药膏等，每次 1 滴，每日 3 次。

八、中成药选用

（1）明目蒺藜丸：适用于风热外袭证，组成：蒺藜（盐水炙）、蔓荆子（微炒）、菊花、蝉蜕、防风、荆芥、薄荷、白芷、木贼、炒决明子、密蒙花、石决明、黄连、栀子（姜水炙）、连翘、黄芩、黄柏、当归、赤芍、地黄、川芎、旋覆花、甘草。用法：每次 9g，每日 2 次口服。

（2）明目上清丸：适用于风热外袭证，组成：菊花、连翘、黄芩、黄连、薄荷脑、荆芥油、蝉蜕、蒺藜、栀子、熟大黄、石膏、天花粉、麦冬、玄参、赤芍、当归、车前子、枳壳、陈皮、桔梗、甘草。用法：大蜜丸每次 9g，每日 2 次口服；水丸每次 1 袋，每日 2 次口服。

（3）银翘解毒丸：适用于风热外袭证，组成：金银花、连翘、薄荷、荆芥、淡豆豉、牛蒡子（炒）、桔梗、淡竹叶、甘草。用法：大蜜丸每次 1 丸，每日 2～3 次口服；水蜜丸每次 6g，每日 2～3 次口服。

（4）双黄连合剂：适用于风热外袭证，组成：金银花、黄芩、连翘。用法：每次 10ml或 20ml，每日 3 次口服。

（5）上清丸：适用于风热外袭证，组成：菊花、酒黄芩、薄荷、连翘、黄柏（酒炒）、栀子、酒大黄、荆芥、防风、白芷、川芎、桔梗。用法：大蜜丸每次 1 丸口服；水丸每次 6g，每日 1～2 次口服。

（6）龙胆泻肝丸：适用于湿热壅盛证，组成：龙胆、黄芩、炒栀子、盐车前子、泽泻、木通、酒当归、地黄、柴胡、炙甘草。用法：大蜜丸每次 1～2 丸口服；水丸每次 3～6g，每日 2 次口服。

（7）熊胆丸：适用于湿热壅盛证，组成：熊胆、龙胆、大黄、栀子、黄芩、黄连、决明子、柴胡、防风、菊花、薄荷脑、当归、地黄、泽泻（盐炙）、盐车前子、冰片。用法：每次 4 粒，每日 2 次口服。

（8）三仁合剂：适用于湿热壅盛证，组成：苦杏仁、豆蔻、薏苡仁、滑石、淡竹叶、姜半夏、通草、厚朴。用法：每次 20～30ml，每日 3 次口服。

（9）开光复明丸：适用于心火上炎证，组成：栀子（姜炙）、黄连、黄芩、黄柏、大黄、龙胆、地黄、菊花、防风、蒺藜（去刺盐炒）、羚羊角粉、石决明、当归、赤芍、泽泻、玄参、红花、冰片。用法：每次 1～2 丸，每日 2 次口服。

（10）黄连上清丸：适用于心火上炎证，组成：黄连、黄芩、黄柏（酒炒）、石膏、栀子（姜炙）、酒大黄、连翘、菊花、荆芥穗、白芷、炒蔓荆子、川芎、防风、薄荷、旋覆花、桔梗、甘草。用法：大蜜丸每次 1～2 丸，每日 2 次口服；水蜜丸每次 3～6g，每日 2 次口服。

（11）四物颗粒：适用于血虚风燥证，组成：当归、川芎、白芍、熟地黄。用法：每次 5g，每日 3 次口服。

九、单方验方

（1）凤凰油膏：熟鸡蛋黄 2 枚，放在铜勺内以文火炒至焦黄至油出，用干净纱布滤出油，与黄连粉 3g 调和均匀备用。温盐水擦洗睑缘，嘱患者轻闭眼，医者轻拉上下眼睑使睑缘暴露，将凤凰油膏用棉签轻涂于溃疡性睑缘部。每日或隔日 1 次。注意勿涂入眼内。

（2）炉甘石膏：取炉甘石 50g，火煅研为细末，过 20 目筛，与麻油调匀至膏状，涂于睑缘上，每日 1 次，每晚涂。

（3）柳枝洗方（出自位贤臣验方）：用直径 30～40cm 新制黑色土陶盆 1 个，带叶鲜柳枝 500～1000g，洗净编成圆帽状放入盆中，加清净的水 1500～2000ml，置阳光下晒 5～6 小时。用该水浸液早、中、晚洗眼 3 次，次日更换洗液继续洗，7 日为 1 个疗程，一般用 1～3 个疗程。

（4）花椒油（出自干健验方）：称取花椒两斤，置于铝锅内，加蒸馏水盖药面，直火蒸馏，第二次收集液，按需要的浓度量，加 0.5%～1.0% 的吐温-80，再加 0.9% 的氯化钠调等渗，充分振摇后，用三号布氏漏斗过滤，分装消毒备用。用棉签蘸上 100% 或 200% 的花椒液擦睑缘处，涂后再用生理盐水棉签擦该处（不擦亦可，无不良反应），每日或隔日 1 次，直至痊愈。

（5）排毒洗剂：苦参、紫草、土茯苓、木贼、百部、白矾各 20g，红花 5g，水煎至每袋装 150ml，每次使用 30ml，加热后，用纱块浸湿拧干（以不滴水为佳）局部湿敷，每次 15～20 分钟，每日 3 次。5 日为 1 个疗程。

（6）陈氏外用眼膏（陈达夫中医眼科临床经验方）：乌贼骨 30g，白芷 30g，薄荷 15g，蔓荆子 15g，薏苡仁 12g，芡实 12g，刺蒺藜 12g，蔻壳 10g，蝉蜕 10g，炉甘石 500g，珍珠粉 1.5g，鹅油或猪油适量，制法：将炉甘石火煅研细，分作两份待用。将乌贼骨、白芷、薄荷、蔓荆子、薏苡仁、芡实、刺蒺藜、蔻壳、蝉蜕加水煎好去渣，倾入瓷器中，再加入一份炉甘石和匀，用绵纸将瓷器口封固，日晒夜露。待干后，再加珍珠粉和另一份炉甘石和匀，研极细末，方用鹅油或猪油拌成油膏。用法：涂眼睑患处，每日 2～3 次。

（7）菊矾汤：白矾 10g，白菊花 10g，水煎，用药棉蘸药水洗患处，每剂洗 3 日，每日洗 3 次。

十、中医特色技术

（1）针灸治疗

1）阳明燥热：常用穴位为丝竹空、攒竹、四白、合谷、风池、足三里等。

2）风湿热邪上犯：常用穴位为三阴交、血海、足三里、丝竹空、攒竹等。

3）心火炽盛：常用穴位为睛明、阳白、太阳、少冲、心俞等。每次选眼周穴位 1～2 个，远端穴位 2～3 个，每日 1 次，用平泻手法。

4）耳针或耳穴压豆：主要穴位有肝、脾、肾、神门、目 1、目 2、眼。

（2）眼浴：鱼腥草注射液，每次 2ml，加入 0.9% 氯化钠溶液 20ml，盛于眼浴杯内，清洁睑缘患处后，做眼浴治疗，每次 20 分钟，每日 1～2 次。

（3）眼部雾化：选用清热解毒中药注射液，或清热解毒祛湿中药煎剂，进行眼部雾化治疗，每次 15 分钟，每日 1～2 次。

（4）熏洗法：可用内服药渣煎液，或选用千里光 30g，白鲜皮 15g，苦参 30g，野菊花 15g，蒲公英 30g，蛇床子 30g 等药煎水熏洗，每日 2～3 次。

十一、预防调护

（1）保持眼部清洁，避免风沙烟尘刺激。

（2）注意饮食调节，勿过食辛辣炙煿之品。

（3）凡屈光不正、视疲劳者，应及时矫治和注意眼的劳逸结合。

（4）避免接触已知的过敏物质，防止过劳和情志刺激，防止外邪侵袭。

十二、各家发挥

（一）张怀安临床经验

张怀安认为此病多因脾胃湿热、复感外邪，若湿热内蕴，则便结溲赤；风热上攻，则眦角糜烂；治法宜疏风解表、泻热通便；方选防风通圣散加减。

若风湿热邪相搏，结于睑缘发病，风甚则痒，热甚则痛，湿甚则糜烂；治宜清热除湿，祛风止痒；方选除湿汤加减。

若风甚则痒，风热客于睑缘不散，则灼热刺痒；风热耗伤津液，故睑缘红赤，干燥涩痛；风热攻目则流泪；舌质红，苔薄黄为风热之征。治宜祛风清热，方选银翘荆防汤加减。

（二）朱运凯临床经验

朱运凯医师对本病的看法如下所述。

（1）鳞屑型多为血热生风或血虚风燥，根据"治风先治血，血行风自灭"，治疗以祛风为主，配以养血、凉血、润燥药物，自拟桑菊荆防汤，方中桑叶、菊花、蝉蜕疏风清热，荆芥、防风、刺蒺藜祛风止痒，地肤子、白鲜皮、苦参、黄芩清热除湿，紫草、赤芍药、牡丹皮养血凉血润燥。甘草配合诸药。全方共奏祛风清热、除湿止痒之效。

（2）溃疡型多因外感风邪、内夹心火、上攻胞睑所致。治疗以清热解毒为主，配以祛风除湿药物，采用五味消毒饮加减。方中金银花、野菊花、蒲公英、紫花地丁、土茯苓、鱼腥草，清热解毒排脓，祛风，健脾，燥湿，以获效。

（3）眦部睑缘炎多因心火内盛、外感风邪，治疗清心泻火凉血，木贼、薄荷、地龙清热疏风，黄芩、地肤子、白鲜皮清热除湿，甘草调和诸药。

此外中药清洗还能将睑板腺过多的异常分泌物排出，使疗效增加。本病病因还与居住环境潮湿脏乱，个人不良卫生习惯，营养不良，屈光不正，长期用化妆品有关。现代临床药理研究证明，黄芩等上述方药有抗菌抗炎等作用，对金黄色葡萄球菌、溶血性链球菌、大肠杆菌、痢疾杆菌、绿脓杆菌、白色念球菌具有较强的抑制作用。

（三）陈达夫临床经验

陈达夫认为睑弦赤烂按六经辨证，应属足太阴脾经外障眼病。临床上内治分为以下 3 型：

（1）风热外袭，太阴表实，症见睑缘刺痒，干涩不适，睑缘睫毛根部漫生糠皮样鳞屑，除去皮屑，睑缘皮肤呈红色，睫毛易于脱落，但可以再生。西医称为鳞屑性睑缘炎。在治疗上，治则宜祛风清热。方药用陈达夫经验方：菊花 10g，冬桑叶 10g，刺蒺藜 25g，防风 10g，赤芍 15g，薄荷 6g，僵蚕 12g，生地黄 15g。

（2）脾热上攻，太阴里实，症见睑缘刺痒，涩痛；常发透明水疱样细小颗粒，水疱擦破后，红赤湿烂，糜烂胶黏，痂皮积聚，拭去痂皮，则有出血的溃陷，睫毛卷曲，易于脱落，不能再生，可致眼睑变形。西医称为溃疡性睑缘炎。在治疗上，轻者宜清热利湿。方药用陈达夫经验方：金银花 15g，连翘 10g，黄芩 10g，荆芥 10g，防风 15g，滑石 15g，通草 6g，蝉蜕 10g。重症者，痛重痒轻，睑缘红赤，糜烂胶黏，痂皮积聚，去痂后有脓血溃陷。治疗原则宜清热解毒，祛风除湿杀虫。方药用陈达夫经验方：金银花 15g，连翘 10g，蒲公英 25g，苍术 10g，黄芩 10g，赤芍 15g，栀子 10g，蝉蜕 10g，鹤虱 15g，雷丸 10g。

（3）太阴表里俱虚，症见胞睑软弛，睑缘湿烂色白，流泪发痒。相当于睑缘湿疹。在治疗上宜温表而固里。方药用苓桂术甘汤：茯苓 15g，桂枝 10g，白术 10g，甘草 6g。

（四）庞赞襄临床经验

庞赞襄认为：本病多由于脾胃蕴积湿热，外受风邪侵袭，以致风与湿热相搏，侵及于目；或由于脾胃虚弱，运化失常，气血不能上荣于目所致。或由椒疮擦拭过多，以致表面糜烂，亦有因导入睫毛，损伤睑弦，风邪所侵而成。本病总由风、湿、热三邪为病，虽然皆由外风引动，但由于内邪不同而病机各异，内有脾胃蕴热，受风则易化燥；内有湿热，受风后湿热更盛而溃烂；内有心火，受风邪后循经灼睑眦而眼眦红赤糜烂。另外患沙眼或拔剪倒睫损伤睑弦，也可导致风邪侵入而发病。素有屈光不正，营养不良，睡眠不足等，也易罹患本病。

（赵晓龙）

第三节　上睑下垂

上睑下垂（ptosis）是指上睑的肌肉——提上睑肌和米勒（Muller）肌的功能不全或丧失，以致上睑呈部分或全部下垂，轻者遮盖部分瞳孔，严重者全部瞳孔被遮盖。患者常需紧缩额肌以提高上睑缘的位置，形成一种仰头皱额的特殊"望天"姿态，既有碍美观，又影响视力。

上睑下垂有先天和后天之分，可单眼亦可双眼，病因多种多样，先天者多为双眼，有遗传性，可为显性遗传或隐性遗传。主要是因为动眼神经核发育不全或提上睑肌发育不全所致。后天性者多因眼睑本身的病变，如眼睑的肿瘤、严重沙眼、炎症水肿、外伤、组织增生等。而临床上肌源性上睑下垂较多见，如重症肌无力，表现为早晨轻、午后重，常因疲劳而加重，眼球运动受到不同程度的限制，注射新斯的明后症状可显著改善，据此可明确诊断，其他尚有神经源性上睑下垂、全身代谢疾病（如糖尿病、甲状腺功能减退等）所引起的上睑下垂也较多见。

上睑下垂属中医学"上胞下垂"范畴,又名"侵风""胞垂""眼睑垂缘"等。

一、临床诊断要点与鉴别诊断

(一)诊断标准

(1)先天性上睑下垂者,双侧居多,可伴有眼睑其他先天异常或眼外肌麻痹;后天性上睑下垂者,则常有原发病的相应症状。

(2)自然睁眼向前平视时,双眼或单眼上睑遮盖角膜上缘超过2mm。若双眼瞳孔被遮,则患者视物呈仰头姿态或眉弓抬高,额部皮肤出现较深横皱纹。有时可伴有内眦赘皮、小睑裂等畸形。严重的先天性上睑下垂者可影响视功能发育,日久则发生弱视。重症肌无力所致者有晨轻夜重的特点,常伴其他眼外肌无力现象,眼球运动亦受到不同程度的障碍。

(二)临床表现

1. 自觉症状

上胞垂下,影响视瞻。属先天者自幼罹患,视瞻时需昂首皱额,甚至以手提起上胞方能视物;属后天者晨起或休息后减轻,午后或劳累后加重,或视一为二、目偏视等。或可伴神疲乏力、吞咽困难或头晕、恶心、呕吐等。

2. 眼部检查

两眼自然睁开向前平视时,上胞遮盖黑睛上缘超过2mm,有不同程度的睑裂变窄,或上胞遮盖部分瞳神;可见扬眉张口,日久则形成额皮皱起;用拇指紧压眉弓部,让患眼向上注视,上胞抬举困难。

3. 实验室及特殊检查

用甲基硫酸新斯的明0.5mg皮下或肌内注射,15~30分钟后见上胞下垂减轻或消失者,多为重症肌无力眼睑型。

4. 临床类型

(1)先天性上睑下垂

1)上直肌作用正常(单纯性上睑下垂):最常见,占先天性上睑下垂的90%,主要是由于动眼神经核或提上睑肌发育不全所致。

2)上直肌作用减弱,占先天性上睑下垂的60%,是上直肌本身发育异常。

3)睑裂狭小综合征(Komoto综合征,先天性眼睑四联症):占先天性上睑下垂的3%~6%,有双上睑下垂、反内眦赘皮、双眼内眦间距过远与睑裂狭小四种症状。

4)Marcus Gunn现象(下颌瞬间综合征):占先天性上睑下垂的2%,因三叉神经运动支的以外神经与动眼神经的提上睑肌核之间有异常联合。当患者咀嚼、张口或下颌向健侧移动时,下垂的上睑立即上举。

5)先天性眼外肌纤维化(先天性眼部纤维化综合征):很罕见,双眼轻度上睑下垂与眼球向各方向的运动障碍。

(2)后天性上睑下垂即麻痹性(神经性)上睑下垂。

1)动眼神经麻痹:最多见,有上睑下垂,麻痹性外斜视,眼球向内、上、下转动有障碍,瞳孔散大和调节麻痹。

2）眼肌麻痹性偏头痛：以持续性头痛而发生同侧的动眼神经麻痹为特征。

3）面神经麻痹：由于眼轮匝肌和额肌麻痹，不仅上睑，下睑也有下垂。

4）Horner 综合征：发生于交感神经损伤，造成该神经支配的 Muller 肌麻痹所致。主要表现是同侧上睑下垂、瞳孔缩小、眼球内陷及颈面部无汗。

（3）肌性上睑下垂

1）重症肌无力：由于神经肌接头部的传达障碍，故以全身横纹肌虚弱和容易疲劳为特点。初发症状以上睑下垂与复视为多见，症状早晚轻重有改变，新斯的明试验阳性为特征。

2）肌营养障碍：为一种遗传性疾患，消耗量增加和肌肉薄弱，但眼肌受累罕见。

3）肌强直性营养障碍（肌强直性萎缩）：为一种慢性进行性遗传性疾患，双眼对称性上睑下垂，可伴有白内障、视网膜异常和眼压过低。

4）进行性眼外肌麻痹：为一种遗传性疾患，双眼上睑下垂，眼球运动障碍，但眼内肌不受累，新斯的明试验阴性。

5）眼外肌炎：上睑下垂发病较急，伴有眼球突出和眼球运动障碍。

6）老年性上睑下垂（老年睑皮松垂症）：是生理上的老化现象。

7）皮肌炎：以皮炎和肌病为特征，症状包括上睑下垂、眼外肌炎、上巩膜炎、视网膜的浆液和出血渗透的改变，以及皮肤异色病。

（4）外伤性上睑下垂

1）眼睑外伤（挫伤、裂伤、异物）后上睑下垂。

2）眼眶骨折后上睑下垂。

3）术后上睑下垂：发生在眼睑与眼眶肿瘤摘出术后。

（5）中毒性上睑下垂发生在：①急性感染或代谢性毒血症（甲状腺功能亢进、糖尿病）；②产后；③给药后（砷、铅、长春新碱、皮质类固醇）；④芥子毒气、一氧化碳中毒。

（6）机械性上睑下垂

1）眼睑与眼眶肿瘤：大多因肿瘤组织累及眼睑，使其重量增加所致。

2）眼睑皮肤松垂症：复发性睑水肿，使提上睑肌无力，眶隔被破坏。眶脂肪和眶部泪腺脱垂到上睑皮下所致。

3）瘢痕性上睑下垂：因瘢痕（沙眼、白喉）和外伤（手术、化学性或热烧伤）所致。

4）眼睑的水肿：因炎性肿胀或变性所致。

（7）假性上睑下垂

1）无眼球、小眼球、高度远视眼、眼球萎缩或眼球疔、眼球内陷等，由于眼睑后方的支持物不充分，使眼缘降低到正常水平以下而呈上睑下垂。

2）垂直性斜视：有上斜视眼即显得上睑遮盖瞳孔，呈上睑下垂的外观。

3）AV 综合征：主要是 V 综合征（V 内斜与 V 外斜），当双眼向右看时，左眼向上转；当双眼向左看时，右眼向上转。此时呈上睑下垂的外观。

4）Duane 综合征（眼球后退综合征）：当患眼内转时，睑裂狭小且眼球后退并上转。

5）眼睑退缩：若有一眼的眼睑退缩，不仅睑裂不对称，往往它眼（健眼）呈上睑下垂。这是患眼眼轮匝肌的眼睑部因代偿性收缩，使两眼均受影响所致。

（三）鉴别诊断

（1）发病时期：先天性或后天性。若是先天性，以先天性单纯性上睑下垂为最常见。其他少见的有睑裂狭小综合征、先天性眼外肌纤维化。

（2）上睑下垂侧：单眼或双眼神经性与机械性上睑下垂以单眼为多见。肌性上睑下垂通常是双眼。

（3）症状的动摇：后天性如重症肌无力、动眼神经异常再生。先天性如 Marcus Gunn 综合征，以及假性上睑下垂的症状有动摇者多。先天性真性上睑下垂的症状未见动摇。

（4）复视：若有复视要怀疑伴有眼球运动障碍。需考虑动眼神经麻痹、重症肌无力、肌病。若仅有单眼高度上睑下垂，因仅用健眼作单眼视，故无复视。

（5）瘢痕性上睑下垂：系上睑缺乏正常支撑所致，见于无眼球、小眼球、眼球内陷、半侧面部萎缩、老年人眼眶脂肪减少，以及外伤性眼球下移等。

（6）癔病性上睑下垂：多为双侧，系眼轮匝肌痉挛。一般睑裂变窄与眉弓上提并存，伴有癔病性表现，如黑矇及管状视野等。

（四）检查

（1）视诊：上睑下垂是单眼或双眼，要观察其程度如何（睑下垂 2mm 为轻度，3mm 为中度，4mm 或 4mm 以上为重度），并注意睑裂的宽窄（7.5～10mm 为正常）、睑缘的高度、眉毛的位置、双眼皮的高低等。

（2）固视检查：下斜视伴假性上睑下垂，若让下垂眼固视，则上睑下垂消失。单眼的先天性上睑下垂，若该眼固视不良，将来可成为弱视。

（3）眼位检查：看眼位要做遮盖试验。先天性上睑下垂伴共同性斜视者多神经性与肌性上睑下垂伴麻痹性斜视者多。

（4）眼球运动检查：动眼神经麻痹、重症肌无力或肌病者常有眼球运动障碍。先天性上睑下垂伴上转障碍者少。当眼球运动时上睑下垂的程度若有变化，则动眼神经异常再生的可能性大。

（5）张口运动时上睑下垂的变化：张口运动时上睑下垂的程度若有变化者为 Marcus Gunn 现象。婴幼儿在吸奶或咀嚼食物时看得很清楚。

（6）瞳孔检查：若瞳孔散大，疑为动眼神经麻痹；若瞳孔缩小，疑为交感神经麻痹。

（7）药物试验：若疑为重症肌无力给予新斯的明皮下或肌内注射，观察上睑下垂有无明显减轻或消失，若在 15～30 分钟后有减轻或消失，即可确诊为重症肌无力。若疑为 Horner 综合征，给予交感神经刺激剂滴眼，观察上睑下垂有无改善，瞳孔能否散大，如交感神经第三神经元的障碍，若用可卡因滴眼后眼睑不能上举，瞳孔也不散大；若滴肾上腺素或新福林（去氧肾上腺素）后则能举睑，并能扩瞳，这对其诊断与障碍部位的判断有帮助。

（8）肌电图检查：提上睑肌的肌电图检查，对肌性或神经性上睑下垂在鉴别上是有用的。尤其对单眼全眼外肌麻痹的病症，在鉴别肌性或神经性时，以肌电图检查为最好。

二、中医辨病诊断

（一）诊断依据

（1）主症：两眼向前平视时，上胞遮盖黑睛上缘超过 2mm，睑裂变窄。

（2）次症：紧压眉弓部时上胞抬举困难。

（二）类证鉴别

眼珠转动不灵，视一为二，上胞垂下骤然发生，为风痰阻络，多见于上胞下垂、目偏视等眼病。治宜祛风化痰，疏经通络。

三、审析病因病机

（1）先天禀赋不足，命门火衰，脾阳不足，睑肌发育不全，胞睑乏力而不能升举。

（2）脾虚中气不足，清阳不升，睑肌失养，上胞无力提举。

（3）脾虚聚湿生痰，风邪客睑，风痰阻络，胞睑筋脉迟缓不用而下垂。

总之，本病病因病机为禀赋不足、中气不足、脾虚等导致胞睑乏力无力升举；或因外邪侵袭，风痰阻络，导致本病发作。

四、明确辨证要点

（一）辨虚实

虚者多为脾气虚弱、中气下陷或脾肾两虚，上举不能；实者多为风痰阻络。因胞睑为肉轮，属脾，脾胃为后天之本，气血生化之源，脾虚气血乏源，不能归明于目，肌肉失其濡养而上举无力，脾气虚，不能上举而下陷，也致上睑无力抬举。脾虚运化无力，则易聚湿生痰，痰湿阻络，而风性轻扬，易犯上窍，眼乃至上之窍，易被风邪所袭，且风性善行数变，易窜行经络，引动内邪，常与痰合，致眼中经络气血不和，引起眼的肌肉和运动神经方面的病变。

（二）辨脏腑

《脾胃论》中有论："五脏六腑之精气皆禀受于脾而上贯于目，脾者，诸阴之首也，目者，血脉之宗也。故脾虚则五脏六腑之精气皆失所司，不能归明于目矣，凡医者不理脾胃，不养血安神，治标不治本，是不明正理也。"故认为脾虚痰湿是病机关键。

五、确立治疗方略

上胞下垂的病因病机是先天禀赋不足，脾虚中气不足兼脾虚聚湿生痰所致。重视本病的病机转化和病势发展的特点，主要治则以温肾健脾、升阳益气、疏通经络为主，采取综合治疗方法。根据症状、体征辨别先天发病或后天发病，辨证施治，标本兼顾。

六、辨证论治

1. 命门火衰，脾阳不足

（1）抓主症：自幼双眼上胞下垂，无力抬举，视瞻时需昂首皱额，或用手提起上胞方能视物。

（2）察次症：明显睑裂变窄，可伴有全身乏力，面色无华，恶寒肢冷，小便清长。

（3）审舌脉：舌质暗，苔薄，脉沉细。

（4）择治法：温肾健脾。

（5）选方用药思路：先天禀赋不足，命门火衰，脾阳不足，眼肌发育不全，双眼罹患上胞下垂，胞睑乏力而不能升举而发本病。故选右归饮（《景岳全书》）。本方用附子、肉桂温补肾阳以煦暖全身，但纯用热药势必伤阴，故取六味丸中之山药、山萸肉、熟地以滋阴，使阳有所附；枸杞补肝肾，杜仲益肾强腰脊，炙甘草补中和肾，合成甘温壮阳之剂。

（6）据兼症化裁：若疲乏无力，面色无华可加党参、白术、黄芪、鹿角胶等以助附子温补脾阳，共达补命门、助脾阳、益气升阳、补精益髓之功。

（7）据变证转方：若伴大便泄泻，为脾阳不足，肾虚不固，应加茯苓、白术、薏苡仁、大枣以温补脾阳，可用四神丸加减。

2. 脾虚失运，中气亏虚

（1）抓主症：上胞下垂，晨起或休息后减轻，午后或劳累后加重，重者眼珠转动不灵，视一为二。

（2）察次症：全身常伴有神疲乏力，食欲不振，甚至吞咽困难等。

（3）审舌脉：舌淡苔薄，脉弱。

（4）择治法：升阳益气。

（5）选方用药思路：本病由脾气虚弱，清阳不升，阳气渐衰或劳累致气血亏耗，睑肌失养，上胞无力提举而发。故选补中益气汤（《脾胃论》）。方中黄芪味甘微温，入脾肺经，补中益气，升阳固表，故为君药。配伍人参、炙甘草、白术，补气健脾为臣药。当归养血和营，协人参、黄芪补气养血；陈皮理气和胃，使诸药补而不滞，共为佐药。少量升麻、柴胡升阳举陷，协助君药以升提下陷之中气，共为佐使。炙甘草调和诸药为使药。

（6）据兼症化裁：若神疲乏力，食欲不振者可加山药、扁豆、莲子肉、砂仁以益气温中，健脾助运。

（7）据变证转方：若怠惰嗜卧，四肢不收，饮食无味，食不消化，大便不调，多为脾胃气虚，湿郁生热，可加防风、羌活、独活升举清阳除湿，黄连除湿清热，亦可用升阳益胃汤加减。

3. 风痰阻络

（1）抓主症：上胞下垂骤然发生，眼珠转动不灵，目偏视，视一为二。

（2）察次症：头晕，恶心，泛吐痰涎。

（3）审舌脉：舌苔厚腻，脉弦滑。

（4）择治法：祛风化痰，疏通经络。

（5）选方用药思路：本病由脾蓄痰湿，复感风邪，致风痰阻滞脉络，眼带失养，弛缓不用，突发上胞垂下，眼珠转动不灵、目偏视等症。选方正容汤（《审视瑶函》）。方中羌活、防风、秦艽、生姜辛温升散，疗上部风邪；白附子、胆南星、半夏、白僵蚕祛风化痰，又可止痉；木瓜、黄松节舒筋活络；甘草协调诸药；酒助药势，以通经活络。

（6）据兼症化裁：若眼珠转动不灵，目偏视者，加川芎、当归、丹参、海风藤以助养血通络之功；若头晕，泛吐痰涎者，加全蝎、竹沥以增强祛风化痰之功。

（7）据变证转方：若有头痛、眩晕，心神不安、失眠多梦，多为肝肾不足，肝阳偏亢，生风化热所致，方可加天麻、钩藤平肝息风，益母草、牛膝活血利水，有利于平降肝阳，杜仲补益肝肾，夜交藤、茯神宁心安神，亦可用天麻钩藤饮加减。

七、外治法

（1）手术治疗：先天性上睑下垂者，若提上睑肌功能尚未完全丧失，可作上睑提肌缩短术或徙前术；若提上睑肌功能已完全丧失，则宜采用借助额肌力量的术式，如额肌止点下移术或额肌瓣悬吊术。

（2）眶神经干刺激疗法：适用于麻痹性上睑下垂者。方法是取眶上神经与面神经刺激点，即位于眶上切迹与眼外眦连线的中点，眶上神经接负极，面神经刺激点接正极，每次 20 分钟，隔日 1 次，10 次为 1 个疗程。

八、中成药选用

（1）眩晕宁颗粒：适用于痰湿中阻、肝肾不足及阳亢风动证。组成：泽泻、白术、茯苓、陈皮、法半夏、女贞子、墨旱莲、菊花、牛膝、甘草。用法：每次 8g，每日 3～4 次口服。

（2）补气升提片：适用于脾气不足，中气下陷证。组成：黄芪、人参芦、党参、白术、阿胶、升麻、炙甘草。用法：每次 5 片，每日 3 次口服。

（3）牵正散：适用于风痰阻络之证。组成：禹白附、白僵蚕、全蝎。用法：每次 3g，每日 2 次热酒送服。

九、单方验方

（1）三七 10g，每日泡茶。
（2）木瓜半个，去籽，加适量黄酒或白酒，清水煮或蒸 5 分钟后服用，每日 1 次。

十、中医特色技术

（1）针刺疗法：主穴：百会、阳白、上星、攒竹、鱼腰、丝竹空、风池。先天不足，命门火衰者，加关元、肝俞、三阴交、神阙；脾气虚弱者，加足三里、脾俞、胃俞、气海；风痰阻络者加丰隆、太冲、申脉。皆根据虚实以补泻。每日 1～2 次，10 日为 1 个疗程。

（2）梅花针疗法：沿患侧头部足太阳经、足少阳经及眼轮匝肌，自上而下，自内向外叩刺。每日或隔日 1 次。

十一、预防调护

（1）忌食辛辣刺激食物，保持充足睡眠，慎避风寒，预防感冒，节房事，勿过劳。
（2）如出现呼吸困难及吞咽障碍，常为重症肌无力之表现，应积极抢救治疗。

十二、各家发挥

（一）从痰论治

盖肥胖之人每多痰湿，痰湿内停，胃失和降，其气上逆则恶心呕吐；痰湿凝聚，清阳不升则头目眩晕；痰浊凌心则心悸；湿痰犯肺则咳嗽痰多；痰阻胸宇，气机不畅，故胸膈痞满、痰湿阻于胞睑脉络，精气不能上荣，故萎而下垂。痰湿属阴邪，故至暮症情加剧，晨起略有减轻。1985 年山西龙锦烺运用导痰汤治疗本病意在燥湿化痰，理气通络。方证合拍，药后浊去痰消，脉络得通，精气遂能上荣，睑胞得以滋养而恢复上举之功能矣。

（二）从脾胃论治

庞赞襄认为治疗本病宜健脾益气、升阳举陷、散风疏络，多用补气升阳之品。注意健脾益气之品中加入辛温通络、散风除邪之品，或用养血活血之品，以驱散风邪，意在血行风自灭。除此之外，还可以选用温阳益气之药。如附子、肉桂等以温补肾阳，举陷升阳，温散风邪配合针刺治疗，效果较好。老年患者病程日久，多补少散，或补中有散。青年患者或初次患病者，多散少补，或用羌活胜风汤加减，该方加入当归、白芍、党参，其效也佳。

（赵　爽）

第四节　眼睑痉挛

眼睑痉挛（Blepharospasm）系指眼轮匝肌的痉挛性收缩。痉挛的特点为非意志性且不断重复进而导致强烈闭眼，常伴有眉弓下降，没有下面部的阵挛性抽动；痉挛持续时间可长可短。临床多见眼病性睑痉挛、特发性睑痉挛、脑炎后睑痉挛、反射性睑痉挛、周围性面神经刺激性损害等，根据其致病原因又分为原发性和继发性两种。原发性：病初眼睑轮匝肌微细抽动，重者一侧全部面肌阵发性和强直性收缩，常致眼睑闭合而影响视物。多见于中老年女性，原因不明。部分患者系硬化血管袢对神经干的交叉压迫引起。继发性：临床表现与原发性类似，一般较轻，常见病因为基底动脉瘤、岩骨锥部肿瘤及面神经管内的上皮细胞瘤或神经纤维瘤等。面神经麻痹的眼轮匝肌和面肌痉挛多为强直性。

眼睑痉挛属于中医学中"胞轮振跳"范畴。病名首见于《眼科菁华录·胞睑门》，但本病的最早描述可能见于《灵枢·经筋》，篇中曰："手太阳筋急则口目为僻，目眦急，不能卒视。""筋急"而口眼喎斜抽动，瞬间不能视物等症状描述与本病临床十分契合。后世医家有不同名称，如脾轮振跳（《证治准绳》）等。本病常见于成年人，上下胞睑均可发生，但以上胞多见，可单眼或双眼发病。

一、临床诊断要点与鉴别诊断

（一）诊断标准

（1）不能自控的胞睑跳动，时疏时频，在过劳、久视、睡眠不足时跳动更加频繁，稍事休息症状可以减轻或消失；可伴颜面及口角抽搐跳动。

（2）胞睑跳动，或可见眉际、面动。

（二）鉴别诊断

1. Meige 综合征

Meige 综合征也称为睑痉挛-口下颌肌张力障碍综合征，表现为两侧睑痉挛，伴口舌、面肌、下颌、喉和颈肌肌张力障碍，老年女性多发。

2. 习惯性抽动症

习惯性抽动症常为较明显的肌肉收缩，与精神因素有关，多见于儿童及青年。

3. 抗精神病药物引起面肌运动障碍

患者最近服用奋乃静、三氟拉嗪、氟哌啶醇或胃复安（甲氧氯普胺）等，表现为口强迫性张大或闭合，不随意伸舌或卷缩等。

4. 脑部肿瘤压迫面神经

颅脑 CT 可查出占位。

二、中医辨病诊断

（一）诊断依据

胞睑跳动，不能自控。

（二）类证鉴别

胞轮振跳多与目劄相鉴别。胞轮振跳多因过劳、久视、睡眠不足等诱因引起，以胞睑及颜面部皮肤振跳为主症，多发于成年；目劄多因风热外障眼病或近视等诱发，以胞睑频频眨动为主症，多发于小儿。

三、审析病因病机

（1）肝脾血虚，日久生风，虚风内动，牵拽胞睑而振跳。

（2）久病或过劳而损伤心脾，心脾两虚，气血不足，肌肉失养而跳动。

总之，肝开窍于目，与胆相表里，脾应于胞轮，与胃相表里。眼睑的跳动与肝脾关系密切，实为肝风扰动，肝脾胃不和所致。多因肝肾阴血亏虚，阳亢化风，风阳上扰；或肝郁气滞，气滞血瘀，久而化热生风；或饮食失调，脾胃虚弱，气血不足，不能濡养眼睑，又加经络空虚，风邪外袭，阻滞经络，导致气血运行不畅；或痰阻经络，气血失调，筋肉失养所致。

四、明确辨证要点

（一）五轮辨证

本病病变部位在胞睑，属肉轮，胞睑属脾。胞睑频频瞤动，多为血虚有风；上下胞睑频频眨动，多为阴津不足；若是小儿患者，多为脾虚肝旺。频频眨目或骤然紧闭不开，数小时后自然缓解，多为情志不舒，肝失条达所致。

（二）脏腑辨证

五轮学说认为眼睑归肉轮，与脾相应，脾为后天之本，主肌肉，土虚不能制木，肝气亢逆，风气内动，故见眼睑痉挛；脾虚日久，气血生化无源，因虚致瘀，瘀阻经络，胞睑经脉失养亦引发本病。

（三）虚实辨证

久病或过劳内伤所致脾虚，脾气虚弱清阳之气不升，筋肉失养导致胞睑瞤动；另一方面，血虚肝旺，虚风内动，牵拽胞睑而振跳。可见胞轮振跳多为虚证，脾虚胞睑筋肉失养瞤动，以及脾虚导致血虚生风，也形成胞睑振跳。

五、确立治疗方略

从风论治：风有内风、外风之分。外风即风邪，为六淫之首，百病之长，风性轻扬开泄、善行数变、主动。内风与外风相对，由于阳亢、热盛、阴虚、血虚等病理变化，出现动摇、眩晕、抽搐、震颤等类似风动的征象为特征。《素问·阴阳应象大论》记述本病："风胜则动……高巅之上，惟风可到。"风性轻扬开泄，易袭阳位，"头为诸阳之会""清阳之府"，面为阳明所主，五脏六腑气血精华皆上注于头面，故风邪侵袭，伤及人体头面，使经络痹阻，气血运行不畅，肌肉筋脉失于濡养，而致肌肉抽掣。内风主要责之肝阳上亢和血虚生风。《素问·至真要大论》曰"诸风掉眩，皆属于肝"，《灵枢·经脉》曰："肝足厥阴之脉……夹胃，属肝，络胆……连目系，上出额，与督脉会于巅，其支者，从目系下颊里，环唇内。"肝主疏泄，主藏血，体阴而用阳。肝为刚脏，性喜条达，内寄相火，主动主升，易于阳亢动风。《温病条辨》曰："肝主血，肝以血为自养，血足则柔，血虚则强。"肝以血为体，以气为用，肝血不足则致虚风内动，肌肉抽搐。故面部肌肉抽搐疾病，均可从风论治。

六、辨证论治

1. 血虚生风证

（1）抓主症：胞睑振跳不休，或牵拽颜面及口角抽动，舌质淡红，苔薄，脉细弦。

（2）察次症：头晕目眩，面色少华。

（3）审舌脉：舌质淡红，苔薄，脉细弦。

（4）择治法：养血息风。

（5）选方用药思路：本证为肝脾气血亏虚生风，虚风上扰头面，应选用当归活血饮（《审视瑶函》）。方中以生黄芪、当归、白芍、川芎、熟地以养血，防风、羌活、薄荷以祛风，苍术入脾经以引经报使，甘草调和诸药。

（6）据兼症化裁：若胞睑振跳等症状持续不休者，酌加天麻、钩藤、桑蚕等以养血平肝息风。若有心悸、失眠、多梦、易惊等症状，加用酸枣仁、生龙骨以安神。

2. 心脾两虚证

（1）抓主症：胞睑跳动，时疏时频，劳累或失眠时加重，舌质淡，脉细弱。

（2）察次症：可伴心烦眠差，怔忡健忘，食少体倦。

（3）审舌脉：舌质淡，脉细弱。

（4）择治法：补益心脾。

（5）选方用药思路：本证为气血耗损，血虚胞睑，筋肉失养而拘挛，故选用归脾汤（《济生方》）。方中以人参、黄芪、白术、甘草甘温之品补脾益气以生血，使气旺而血生；当归、龙眼肉甘温补血养心；茯苓（多用茯神）、酸枣仁、远志宁心安神；木香辛香而散，理气醒脾，与大量益气健脾药配伍，复中焦运化之功，又能防大量益气补血药滋腻碍胃，使补而不滞，滋而不腻；用法中姜、枣调和脾胃，以资化源。

（6）据兼症化裁：若伴心烦不眠等症，可加桑椹、龟板以增补血养心之功效。

七、外治法

多数患者经重复注射肉毒杆菌毒素A，产生暂时性神经肌肉麻痹，缓解症状，不能耐受药物治疗，可考虑手术切削面神经或选择性眼轮匝肌切除等治疗方案。

八、中成药选用

（1）活络丹：适用于内外风动证，组成：川乌、草乌、没药、乳香、胆南星、地龙。用法：每次3～5粒，每日3次口服。

（2）人参归脾丸：适用于气血亏虚证，组成：人参、白术（麸炒）、茯苓、甘草（蜜炙）、黄芪（蜜炙）、当归、木香、远志（去心甘草炙）、龙眼肉、酸枣仁（炒）。用法：大蜜丸每次1丸，每日2次口服。

（3）归脾丸：适用于心脾两虚证，组成：党参、白术（炒）、黄芪（炙）、茯苓、远志（制）、酸枣仁（炒）、龙眼肉、当归、木香、大枣（去核）、甘草（炙）。用法：每次9g，每日3次口服。

（4）天麻钩藤颗粒：适用于血不养肝、肝风上扰证，组成：天麻、钩藤、石决明、栀子、黄芩、牛膝。用法：每次10g，每日3次口服。

九、单方验方

（1）定风明目胶囊（出自李淑波经验方）：由黄芪、白芍、天麻、全蝎、防风、川芎、蜈蚣组成；用法：每次10粒，每日2次口服。

（2）桑菊薄竹饮：由桑叶、菊花各5g，薄荷3g，苦竹叶、白茅根各30g组成；用法：开水泡10分钟随时代茶饮用。

十、中医特色技术

（1）针灸治疗

1）近部取穴联合远部取穴：百会、四神聪、风池、太阳、攒竹或瞳子髎透鱼腰、四白、颧髎、颊车、地仓、合谷、外关、足三里、肝俞、光明等；开始针刺选局部及项部穴，1个疗程（10日）后效果不明显或加重者选肢体及远端穴，每次每眼3～5穴，留针30分钟，每日针1次，10次为1个疗程。本病针用补法，针攒竹、四白、三阴交、血海、丝竹空、足三里等穴。每日或隔日1次。

2）梅花针点刺患侧眼睑及眶部。

（2）眼睑排刺疗法：于发生痉挛的眼睑，在眼睑外数毫米处沿睑裂走行排刺6～8针，浅刺 2～3mm，每日或隔日 1 次，留针 30 分钟，10 次为 1 个疗程。

（3）刺络拔罐疗法：于发作严重的患处邻近穴位如太阳、颧髎、颊车及阿是穴，以三棱针点刺放血后拔罐。注意避开眼睑，每处拔罐吸出血液不宜过多。隔日或一周 1～2 次。

（4）耳穴压贴治疗：主要取穴心、肺、肾、三焦、新眼点、神门、盆腔、甲状腺穴。每日选穴 4～5 个，按压所贴穴位 2～4 次，每次以疼痛为准。一周复查，两周为 1 个疗程。

（5）中药熏洗疗法：选用祛风通络、活血化瘀中药，如红花、艾叶、荆芥、防风、苏木、羌活、鸡血藤等煎水熏洗患处，每日 1 次，每次 20 分钟，10 次为 1 个疗程。

（6）丹参离子导入治疗：每日将浸有丹参注射液的无菌纱布两块敷于患者双眼，嘱其闭眼后将离子导入仪眼罩置于双眼上，与纱布充分接触；电极放在手腕处，电极与皮肤中间敷有生理盐水浸湿的纱块。通电 0.4mA，治疗 15 分钟，10 次为 1 个疗程。

（7）推拿：患者取仰卧位，医者坐于患者头部前方，双手大拇指指腹至大鱼际，从印堂穴开始沿眉弓上缘至太阳穴，分抹 200 次，起手时着力稍重，分抹时力量减轻。双手大拇指指腹从印堂穴至头顶部，双手交替分抹 200 次。压三经法：大拇指指腹用力，先从印堂穴开始，沿督脉经向上至百会穴，再从两眉弓上阳白穴开始，沿膀胱经压至络却穴，反复施术 10次。百会穴可加重刺激。双手大拇指指腹着力，分别用点、按、揉、压手法施于印堂、攒竹、睛明、太阳、四白、合谷、足三里，反复 3～5 次。以上治疗每日或隔日 1 次，治疗 10 次为1 个疗程。

十一、预防调护

（1）及时治疗相关眼病及全身疾病：倒睫、沙眼、干眼症、角膜上皮脱落症、结膜炎、角膜炎、角膜异物、结膜异物、急性虹膜睫状体炎等都是引发眼睑痉挛的常见眼病，必须及时积极加以治疗，而这类眼病不仅可以造成眼睑痉挛，若失治可致病情发展，变生重症，甚至严重危害眼球及视觉功能。

（2）避免强光：接触电焊光、紫外光者，要戴上防护镜，以防止电光性眼炎的发生。户外工作者或在沙漠、雪地上行走旅游者应配戴能防紫外光线的变色太阳镜。

（3）改善营养状况：消化不良、过分节食者或有高血压、动脉硬化者，尤其要合理饮食，多食易消化又富含蛋白质及维生素的食物，忌食高糖、高钠、高脂肪食物，忌烟酒。

（4）注意用眼卫生：长时间电脑视觉工作人员，合理调节闭眼，期间如闭一只眼，轻揉眼部，离开一会屏幕，多看看绿色植物等，以减轻眼疲劳。不宜过度熬夜，避免忧思过度，避免长时间停留在空气混浊、烟尘刺激的环境或地方。

（5）注意防寒保暖：在寒冷季节或气候变化之际，眼睑易受风邪侵袭，流连肌腠，所以要适时保暖。中老年人尤其要注意不要受风着凉。

十二、各家发挥

张怀安认为眼睑痉挛病因不明，可能和基底神经节功能异常有关，情绪紧张和疲劳加重症状，心理疗法和精神类药物治疗效果欠佳。本病多见于老年人，双眼睑受累，上睑和下睑肌肤不自主跳动，轻者持续数秒或数分钟即愈，重者频繁发作，多导致不受控制的闭眼，只能在闭眼间隙时才能视物，痉挛可牵及眉际面颊等处。若患者面色少华，舌质淡红，苔薄白，为气血亏虚之征。血虚生风，经脉失养，脉络阻滞，故眼睑牵曳跳动。治宜调养气血，祛风解痉。方选当归活血饮加减。若患者体形较胖，四肢倦怠，舌质淡红，苔白腻，脉弦滑，为痰湿内聚，风痰阻络。治宜祛风化痰、舒经活络。方选正容汤加减。

韦玉英认为胞轮振跳虽属非致盲目病，但不及时治疗，直接影响工作，且可进而转化为风牵偏视证，不能忽略。《素问·至真要大论》曰："诸风掉眩，皆属于肝。"因肝主筋而风性动，"掉"在局部则筋惕肉瞤，血虚生风，风邪入侵，内外合邪，以致筋急振搐而发，故胞轮振跳。治疗血虚生风证时多以养血活血、祛风散邪为主，辅以息风定惊治疗，方选当归养荣汤加减。方中用四物汤滋阴养血，补血调血为主药；再加防风、羌活、白芷祛风散热，解在表之风邪；全蝎息风止痉，除入里之风邪。

黄飞虹等认为胞轮振跳多属气血不足，肝风内动所致。采用耳穴贴压法治疗此病，可长时间维持局部刺激量，进而起到缓解及治疗作用。根据藏象经络学说原理选穴，如肝开窍于目，眼病选用肝点；继则按相应部位取穴，如眼病取眼点；再用现代医学理论取穴，如神门、交感有调节大脑皮层兴奋与抑制作用，在临床上有较强的镇痛与解痉效果。再如在耳垂区寻找敏感点，以痛点为局部取穴，共奏养血柔肝、息风镇痉之功效。常用 0.5cm×0.5cm 小方块胶布中心贴一粒王不留行籽。耳穴选肝、脾、神门、交感、眼、耳垂区敏感点。以备好的带籽胶布贴于选取的耳穴上，两耳同时贴。嘱患者每日用双手同时按压两耳穴 3～4 次，每次 5 分钟为宜，按压时要稍用力，以局部疼痛感为佳，隔 3 日取下，休息 1 日，再继续贴压。3 次为 1 个疗程。

裴昌林认为，本病与肝脾两脏关系密切。《审视瑶函·胞轮振跳症》中说："胞轮振跳，岂是纯风，气不和顺，血亦欠隆""目者肝胆风木之所属，相火所乘，肝藏血，血不足则风火内生，故目睛为之目𥆧动"。肝开窍于目，脾属土，曰肉轮，在眼为上下胞睑。肝藏血，脾为后天之本、气血生化之源，肝脾气血亏虚，血虚生风，上扰清空，头面经脉气血运行失常而致眼睑痉挛。目受血而能视，肝脾血虚不能濡养睛珠，则见眼干畏光，视物模糊。或因肝肾阴虚，水不涵木，肝阳上亢，肝风内动而见眼睑痉挛，视物昏花。临床治疗本病时，多用养血祛风、滋阴潜阳、平肝息风之法。肝脾血虚者，方用四物汤加减。肝肾阴虚者，方用左归丸合天麻钩藤饮加减。目涩畏光，视物模糊者，常用白蒺藜、蔓荆子祛风明目，青葙子、白菊花、枸杞子清肝明目。眼睑痉挛明显者，常用木瓜舒筋活络，蝉衣、僵蚕、全蝎、地龙、乌梢蛇等祛风止痉，龙骨、牡蛎、紫贝齿等平肝潜阳。

胡芝兰认为眼睑痉挛临床以虚证多见，因虚致实亦不少见。临床主要分气血亏虚型和气虚血瘀型。气血亏虚型是由于气血两虚，血不濡养筋脉，虚风上扰，而致胞睑振跳，时疏时频，劳累后加重，头昏目眩，面色少华，神疲乏力，动则气短，心悸健忘，食少体倦，舌质淡红，苔薄，脉细弱。针刺时可加用百会、足三里、脾俞益气养血，濡养筋脉。气虚血瘀型是由于气虚推动无力而致气滞血瘀，阻滞经络，筋脉失养而致胞睑跳动，俯案工作后或精神紧张而加重，面色淡白无华，倦怠乏力，少气懒言，常伴颈项部、侧头部压痛，易疲劳，舌质暗淡或有瘀点，脉细涩。针刺时加用膈俞、三阴交、足三里益气活血行瘀。

王新志认为，眼轮匝肌痉挛患者所表现的紧闭双眼，畏光，眼睛干涩，睁眼无力，责之阳气升举无力，然气之上升，有赖于肝气升发之功，脾气升举之力，肺气升提之效，然升提肝气以柴胡为佳，升提脾气莫如升麻，升提肺气以桔梗为妙，黄芪又为补气之要药，尤长于补气生阳，王教授指出黄芪需重用则效佳，以升陷汤为基础方随证加减治疗，并提出多数患者患病后极易产生心理负担，容易形成自卑感，影响气机的畅达，从而造成疾病缠绵难愈，在治疗过程中，辅以疏肝理气，调畅情志，方选逍遥散治疗，以白芍养血敛阴、缓解痉挛，当归补血活血，茯苓健脾宁心，临床运用疗效颇佳。

陈达夫认为，风性善动，风热之邪外侵，引动内风，客于肌腠，入侵经络，在肢体则现筋惕肉瞤，在眼睑则筋急抽搐、胞睑振跳。辨证施治应注意眼睑振跳兼现头胀作痛为外风引动内风之证，治宜祛风通络，方用正容汤加减。

（赵晓龙）

第五节　目　劄

目劄是以胞睑频频眨动为主要临床特征的眼病。此病以小儿患者多见。

西医称为瞬目过度（blink excessive），俗称眨眼，是指以眼轮匝肌痉挛性收缩所致，亦称眨眼，临床以小儿常见不能自控地胞睑频频眨动为主要特征的一类病证，多见于小儿，是小儿眼科常见病，部分患儿可自愈，大部分迁延数月甚至数年。西医对本病的描述不多，多数认为是由于屈光不正、慢性结膜炎及精神因素等导致的眼轮匝肌痉挛，其发生与眼睛局部病变或全身性疾病相关，如常见于干眼症、沙眼后遗症、浅层点状角膜炎及一些神经性疾病等。

一、临床诊断要点与鉴别诊断

（一）诊断标准

（1）双眼频频眨动，不能自主，或感痒涩畏光。

（2）轻者眼外观如常人，重者可兼见睑内面红赤，颗粒丛生，球结膜干燥无光泽或角膜点状浸润等。

（二）鉴别诊断

1. 屈光不正

屈光不正是指眼在不使用调节时，平行光线通过眼的屈光作用后，不能在视网膜上结成清晰的物像，而在视网膜前或后方成像。它包括远视、近视及散光。

造成屈光不正的原因很多，其中遗传因素是很重要的原因，当然不合理的用眼也是不可忽视的原因，儿童处于生长发育时期，又不注意用眼卫生，如看书、写字的姿势不正确，或光线不好，造成眼与书的距离太近，或看书时间过长，或走路、坐车看书等都可造成眼睛过度疲劳，促成屈光不正，临床有频繁眨眼等表现。

2. 视疲劳

视疲劳症状多种多样，常见的有近距离工作不能持久，出现眼及眼眶周围疼痛、视物模糊、眼睛干涩、流泪等，严重者头痛、恶心、眩晕。它不是独立的疾病，而是由于多种原因引起的一组疲劳综合征。其发生的原因常见：眼睛本身的原因，如近视、远视、散光等屈光不正，调节因素，眼肌因素，结膜炎，角膜炎，所戴眼镜不合适等；全身因素，如神经衰弱、身体过劳、癔症或更年期的妇女；环境因素，如光照不足或过强，光源分布不均匀或闪烁不定，注视的目标过小、过细或不稳定等。

3. 过敏性结膜炎

过敏性结膜炎表现为弥漫性结膜充血、水肿及乳头、滤泡增生等体征。

4. 小儿多动症

小儿多动症是儿童期常见的一类心理障碍。表现为与年龄和发育水平不相称的注意力不集中和注意时间短暂、活动过度和冲动，常伴有学习困难、品行障碍和适应不良。国内外调查发现患病率3%～7%，男女比为（4～9）：1。部分患儿成年后仍有症状，明显影响患者学业、身心健康，以及成年后的家庭生活和社交能力。临床表现为：

（1）注意缺陷：表现为与年龄不相称的明显注意集中困难和注意持续时间短暂，是本症的核心症状。患者常常在听课、做作业或其他活动时注意难以持久，容易因外界刺激而分心。在学习或活动中不能注意到细节，经常因为粗心发生错误。注意维持困难，经常有意回避或不愿意从事需要较长时间持续集中精力的任务，如课堂作业或家庭作业。做事拖拉，不能按时完成作业或指定的任务。患者平时容易丢三落四，经常遗失玩具、学习用具，忘记日常的活动安排，甚至忘记老师布置的家庭作业。

（2）活动过多：表现为患者经常显得不安宁，手足小动作多，不能安静坐着，在座位上扭来扭去。在教室或其他要求安静的场合擅自离开座位，到处乱跑或攀爬。难以从事安静的活动或游戏，一天忙个不停。

（3）行为冲动：在信息不充分的情况下快速地做出行为反应。表现为冲动，做事不顾及后果、凭一时兴趣行事，为此常与同伴发生打斗或纠纷，造成不良后果。在别人讲话时插嘴或打断别人的谈话，在老师的问题尚未说完时便迫不及待地抢先回答，不能耐心地排队等候。

（4）学习困难：因为注意障碍和多动影响了患者在课堂上的听课效果、完成作业的速度和质量，致使学业成绩差，常低于其智力所应该达到的学业成绩。

（5）神经系统发育异常：患者的精细动作、协调运动、空间位置觉等发育较差。如翻手、对指运动、系鞋带和扣纽扣都不灵便，左右分辨困难。少数患者伴有语言发育延迟、语言表达能力差、智力偏低等问题。

二、中医辨病诊断

（一）诊断依据

（1）主证：胞睑频频眨动。
（2）次证：白睛微红，或可见黑睛生星翳。

（二）类证鉴别

（1）形体消瘦，频频眨目，黑睛生翳者，多见于目劄、疳积上目等病。治宜以健脾清热消积为法。

（2）眼睑频频眨动，痒涩不舒、畏光，黑睛生翳，饮食偏嗜，纳差形瘦，烦躁不宁，多属脾虚肝旺证，多为目劄。疳积上目重于肝热，治宜健脾清肝，消疳，兼以杀虫。

（3）眼内干涩明显，视物昏朦，开睑乏力，不耐久视，多属肝经阴虚。多见于赤丝虬脉病，相似于西医的椒疮、粟疮等病。

三、审析病因病机

（1）饮食不节，脾胃受损，脾虚肝旺，气血津液不能濡养目珠。

（2）燥邪犯肺伤津，目珠失润。

总之，本病病因病机为饮食不节及燥邪犯肺均可致目珠失于濡养，导致胞睑频频眨动。

四、明确辨证要点

辨脏腑：脾虚，气血津液不足，肝旺火灼，耗伤津液，因此辨证除有眼症外，当以脾虚肝旺之全身症状为要点；燥邪伤津耗液，致肺阴不足以润珠，频频眨眼以敷布津液润之，故辨证以白睛微红干涩及肺阴不足的全身症状为要点；肝肾阴亏，津液不足，黑睛失却润养，辨证以眼干涩痛、黑睛生星翳及肝肾阴亏、虚火上炎之全身症状为要点。

五、确立治疗方略

眼睑在五轮学说中属肉轮，肉轮在脏属脾，脾胃虚弱，眼睑肌肉失其濡养，不能维持正常的开合功能，脾虚则肝风上扰，肝旺火灼，耗伤津液，燥邪伤津耗液，致肺阴不足以润珠，上窜眼睑而引起频繁眨眼，甚则目闭不能开。治疗当以调理肝、脾、肺功能为要。常采用健脾平肝、养阴润燥、滋阴降火等治法。

六、辨证论治

1. 脾虚肝旺证

（1）抓主症：胞睑频频眨动，眼轻度痒涩不舒、畏光，常喜揉眼，可见黑睛生星翳。

（2）察次症：多饮食偏嗜，纳差形瘦，烦躁不宁。

（3）审舌脉：舌淡苔薄，脉细数。

（4）择治法：健脾平肝。

（5）选方用药思路：饮食不节，脾胃受损，脾虚肝旺，气血津液不能濡养目珠。脾虚，气血津液不足；肝旺火灼，耗伤津液而发病。选方肥儿丸（《医宗金鉴》）。方中人参、白术、茯苓健脾益气渗湿；黄连、胡黄连、芦荟燥脾湿、厚肠胃；使君子消积；神曲、麦芽、山楂和中开胃，消滞去胀；甘草（炙）调和诸药。

（6）据兼症化裁：若眼干涩不舒，常喜揉眼者，可加太子参、山药以益气生津；若畏光，黑睛生星翳者，可再加石决明、菊花以助清肝明目。

（7）据变证转方：若眼睑不自主跳动，时作眨眼状，伴见色萎形瘦，纳差，神疲懒动，咳嗽吐痰，证属土虚木侮，肝风内动之候。可加柴胡、白芍以疏肝柔肝，敛阴和营；陈皮、半夏配伍降逆和胃理气，可予柴芍六君子汤，治当健脾化痰，柔肝止风，补肾益阴，滋水涵木，所谓浇苗灌其根，治上求其下。

2. 燥邪犯肺证

（1）抓主症：胞睑频频眨动，眼干涩不适，白睛微红，或见黑睛细小星翳。

（2）察次症：可伴见咽鼻干燥，便秘。

（3）审舌脉：舌红少津，脉细数。

（4）择治法：养阴润燥。

（5）选方用药思路：燥邪伤津耗液，致肺阴不足以润珠，目珠失润，频频眨眼以敷布津液润之而发，故选养阴清肺汤（《重楼玉钥》）。《重楼玉钥》曰："经治之法，不外肺肾，总要养阴清肺，兼辛凉而散为主。"方中重用大生地甘寒入肾，滋阴壮水，清热凉血，为君药。玄参滋阴降火，解毒利咽；麦冬养阴清肺，共为臣药。佐以丹皮清热凉血，散瘀消肿；白芍敛阴和营泄热；贝母清热润肺，化痰散结；少量薄荷辛凉散邪，清热利咽。生甘草清热，解毒利咽，并调和诸药，以为佐使。诸药配伍，共奏养阴清肺，解毒利咽之功。

（6）据兼症化裁：若白睛红赤、磨涩甚者，方中可加桑叶、蝉蜕以增清热明目退翳之功。

（7）据变证转方：若便秘、口渴症状较轻的患者，可用增液汤增液润燥。

3. 阴亏火炎

（1）抓主症：胞睑频频眨动，眼干涩痛，白睛微红，黑睛生星翳。

（2）察次症：咽干口燥，耳鸣健忘，失眠多梦，五心烦热。

（3）审舌脉：舌红少苔，脉细数。

（4）择治法：滋阴降火。

（5）选方用药思路：肝肾阴亏，虚火上炎，泪为肝液，生化乏源，更因虚火灼煎，津液不足以润泽目珠而发。选方知柏地黄丸（《医宗金鉴》）。方中熟地入肾经，滋阴补血，益肾填精为君药；山茱萸、牡丹皮敛肝泻火为臣药；山药、茯苓、泽泻补肾健脾益气为佐药；知母清热泻火，生津润燥，黄柏清热燥湿、泻火除蒸为使药，诸药合用共奏滋阴降火之功。

（6）据兼症化裁：眼干涩痛较甚者，可加沙参、麦冬、枸杞以养阴生津，黑睛生星翳较多者，可加蝉蜕、菊花以明目退翳。

（7）据变证转方：咽干口燥，耳鸣健忘，失眠多梦，五心烦热等症状较轻者，可用六味地黄丸加减。

七、外治法

（1）滴眼药水：可选用人工泪液，必要时可同时应用抗生素眼液点眼。

（2）涂眼药膏：睡前可涂抗生素眼膏。

八、中成药选用

杞菊地黄丸：适用于肝肾阴亏证，组成：地黄、山药、山茱萸、茯苓、泽泻、牡丹皮、枸杞子、菊花。用法：每次 10 丸，每日 3 次，温开水送服。

九、单方验方

健脾方：适用于脾胃受损，燥邪犯肺伤津证，组成：太子参 10g，白术 10g，茯苓 15g，鸡内金 10g，地肤子 10g，蝉衣 6g，决明子 15g，金银花 10g，连翘 15g，菊花 10g，生甘草 5g。用法：浓煎 150ml，每日 1 剂早晚温服。

十、中医特色技术

（1）针刺疗法：《内经》云："五脏六腑之精气，皆上注于目。"因此眼睛的功能正常与否，与五脏六腑均有密切的关系。与肝脾两脏的关系尤为密切。肝主筋，肝之阴血不足，筋失濡润，则表现为筋剔肉眴，瞬目增多，脾气亏虚，气血生化乏源，使肝之阴血不足，亦可使瞬目增多。因此治宜健脾柔肝，养阴祛风。穴取阳白、鱼腰、攒竹、太阳眼区局部穴位以疏通局部经气，使经脉畅通。取合谷、足三里、三阴交、脾俞、肾俞以健脾益气，资气血生化。取肝经原穴太冲以泻肝祛风。取足少阳胆经风池穴，既能祛内风，又可祛外风，为祛风之要穴。以上诸穴合用，共奏健脾柔肝、养阴祛风之功。操作方法：针刺：患者取仰卧位，穴位常规消毒。沿皮向下斜刺入眼区腧穴，捻转进针不提插，用平补平泻手法。取合谷、足三里、三阴交等穴，每日1次，10次为1个疗程。

（2）中药离子导入：眼部电控药物离子导入是将药物离子放在极性和该离子极性相同的直流电极下，利用直流电场作用和电荷同性相斥、异性相吸的特性，将带电药物微粒直达眼睑皮肤，达到治疗眼病的目的。每日1次，10次为1个疗程。

十一、预防调护

（1）养成良好的卫生习惯，勤洗手，常剪指甲。
（2）不要长期佩戴隐形眼镜；更换隐形眼镜时要小心。
（3）与急性结膜炎的预防相同，主要是切断传染源与注意眼和手的卫生。
（4）禁止患者在公共场所洗浴、游泳。
（5）纠正不良的饮食习惯，补充富含维生素A的水果、蔬菜。

十二、各家发挥

（一）从风治论治

（1）中医学对目劄的认识在《内经》中就有论述："五脏六腑之精气，皆上注于目。肝主筋，肝阴肝血不足，内风得生，则目眨增多；肺阴亏虚，阴虚则生热，津液被耗，目失濡润；脾虚则肝旺，气血津液不能濡养目珠。"其病机主要是各种原因导致肝失疏泄，肝郁化火，耗伤津液，神机受累。肝肾亏虚阴液不足，无以制阳，以致肝阳上亢；感受外邪如风热，影响肝经，疏泄失职，引动肝风，内外之风，上犯头目，肝经肝血失于濡养，筋肉拘挛不能自控，则目劄不止。

（2）西南医科大学王倩擅用风药，方中柴胡、蝉蜕、防风、僵蚕等祛风通络止痒，再加钩藤息风，鸡血藤活血通络，刺蒺藜、石决明明目止痒，麦芽健脾和胃。可见灵活配伍风药治疗目劄收效良好。

经云"诸风掉眩，皆属于肝"，《审视瑶函》云："按目劄者，肝有风也，风入于目，上下左右如风吹，不轻不重而不能任，故目连劄。"目劄则眼睑振掉、抽搐，章玲荣认为其为肝风在局部的一种反应，故用息风法治之。钩藤饮子中天麻、钩藤、僵蚕、全虫有较强息风作用，故选用之治目剂，再结合辨证而治诱发之因。

（二）从脾胃论治

（1）脾胃在肺、肾之间，居于中州，为上下之枢纽。小儿积食，脾胃健运，脾气之清阳不升，胃气之浊阴不降。故脾之轻清之气不能濡养目窍，胃之糟粕之浊不下反升，致目连眨。河南中医药大学卢丙辰认为：脾胃为后天之本，眼科临床，亦当注重调理脾胃。如《兰室秘藏》云："五脏六腑之精气皆禀受于脾，上贯于目。脾者，诸阴之首也。目者，血脉之宗也。故脾虚则五脏之精气皆失所司，不能归明于目矣。"从中可知，眼疾的发生与脾胃密切相关。所以，从调理脾胃治疗眼疾是不容忽视的。

（2）卢丙辰在诊治过程中，重视脉诊及辨证用药。如《难经·六十一难》云："切脉而知之者，诊其寸口，视其虚实，以知其病，病在何脏腑也。"通过切脉，可以判断疾病的病位、性质和邪正的盛衰，也可推断疾病的进退预后，从而确定治疗方法。五轮八廓之中，内外虚实之际，天时人事之间，变化药方之法，应剖析明透。这强调了辨证用药在治疗过程中的重要作用。目眨症由渐而来，非一朝一夕之故。卢丙辰常告诫，慢性眼病，夹杂掺和在所难免，辨证论治难圄一隅，主次矛盾常多转化，随机遣方不可拘泥。但病情若相对稳定不变，审证既确，守方勿替，亦不悖乎辨证论治。有方有守，即慢性眼病的治疗，不但有方，还要守方。故患者每来复诊，只在前方基础上加减数味，终获良效同时，改善患儿体质祛除病因，治疗方案因人而异。治疗过程当中应注意依病情变化而调整药物，症状控制后可用扶正固本法以巩固疗效，通过调整阴阳，标本兼治，以减少复发。

（赵　爽）

第三章 结膜病

第一节 急性细菌性结膜炎

由细菌感染引起的急性细菌性结膜炎（acute conjunctivitis），又称急性卡他性结膜炎（acute catarrhal conjunctivitis），俗称"红眼病"。本病传染性强，主要为接触传染，如手帕、毛巾、手、水等，多见于春秋季节，可散发，也可流行于家庭、幼儿园、学校、工厂等集体场所。临床以发病急、多双眼发病，结膜充血显著，有较多黏液性或脓性分泌物为主要特征。常自觉流泪、烧灼感、异物感等。双眼同时或相隔 1～2 日发病。

本病属中医"暴风客热"（《银海精微》）范畴，又名"暴风"（《龙树菩萨眼论》）、"暴风客热外障"（《秘传眼科龙木论》）等。

一、临床诊断要点与鉴别诊断

（一）诊断标准

（1）潜伏期 1～2 日，具有流行性，多见于春秋二季，双眼同时或先后发病。常有与"红眼"患者接触史。

（2）症状因炎症轻重不同而有差异。轻者眼部涩痒不适和异物感，重症者则有畏光、流泪、烧灼感、眼睑沉重等。晨起时双眼往往被黏液性或脓性分泌物黏着，睁眼困难，分泌物过多时可有暂时性视物模糊和虹视。

（3）检查时可发现轻症患者眼睑轻度水肿、充血，眼球结膜充血显著；重症患者眼睑高度肿胀、充血，眼球结膜高度充血，球结膜水肿，可伴有点、片状结膜下出血，睑结膜表面有时有假膜形成，角膜边缘部可发生点状浸润或溃疡，荧光素染色裂隙灯显微镜检查可见角膜有点状着染，视力可有减退。

（4）分泌物或结膜上皮刮片可查到细菌，细菌培养可作出病因诊断。发病早期和高峰期，其分泌物涂片或结膜刮片检查可见中性粒细胞和细菌。细菌培养可见肺炎双球菌、Koch-Weeks 杆菌、流感嗜血杆菌和葡萄球菌等。

（二）鉴别诊断

1. 包涵体性结膜炎

包涵体性结膜炎是由沙眼衣原体的一株所引起。患者有在公共游泳池游泳史，结膜高度充血，有显著乳头肥大和滤泡增生，滤泡以下穹隆部尤为显著。早期有较多分泌物，可有全身症状，发热，疲乏和上呼吸道炎。结膜刮片检查可见有包涵体。

2. 流行性结角膜炎

流行性结角膜炎是一种由腺病毒引起的急性传染性眼病，可散发，也常造成流行。临床特点是急性滤泡性或假膜性结膜炎及角膜上皮细胞下浸润。双眼同时或者先后发病。临床表现可见异物感、疼痛、畏光、流泪、水样分泌物、眼睑水肿、球结膜水肿、眼球结膜严重充血、耳前淋巴结肿大与压痛等症，并发浅层点状角膜炎。分泌物涂片染色镜检见单核细胞增多；培养分离出病毒；有伪膜形成时，中性粒细胞数增加。

3. 流行性出血性结膜炎

流行性出血性结膜炎是一种暴发流行的自限性的急性结膜炎。特点是发病急，传染性强，刺激症状重，结膜滤泡，结膜下出血，角膜损害及耳前淋巴结肿大。本病属我国丙类传染病。潜伏期短，大部分在24～48小时发病，多同时侵犯双眼，也可先后发病。患者有接触史。自觉症状明显，有明显眼红、畏光、流泪、异物感、分泌物和剧烈眼痛等。眼睑及结膜充血水肿，球结膜点状或片状出血，睑结膜有滤泡。耳前淋巴结肿大。角膜上皮有一过性、细小点状的上皮型角膜炎。婴幼儿一般不患此病，如果感染，症状亦很轻微。

4. 虹膜睫状体炎

虹膜睫状体炎有疼痛，畏光，流泪及视力减退等症状，是本病的主要特征。有明显的睫状充血，严重病例还可形成混合性充血和结膜水肿。房水中炎性细胞及色素由于角膜后面和虹膜表面的温差，随着前房房水对流的离心力和重力影响黏着炎症后粗糙的角膜内皮上，即角膜后沉着物，沉着物多沉积在角膜中心偏下部呈三角形分布，尖端朝瞳孔区，大颗粒在下，小颗粒在上。根据炎症的性质，渗出物的轻重，时间的长短，大小形态，数量不同而表现各异，大的灰白色羊脂样沉着物（KP）是慢性炎症的特点；细小灰色尘埃状沉着物（KP）多见于急性或过敏性肉芽肿性疾患，个别正常人亦可见到白色沉着物（KP），而无虹膜炎的表现，为生理性沉着物（KP），故应结合临床其他体征进行鉴别确诊。

5. 闭角型青光眼急性发作期

急性闭角型青光眼是由于前房角突然关闭而引起眼压（IOP）急剧升高的眼病，常伴有结膜充血，眼痛、眼胀明显，视力下降，同侧偏头痛，恶心，呕吐等症状，如未经及时恰当治疗，可于短期内失明。患者可有剧烈眼痛，视力极度下降，同侧偏头痛，眼眶胀痛，恶心，呕吐等。球结膜睫状或混合性充血，并有结膜水肿。角膜上皮水肿，呈雾状混浊，知觉消失，角膜后壁有棕色沉着物。眼压明显升高，多在50mmHg以上。房角关闭，前房角镜下虹膜周边部与小梁网相贴，如急性发作持续时间短，眼压下降后，房角尚可开放或有局限性粘连。如持续时间长，则形成永久性房角粘连。

二、中医辨病诊断

（一）诊断依据

（1）多有接触史，加之风热之邪外袭，客于内热阳盛之人，内外合邪，风热相搏，上攻于目，故猝然发病。

（2）发病骤然，胞睑红肿，白睛红赤，甚则白睛赤肿隆起，多眵。治不及时，可致黑睛边缘生翳。

（3）睑内面红赤，粟粒丛生。

（4）患眼碜涩，灼痛，刺痒，畏光，眵泪胶黏。可伴恶寒发热，鼻流涕等症。

（二）类证鉴别

（1）白睛暴赤，灼痒多眵者，为肺经风热，多见于暴风客热、天行赤眼等病。治宜以祛风解表，清肺泄热为法。

（2）白睛红赤弥漫，色泽鲜红，多属肺经实火，多为暴风客热，天行赤眼热重于风型，治宜清肺泻火，兼以疏风散邪。

（3）白睛血丝淡红，经久不退，眼干涩不爽，多属肺经阴虚。多见于白涩症，相似于西医的慢性结膜炎、结膜干燥症、浅层点状角膜炎等。

（4）白睛血丝色淡，无眵，涕泪交流者，多属风寒束肺。风寒束表则涕泪交流，风寒客于白睛，寒主收敛故白睛血丝色淡、无眼眵。

（5）白睛黑睛之际赤环如带，压之红赤不退，推之血丝不移者，称之抱轮红赤，多属肝经实热。常见于聚星障、花翳白陷、凝脂翳、混睛障等黑睛疾患及部分瞳神疾病如瞳神紧小、绿风内障等。

（6）白睛混赤（即抱轮红赤与白睛红赤并存）浮壅高起者，多为热毒较盛，气滞血瘀，多为热毒壅盛于白睛。见于多种眼病的重症，治宜清热泻火解毒，活血化瘀退赤。

（7）白睛抱轮红赤不甚，而伴畏光、流泪、目痛、黑睛星翳疏散，则属阴虚火旺，治疗以养阴清热为法。

（8）若两眦部红赤或赤脉传睛者，为心之实热，治宜清心泻火，方如导赤散、栀子胜奇汤、泻心汤。若眦部赤脉淡红，细小稀疏、微痒不适，则为心经盛火，治以滋阴清热为法。

三、审析病因病机

（1）多因风热之邪外袭，邪热入里，客于白睛。

（2）素体内热阳盛，加之外邪侵袭，内外合邪，风热相搏，上攻于目，故猝然发病。

总之，本病的致病特点为患者素有内热，而后兼受风热外邪侵袭，其内热多责之肺、大肠、肝，外邪以"风"与"热"为主，内外合邪，交攻于目，猝然发病，病位在白睛。肝开窍于目，肝热化火则循经上攻目窍。白睛属于气轮，在脏属肺，肺与大肠相表里，肺热不解，其眼必痒痛肿赤。以上不论内热或外感，其中之一即可引起白睛病变，如今内外合邪，故发病急骤，且病势较重。

四、明确辨证要点

（一）辨"风"与"热"

风邪致病特点为发病迅速，易袭阳位，且善行而数变。风邪偏重可见涩痒交作，痛轻痒重，肿重于赤，羞明多泪乃风热作祟，且风重于热，舌红，苔薄白或微黄，脉浮数，符合风证特点。热邪偏重则表现出阳证的特点，痒轻痛重，赤重于肿，可出现眼部灼热疼痛较重，怕热畏光，分泌物多而黏稠，流泪，眼睑红肿，结膜充血，苔黄，脉数。风热相争，势力均等，风热并重则痛、痒、肿、赤俱备，可见白睛赤肿，甚至高出风轮，胞肿如桃，疼痛而痒，恶风畏光，泪多眵结，舌脉同热证。

（二）辨"内"与"外"

该病病因病机主要为患者素有内热，而后受风热外邪侵袭，内邪多责之于肺、大肠、肝，而外邪多为风热之邪。素有内热表现为口渴，便秘，溲赤，苔黄，脉数。外感风热之邪，表现为恶风发热，头痛鼻塞，舌质红，苔薄白或微黄，脉浮数。故在辨证时应辨析"内""外"之邪轻重。

五、确立治疗方略

本病的中医主要治疗法则是局部外治加上内治。内治法以祛风清热散邪为本，因病因时疏风散邪、清热泻火、祛风清热，内治法与外治法相结合。

应用内治法时，若为风邪侵袭，外风证显时，治当疏风散邪为主，兼以清热。若为素有内热，里热证显者，治宜清热泻火，疏风散邪。若素有积热加之外风侵袭，表里证俱重者，则治当祛风清热，表里双解。本病治须分辨"风""热"之孰轻孰重，采用相应治则，方能取效。若本病并发黑睛疾病时，应以清热明目退翳治疗为主；外治以清热解毒、消肿退赤为主，并可结合针刺、外敷、熏洗等方法治疗。

六、辨证论治

1. 风重于热证

（1）抓主症：涩痒交作，灼热感，畏光，结膜充血、黏液性或脓性分泌物，眼睑微肿。

（2）察次症：可伴有恶风发热，头痛鼻塞。

（3）审舌脉：舌质红，苔薄白或微黄，脉浮数。

（4）择治法：疏风散邪，兼以清热。

（5）选方用药思路：本证风邪为重，应以疏风散邪为主，可选用银翘散（《温病条辨》）。本方辛凉发散，清疏兼顾，方中金银花、连翘轻宣疏散，清热解毒，用于外感风热。荆芥、薄荷、牛蒡子疏散风热，清利头目。桔梗载药上行。

亦可应用羌活胜风汤（《原机启微》）加减。本方是以祛风药为主组成的方剂，其中以柴胡、荆芥、防风、前胡、羌活、独活、薄荷等七味祛散风邪；川芎、白芷可散邪通络活血；白术、甘草、枳壳调脾胃，以助升发之气；黄芩可清上焦之热，而桔梗可引药上行，并开宣肺气。

（6）据兼症化裁：若白睛充血明显，酌加野菊花、紫草等清热解毒，凉血退赤；若眼痒严重，加蝉蜕、蒺藜等祛风止痒。

（7）据变证转方：若风邪不盛，恶风不显，可用羌活胜风汤去羌活、独活。

2. 热重于风证

（1）抓主症：患眼灼热疼痛较重，怕热畏光，分泌物多而黏稠，流泪，眼睑红肿，结膜充血。

（2）察次症：可兼有口渴，便秘，溲赤。

（3）审舌脉：苔黄，脉数。

（4）择治法：清热泻火，疏风散邪。

（5）选方用药思路：本证为内素有积热，白睛在脏属肺，应选用泻肺饮（《眼科纂要》）。方中石膏、黄芩、桑白皮清肺泻热；栀子、连翘、木通、甘草清心导赤；羌活、防风、荆芥、白芷祛风散邪；赤芍活血止痛；枳壳行气导滞。

（6）据兼症化裁：球结膜充血水肿明显者，可重用桑白皮，酌加桔梗、葶苈子以利水泻肺消肿；加野菊花、紫草等以清热解毒，凉血退赤；便秘者加大黄、芒硝等泻火通腑。

（7）据变证转方：若白睛红甚，胞睑红肿热痛明显，分泌物色黄质稠，多为热毒壅盛，可应用五味消毒饮（《医宗金鉴》），方中金银花清热解毒，消散痈肿；紫花地丁、蒲公英、野菊花、紫背天葵子清热解毒，凉血消肿；少加酒以通血脉，有利于痈肿疔毒之消散。配合成方，共奏清热解毒，散结消肿之功。

3. 风热俱盛证

（1）抓主症：患眼焮热疼痛，刺痒较重，恶热畏光，球结膜红赤，甚至水肿。

（2）察次症：兼见恶风发热，头痛鼻塞，口渴，便秘，溲赤。

（3）审舌脉：舌红苔黄，脉数。

（4）择治法：祛风清热，表里双解。

（5）选方用药思路：本证为内素有积热，加之风热侵袭，应选用防风通圣散（《黄帝素问宣明论方》）。方中主要以荆芥、防风、薄荷、麻黄疏风解表；大黄、芒硝、滑石、甘草通二便，泻里热；栀子、黄芩、连翘、石膏、桔梗清热泻火，解肺胃之热；再配当归、白芍、川芎、白术和血理脾，使全方祛风不伤表，泻热不伤里，收表里双解之功。

（6）据兼症化裁：根据恶寒发热的轻重及便秘溲赤的程度加减化裁：若热毒较重，去麻黄、川芎辛热之品；若刺痒较重，加蝉蜕、蒺藜等祛风止痒。

（7）据变证转方：若三焦热盛明显，目赤肿痛、心胸烦热，口渴面赤，意欲饮冷，以及口舌生疮；或心热移于小肠，小便赤涩刺痛，可联合导赤散（《小儿药证直诀》）；若患者服药日久，脾虚溏泻，则宜健脾扶正，扶固胃气，则可酌用参苓白术散（《太平惠民和剂局方》）。

七、外治法

（1）滴眼法

1）抗生素滴眼液：对革兰阳性菌所致者，常用的滴眼液有 0.25%～0.5%氯霉素、0.1%利福平、10%磺胺醋酰钠等，眼膏有红霉素、多黏菌素 B 等。对革兰阴性菌所致者，可选用氨基糖苷类或喹诺酮类药物，如 0.4%庆大霉素、0.3%环丙沙星等滴眼液或眼膏。急性发作时，局部眼液频滴，每 30 分钟 1 次。待病情得到控制后，可改为每日 3 次，用药 2～3 周。

2）中成药眼液：局部滴 0.2%鱼腥草滴眼液，急性期频滴，每 30 分钟 1 次，病情控制后，可改为每 2 小时 1 次。

（2）冲洗结膜囊：分泌物较多时生理盐水加适量抗生素冲洗结膜囊。

八、中成药选用

（1）明目上清丸（水丸）：适用于外感风热证，组成：黄连、黄芩、栀子（姜炙）、熟大黄、连翘、石膏、菊花、天花粉、薄荷、荆芥、蒺藜（去刺盐炙）、桔梗、赤芍。用法：每次1袋，每日2次口服。

（2）防风通圣丸：适用于风热并重证，组成：防风、荆芥穗、薄荷、麻黄、大黄、栀子、连翘、黄芩、芒硝、桔梗、甘草等。用法：每次1丸，每日2次口服。

（3）熊胆丸：适用于风热或肝经湿热证，组成：熊胆（细研）、朱砂（细研）、麝香（细研）、蚺蛇胆（细研）、蜣螂（微炙）、瓜蒂。用法：每次4粒，每日2次口服。

（4）清宁丸：适用于火毒内蕴证，组成：大黄、绿豆、车前草、黑豆、半夏（制）、香附（醋制）、桑叶、桃枝、牛乳、厚朴（姜制）、麦芽、陈皮。用法：每次1丸，每日2次口服。

（5）银翘伤风胶囊：适用于外感风热证，组成：金银花、连翘、牛蒡子、桔梗、芦根、薄荷、淡豆豉、甘草、淡竹叶、荆芥、牛黄。用法：每次4粒，每日3次口服。

（6）三黄片：适用于三焦热盛证，组成：大黄、盐酸小檗碱、黄芩浸膏。用法：每次4片，每日2次口服。

（7）牛黄解毒片：适用于火热内盛证，组成：人工牛黄、雄黄、石膏、大黄、黄芩、桔梗、冰片、甘草。用法：每次3片，每日2~3次口服。

九、单方验方

（1）菊花清眼方（出自姜秀芳方）：菊花6g，滑石9g，生石膏12g，黄芩9g，桔梗12g，黄连9g，羌活6g，芒硝6g，赤芍12g，防风9g，川芎12g，当归12g，薄荷12g，蒺藜12g，连翘9g，麻黄12g，荆芥9g，白术6g，甘草12g，每日1剂温服。

（2）四草三花汤（王国庆自拟方）：本方由木贼草、谷精草、夏枯草、生甘草、金银花、野菊花、密蒙花组成。若双眼灼痛较甚、赤脉纵横、白睛溢血、胞肿头痛、眵多黏结、舌红苔黄脉数，为邪毒内侵，于上方中加生地、赤芍、山栀子、丹皮等解毒凉血之品；若肿痛难开，伴有烦躁口渴、溲赤、便秘，为里热蕴结，宜泻火通腑，于方中加大黄、黄连、黄芩、芒硝等；若白睛溢血、日久不消，则须加入丹参、赤芍、红花等活血化瘀之品；若病侵黑睛、畏光流泪、涩痛难睁、视物模糊、抱轮红赤、星点簇生，兼见口苦咽干，为肝肺火盛，宜清泻肝肺，在上方中加龙胆草、桑白皮、葶苈子。

（3）桑菊银翘蒲公英汤（李熊飞自拟方）：由桑叶10g，菊花10g，金银花20g，连翘15g，蒲公英30g，防己10g，黄芪30g，白术10g，甘草10g组成，本方以金银花、连翘为君，既有辛凉透表、清热解毒的作用，又具有芳香避秽的功效；桑叶、菊花、蒲公英疏散上焦风热；佐以黄芪、白术益气健脾，清凉不伤脾胃，对眼科急性炎症性疾病具有良好效果。

十、中医特色技术

（1）针灸治疗

1）针刺：合谷、外关、曲池、攒竹、丝竹空、睛明、太阳、瞳子髎、风池等穴，每次选

3～4 穴，每日针 1 次，7 日为 1 个疗程。

2）点刺：眉弓、眉尖、耳尖、太阳放血。

3）耳针：选眼、肝、目 2、肺穴，每日 1 次。

（2）中药外洗：可选用蒲公英、紫花地丁、野菊花、防风、黄连、黄芩等清热解毒药物熏洗患眼，每日 2～3 次。

（3）中药熏药治疗：可应用中成药制剂超声雾化熏眼，如注射用炎琥宁，或中药煎汁后应用超声雾化仪器熏眼治疗。

十一、预防调护

（1）为减轻急性期症状，可适当冷敷。

（2）急性期患者需隔离，以免传染，防止流行。

（3）严格消毒患者用过的洗脸用具、手帕及使用过的医疗器皿。

（4）医护人员在接触患者之后必须洗手消毒，以防交叉感染。

（5）在流行季节，可用菊花、夏枯草、桑叶等煎水代茶饮。

（6）点眼时避免眼药水瓶口接触睫毛或眼球，以防污染瓶口。

（7）忌向健侧眼侧卧，以免分泌物流至健眼。

（8）本病禁忌遮盖包扎患眼，以防热毒郁遏，加重病情。

十二、各家发挥

（一）补土派治疗外障眼病

"补土派"创始者李东垣还擅长眼目等病的治疗，对眼目病，分在腑、在脏论治，遣方因人体质而异。《活法机要·眼证篇》云："眼之为病，在腑则为表，当除风散热；在脏则为里，宜养血安神。"治两目发赤微痛，羞明畏日，怯风寒，怕火，鼻塞，鼻唾黏稠，大便微硬，用"明目细辛汤"，即麻黄、羌活各 3 钱，防风 2 钱，荆芥 1 钱 2 分，当归梢、白茯苓、藁本各 1 钱，川芎、生地、蔓荆子各 6 分，细辛、红花少许，椒 8 个，桃仁 20 个。方药组成以祛风散寒为主，据证加调脾之甘草、茯苓，理血之当归、川芎、桃仁、红花、生地等。暴风客热的治疗，并非全为风热所伤，应该从风寒、风热两方面全面考虑，同时兼顾扶正。

（二）温补治法

黄庭镜在《目经大成》中指出："今之庸医，但见目病，即作火治，或难之，谬引非热不发、非寒不止之说为据，讵知本科有许多阴盛阳衰、假寒假热，当用甘温滋养之属，曷可独言是火而概施寒剂也。"其在治疗传统观点认为因火热而致的眼病时仍不忘温补一法，在治疗暴风客热时指出："又或选胜湖山，留心声伎，患成今症，始进补中益气加蔓荆子、防风，倘脉沉迟，再加生姜、附子，继则神效黄汤，终与培元散、生熟地黄饮合瘥。"

（董霏雪）

第二节　病毒性结膜炎

病毒性结膜炎（viral conjunctivitis）是一种常见的由病毒引起的结膜炎症。其可由多种病毒引起，患者临床表现有很大不同，主要与个体免疫功能及致病病毒的毒力有关。临床上归纳为两组：一组主要表现为急性滤泡性病毒性结膜炎，包括流行性角结膜炎、咽结膜热、单纯疱疹病毒性结膜炎、流行性出血性结膜炎、新城鸡瘟病结膜炎；另一组表现为相对亚急性或慢性结膜炎，包括传染性软疣睑结膜炎、水痘-带状疱疹性睑结膜炎、麻疹性角结膜炎等。此组患者除结膜炎表现外，还伴有眼睑、角膜及全身的临床表现。轻度的病毒性结膜炎有自限性，但典型患者有较严重的症状，甚至留有一定的后遗症状。本节仅以临床常见的病毒性结膜炎——流行性结角膜炎为代表。

流行性结角膜炎是一种由腺病毒引起的急性传染性眼病。主要由腺病毒 8、19、29 和 37 型（人腺病毒 D 亚组）引起，其中由腺病毒 8 所致者为最多，可散发，也常造成流行，在人群聚集密度大的地方，如学校、工厂等易流行，医源性传染亦不少见。常见于 20～40 岁的人群。临床特点是急性滤泡性或假膜性结膜炎及角膜上皮下圆形浸润。

本病可归属于中医"天行赤眼暴翳"（《古今医统大全·眼科》）范畴，又名"大患后生翳"（《银海精微》）。

一、临床诊断要点与鉴别诊断

（一）诊断标准

1. 发病

本病以夏秋季节为主，主要通过人与人接触或水源污染传播。

2. 症状

本病潜伏期 5～12 日，多为 8 日。常双眼发病，开始为单眼，2～7 日后另眼受累，患者有异物感、烧灼感、怕光、流泪及轻度视力障碍，有发热、咽痛、腹泻、上呼吸道感染、肺炎等症状。此种情况多见于儿童，成年人则较少有全身症状。多见有耳前、颌下淋巴结肿大并压痛。发病 1～2 周后，急性结膜炎症状逐渐消退，但出现畏光、流泪、刺痛及视力下降等症状。角膜中央区是浅层点状荧光素着色，随后，前弹力层下出现点状浸润，临床上称为浅层点状角膜炎。2～3 周后，炎症消退，数月后角膜混浊逐渐被吸收，但也有长期不退者，但对视力影响不大。

眼部有大量滤泡形成，以上、下穹隆部最多。结膜充血、水肿明显，下睑结膜有假膜形成；水样分泌物；上睑结膜有点状出血，有时睑结膜可出现扁平瘢痕或眼球粘连。

3. 以下检查可帮助确定诊断

（1）病毒分离：从患者结膜囊内分离病毒，以患病 8 日阳性率最高（可达 80%），6～10 日次之（可达 67%），11 日后为阴性。

（2）血清学检查：以恢复期抗体滴度高于急性期 4 倍以上作为诊断依据。

（3）免疫荧光技术：为更快速简便的方法，即在患病高峰（1 周左右）取结膜上皮刮片或分泌物涂片，加荧光素标记抗体标记，几乎全部病例均可发现感染的上皮细胞内有病毒抗原存在。

（4）电子显微镜技术：将患者的泪液或结膜刮片，置电镜下观察，可直接发现病毒颗粒或病毒抗原，但由于价格昂贵，限制了其临床应用。

（二）鉴别诊断

1. 急性卡他性结膜炎

急性卡他性结膜炎，俗称"红眼病"，由细菌感染引起，多发病急，双眼发病，流泪，有异物感及灼热感，分泌物多为黏液脓性，使上、下睑毛黏在一起。角膜受累多为边缘性，抗生素治疗有效。而流行性结角膜炎分泌物少，耳前淋巴结肿大，典型的上皮下浸润且抗生素治疗疗效差。

2. 包涵体性结膜炎

包涵体性结膜炎，为衣原体感染，常通过性接触传播，多伴有泌尿系统疾病。上皮细胞胞质中可见包涵体，不一定发生角膜损害。即使有变化也与流行性角结膜炎不同，使用磺胺类药物及抗生素治疗有效。

3. 流行性出血性结膜炎

本病为肠道病毒 70 型感染，症状较结膜炎为重，常有结膜下点状、片状出血，7～14 日吸收，角膜上皮呈点状、大片状剥脱，常于 1 周内随结膜炎症痊愈而消失。

二、中医辨病诊断

（一）诊断依据

（1）发病迅速，双眼先后发病，常有相关接触史。

（2）自觉碜涩疼痛，畏光流泪，泪多眵稀，耳前多伴有肿核，按之疼痛。

（3）白睛红赤浮肿，黑睛出现星点翳障，多位于黑睛中部，以致视物不清、疼痛、畏光流泪加重，胞睑可红肿疼痛，全身可伴有倦怠、头痛、发热等症状。

（二）类证鉴别

天行赤眼、暴风客热、天行赤眼暴翳均有眼焮热赤痛、白睛红赤、胞睑浮肿的特点，需明确鉴别。

（1）天行赤眼：因猝感疫疠之气所致，传染快，易造成流行，白睛红赤，可有点状或片状出血，眵多如脓而胶黏，泪不多，日久不愈可有黑睛生翳，预后一般较好。

（2）暴风客热：因风热之邪外袭，客于内热阳盛之人。内外合邪，上攻于目，不引起流行，白睛浮肿而赤，眵黏多泪，黑睛星翳少有，预后一般较好。

（3）天行赤眼暴翳：因猝感疫疠之气，内兼肺火亢盛，内外合邪，肝肺同病。泪多眵稀，白睛红赤浮肿，或抱轮红赤。发病 1 周后黑睛出现星翳而影响视力，愈后遗留翳障，且早期耳前肿核压痛，不难识别。

三、审析病因病机

（1）外感疫疠毒邪，加之肺火亢盛，乘克肝木，致黑睛生翳。

（2）素有五脏积热，感疫疬之气，内外相搏，上攻于目，白睛黑睛同时发病。

（3）病情日久，余邪未尽，白睛红赤虽退，而星翳日久不消。

总之，本病的基本病因病机为疫疬之气突从外袭，首犯肺卫，肺主气轮，故气轮先病，加之内有热毒，内外相搏，上攻于目，白睛黑睛同病。

四、明确辨证要点

辨"疬气"与"正气"。"疬气"为外因，疬气致病，多来势急猛，本病辨证必须注意病邪与正气的关系。若病邪轻而正气强，则发病轻而易愈，否则病情较重。白睛属肺，因疫疬之气侵扰而致肺火亢盛，眼局部气血蒸腾而致眼焮痛、白睛红赤肿胀。毒邪风重，则流泪而痒；热毒盛，则眵多黏结，甚则热迫血络，而使白睛之血溢于络外。若肺胃素有积热者，则症状较重。肺火亢盛则克伐肝木，黑睛属肝，肝郁不舒而郁热，再兼外受疫疬之毒，故黑睛发生星翳。

五、确立治疗方略

本病因突然感受疫疬之气，侵扰于目，素有五脏积热，内外相搏，上攻于目而致白睛、黑睛同时发病所致。肺肝（气轮与风轮）同病为本病特点，中医以肺肝同治，泻火退翳为主。若"气轮"病重可见球结膜充血，分泌物清稀，眼睑轻度水肿，角膜少量点状浸润，以泻肺利气，兼以退翳；若"气轮"与"风轮"同病，可见白睛混赤，视物不清，黑睛浸润灶增加；兼见口苦，咽干，便秘，耳鸣，治以清肝泻火，退翳明目；若余邪未清，"风轮"病重，白睛混赤消退，黑睛点片状薄翳，影响视物，治以养阴祛邪、退翳明目为主。

六、辨证论治

1. 风热外袭证

（1）抓主症：病初起，畏光流泪，涩痒刺痛，球结膜充血，分泌物清稀，眼睑轻度水肿，角膜少量点状浸润。

（2）察次症：发热，耳前淋巴结肿大，头痛，鼻塞流涕。

（3）审舌脉：舌红，苔薄白，脉浮数。

（4）择治法：泻肺利气，兼以退翳。

（5）选方用药思路：本病初起，肺肝同病，但以气轮为著，治宜泻肺利气，兼以退翳。故治以泻肺饮（《眼科纂要》）。方用石膏、黄芩、桑白皮清肺泻热；栀子、连翘、木通、甘草清心导赤；羌活、防风、荆芥、白芷祛风散邪；赤芍活血止痛；枳壳可行气导滞。

（6）据兼症化裁：常于方中加蝉蜕、刺蒺藜以祛风退翳。

2. 热毒炽盛证

（1）抓主症：患眼碜涩刺痛，流泪畏光，球结膜混合充血，视物不清，角膜浸润灶增加。

（2）察次症：口苦，咽干，便秘，耳鸣。

（3）审舌脉：舌红，苔黄，脉弦数有力。

（4）择治法：清肝泻火，退翳明目。

（5）选方用药思路：此时黑睛病变较重，宜选用龙胆泻肝汤（《医方集解》）。方中龙胆草善泻肝胆之实火，并能清下焦之湿热为君；黄芩、栀子、柴胡苦寒泻火；车前子、木通、泽泻清利湿热，使湿热从小便而解，均为臣药；肝为藏血之脏，肝经有热则易伤阴血，故佐以生地、当归养血益阴；甘草调和诸药为使。配合成方，共奏泻肝胆实火，清肝经湿热之功。

（6）据兼症化裁：可酌加蝉蜕、密蒙花疏风清热退翳。若大便秘结，去木通，加玄明粉、茯苓。

3. 余邪未清证

（1）抓主症：眼干涩，轻度畏光流泪，球结膜充血消退。

（2）察次症：视物不清，角膜点片状薄翳。

（3）审舌脉：舌红少津，脉细数。

（4）择治法：养阴祛邪，退翳明目。

（5）选方用药思路：拨云退翳丸（《原机启微》）。方中主用蔓荆子、菊花、密蒙花、薄荷、木贼、蝉蜕、白蒺藜等辛凉疏风，退翳明目；花椒辛散，助上药散邪以退翳；黄连、地骨皮、天花粉清余热；当归、川芎养血活血；楮实子补肝明目；甘草调和诸药。全方具有祛邪退翳，扶正明目之功。亦可用消翳汤（《眼科纂要》），常于上方中加沙参、麦冬、天冬以助养阴生津。

（6）据兼症化裁：若角膜浸润明显者，加石决明、蝉蜕、谷精草、海螵蛸以清肝明目退翳。

七、外治法

（1）点眼

1）抗病毒眼液：常用 0.1%阿昔洛韦滴眼液或眼膏、0.15%更昔洛韦眼用凝胶，每小时 1次。可与抗生素滴眼液交替滴眼，预防混合感染。

2）中药制剂滴眼：0.2%鱼腥草滴眼液频频滴眼，急性期每小时 2 次。另外可选用板蓝根滴眼液、复方熊胆滴眼液、双黄连滴眼液、熊胆眼药水、八宝眼膏点眼。

3）血管收缩剂：局部滴用血管收缩剂可缓解症状。

（2）其他疗法：局部冷敷可缓解眼部症状。

八、中成药选用

（1）双黄连合剂：适用于外感风热证，组成：金银花、黄芩、连翘。用法：每次 20ml，每日 3 次口服。

（2）银翘解毒丸：适用于肺热壅盛证，组成：金银花、连翘、薄荷、荆芥、淡豆豉、牛蒡子（炒）、桔梗、淡竹叶、甘草。用法：每次 1 丸，每日 2～3 次口服。

（3）养阴清肺丸：适用于余热未清证，组成：地黄、麦冬、玄参、川贝母、白芍、牡丹皮、薄荷、甘草。用法：每次 1 丸，每日 2 次口服。

（4）龙胆泻肝丸：适用于肝火偏盛证，组成：龙胆草、黄芩、栀子、车前子、泽泻、木通、当归、地黄、柴胡、甘草。用法：水丸每次 3～6g，每日 2 次口服。

（5）黄连上清丸：适用于肝火偏盛证，组成：黄连、栀子（姜制）、连翘、炒蔓荆子、防风、荆芥穗、白芷、黄芩、菊花、薄荷、酒大黄、黄柏（酒炒）、桔梗、川芎、石膏、旋覆花、甘草。用法：水丸每次 3～6g，每日 2 次口服。

九、单方验方

（1）清热解毒汤（出自《浙江中医学院学报》）：紫花地丁 15g，金银花 12g，蒲公英 15g，野菊花 15g，黄芩 15g，茯苓 15g，赤芍 12g，桔梗 6g，薄荷 3g（后下），甘草 6g。大便干结加生大黄；小便短赤加车前草；黑睛起星翳加谷精草、密蒙花；白睛溢血者加牡丹皮。

（2）洗药方（出自《慈禧光绪医方选议》）：蔓荆子 12g，荆芥 6g，白蒺藜 12g，冬桑叶 12g，秦皮 9g。将上药加水 1000ml 煎成约 600ml，用两层纱布过滤后趁热熏眼，待不烫皮肤时，用纱布蘸药水洗眼，每日 4 次（每剂药可用 2 日）。洗药方中蔓荆子、桑叶、白蒺藜皆入肝经，可疏散风热；秦皮亦入肝经，可清热解毒；一味荆芥加入大量寒凉药中起反佐作用，以防诸药过寒，有利于风热之毒外出。

（3）银翘散加味：金银花、连翘各 15g，野菊花、牛蒡子、薄荷、柴胡、黄芩各 6g，荆芥、防风、川芎、白芷、竹叶各 5g，生甘草 3g。若大便秘结者，加制大黄 6g；若白睛红赤明显者，加赤芍、生地各 10g；若黑睛星翳明显者，加木贼 6g，蝉蜕 5g。每日 1 剂，水煎服，每次煎液约 200ml，分早、晚各 1 次温服。

（4）天行赤眼方（邹菊生自拟方）：金银花 12g，野菊花 12g，鱼腥草 12g，秦皮 9g，黄芩 9g，桑白皮 12g，地栗梗 6g，千里光 12g，甘草 6g，该方具有清热解毒之功。服用草药同时，可用药渣之气熏眼，助其清热解毒之力直达病所。

十、中医特色技术

（1）针灸：合谷、外关、曲池、攒竹、丝竹空、睛明、太阳、瞳子髎、风池等穴，每次选 3～4 穴，每日针 1 次，7 日为 1 个疗程。

（2）中药熏洗：大青叶、金银花、蒲公英、紫花地丁、菊花、防风水煎，熏洗患眼，每日 2 次。

（3）中药熏药治疗：可应用中成药制剂超声雾化熏眼，如注射用炎琥宁。或中药煎汁后应用超声雾化仪器熏眼治疗。

十一、预防调护

（1）本病为接触性传染，其传染性强、易流行，故应注意隔离。流行期间必须积极宣传防治知识，做好学校、托儿所、工厂、企业、机关及服务业（理发室、浴室）等的防治工作，制定有效的卫生管理和消毒隔离制度。

（2）严格消毒患者用过的洗脸用具、手帕及使用过的医疗器皿。医护人员接触患者后必须洗手消毒，以防交叉感染。现已证实含碘消毒液对腺病毒有明显的抑制作用，采用稀释 1100 倍的碘化聚维酮（PVP-I2）液或 200 倍的碘化聚乙烯醇（PVA-I2）液洗手 30 秒，浸泡诊疗器具 5 分钟，或用浸泡的纱布擦拭诊断桌及门窗等，可防止医院内感染。

（3）疫苗在预防腺病毒感染上有一定价值，腺病毒 8、3、11 型的灭活或减毒活疫苗已在日本使用，并取得了一定的预防效果。

（4）可用菊花、夏枯草、桑叶等煎水代茶饮，预防本病。

十二、各家发挥

（一）火郁发之

《银海指南》云："火之热邪，畏其陷伏，故宜发之。"《丹溪心法》言："风火盛者，不可骤用凉药，必兼温散。"《景岳全书·传忠录》曰："外感之火当先治风，风散而火自息。"《素问·六元正纪大论》有"火郁发之"之说。故病毒性结膜炎治疗上宜采用发散、清热并举的方法进行治疗，即疏散中有寒凉，则辛温不致火盛；泻火中有宣发，则邪火不致内闭。

（二）汗而发之

周至安认为病毒性结膜炎仍属于中医表证范畴，故仍符合中医对于表证"汗而发之"的治疗原则，为了观察辛温发散为主、清热解毒为辅的方法治疗病毒性结膜炎的疗效，笔者采用自拟英黄汤进行治疗，英黄汤中麻黄为发散之要药，使邪热得以宣散为君。麻黄重用是取《眼科奇书》四味大发散（麻黄、细辛、藁本、蔓荆子）的方意，该书指出外障是寒，故对外障眼病主张采用发散的方法进行治疗。原方中麻黄用量为 60g，为慎重起见，麻黄用量仅比常规用量（10g）偏大，为 15g，临床应用中未出现不良反应；蒲公英、川黄连清热解毒，并防麻黄之辛温为臣；重用甘草既可调和诸药又可防发散伤正。

（董霏雪）

第三节　春季结膜炎

春季结膜炎（vernal conjunctivitis，VKC）又称春季卡他性结膜炎或结角膜炎，是一种季节性、反复发作的免疫性结膜炎。其主要致敏原有植物的花粉、各种微生物的抗原成分、污尘、动物的皮毛、阳光等。多在春、夏季发作，秋、冬季缓解。好发于儿童、少年，男性多见，常侵犯双眼，每年复发。但在发病较晚的人群中以女孩多见，且症状表现更为轻微。

本病因其每年复发，可归属于中医"时复证"（《证治准绳》）范畴，又称"时复之病"（《眼科菁华录》）或"痒若虫行""奇痒症"。

一、临床诊断要点与鉴别诊断

（一）诊断标准

（1）男性青少年好发，季节性反复发作。
（2）典型的临床表现，如奇痒、睑结膜乳头增生呈扁平的铺路石样或结膜缘部胶样结节等。
（3）结膜分泌物中有较多的嗜酸性粒细胞、血清和泪液中 IgG 增高等，可予以诊断。
（4）根据病变部位不同，临床上将春季角结膜炎分为睑结膜型、角膜缘型及混合型。

1）睑结膜型：病变局限于上睑结膜，不累及穹隆结膜，下睑结膜很少受累，其体征为上睑结膜出现巨大的（>1mm）犹如铺路石样的乳头。乳头表面有一层乳样膜，擦下时为一透明索状。增生的乳头有时可以导致眼睑增厚或假性上睑下垂。如果实行过冷冻疗法，可出现结膜瘢痕。

2）角膜缘型：多见于黑种人。病变多累及睑裂区角膜缘，其次为上方1/2角膜缘，也可全周受累。表现为靠近角膜缘的结膜形成半透明胶样结节，呈环形围绕角膜缘，使角膜缘呈现黄褐色或暗红色增厚的胶样外观。

3）混合型：角膜缘与睑结膜同时受累。

各种类型春季角结膜炎均可累及角膜，以睑结膜型更为常见，主要是由于肥大细胞及嗜酸性细胞释放炎症介质引起。角膜受损最常见的表现为弥漫性点状上皮角膜炎。此外可以出现大而浅的卵圆形溃疡灶（盾牌样溃疡），其周围轻微增高，通常没有疼痛。细胞及黏液可以逐渐沉积在受损的溃疡基底部，形成均匀的灰白色的"春季斑"牢固地与角膜基质层粘连。春季斑常导致炎症持续存在及阻止上皮再生，但很少引起新生血管。一旦愈合，将遗留前基质层混浊。

（二）鉴别诊断

1. 特应性角结膜炎

在早期，两种疾病常易发生混淆。在流行病学上，特应性角结膜炎（atopic keratocon-junctivitis，AKC）多发于十几岁到中年；多为常年性，比春季结膜炎病程长。从外部观察，特应性角结膜炎患者的眼睑常有慢性眼睑炎和湿疹。同春季结膜炎不同，特应性角结膜炎常引起结膜瘢痕、上皮下浸润和下穹隆缩窄。其他的症状和体征也有助于两者之间的鉴别：特应性角结膜炎主要影响下睑结膜，有小乳头，角膜新生血管化通常位于深层；特应性角结膜炎的分泌物多为水样，而春季结膜炎的分泌物多为黏稠性；特应性角结膜炎很难发现有Homer-Trantas点，而且结膜刮片很少发现有嗜酸性颗粒。

2. 枯草热性结膜炎

枯草热性结膜炎，又称季节变应性结膜炎（seasonal allergic conjunctivitis，SAC），是临床常见的疾病，与抗原接触后迅速发病。该病主要表现为结膜充血、结膜水肿和偶发眼睑水肿。与春季结膜炎不同，季节变应性结膜炎患者常伴有变应性鼻炎或鼻窦炎（sinusitis）。在季节变应性结膜炎很难观察到角膜的改变。

3. 巨乳头状结膜炎

巨乳头状结膜炎（giant papillary conjunctivitis，GPC）与配戴接触镜有关，其他的刺激因素还有配戴义眼、埋藏缝线暴露。其上睑结膜的乳头反应和黏液的产生非常类似春季结膜炎。当去除刺激因素后，巨乳头结膜炎的症状和体征将明显减轻或消失。通过病史分析和仔细检查可以进行鉴别诊断。

4. 接触性结膜炎

因使用药物诱发超敏反应而造成的化学性（或毒性）结膜炎也可产生类似春季结膜炎的症状和体征。引起药物超敏反应的主要药物有阿托品、局部麻醉药、抗生素、去氧肾上腺素和其他药物载体。化学性结膜炎的乳头反应并不剧烈，下穹隆结膜易受累。

5. 沙眼

沙眼可引起上睑结膜和角巩膜缘上方的病理改变。然而，与春季结膜炎不同，沙眼可以引起结膜瘢痕、滤泡性结膜炎和Arlt线（水平方向的上皮下纤维化）。结膜刮片无嗜酸性粒细胞存在。然而，春季结膜炎有时和沙眼同时存在。

二、中医辨病诊断

（一）诊断依据

（1）主症：双眼视力如常，眼内或两眦作痒，或痒如虫行，或奇痒难忍。

（2）检视眼部：或有黏丝状分泌物；或于上睑内面有扁平的、大小不等、质坚而硬的淡红色颗粒，排列不齐，呈铺筋的卵圆石样；或见白睛污红，在睑裂部黑睛缘处有灰黄或暗红色膜样隆起。此外，尚有眼内外无异常见症者。

（二）类证鉴别

（1）椒疮：两者皆可见胞睑内有颗粒丛生，但椒疮眼部微痒，见风流泪，睑内生细小颗粒，形状多似花椒，无定期发病的特征，椒疮邪毒可侵犯黑睛、目窍等相邻组织，并发它病，如倒睫卷毛、睥肉黏轮、漏睛、血翳包睛等。

（2）风热目痒：自觉双眼奇痒，痒极难忍，或痒若虫行，有灼热感，微有畏光流泪，眼眵呈黏丝状但不多，或胞睑内有似椒粟高低不平，或见黑白睛间抱轮灰黄微隆呈胶出样，以青少年在春季发病为多，舌苔薄白，脉浮数。

（3）风寒目痒：症见双目发痒，遇风加剧。流泪眵稀，患者眼睛端好，内外均无翳障，视力正常，唯睛珠痒甚连接眉棱骨处酸楚不适，兼见恶寒鼻塞等症，舌苔薄白，脉浮弦。

（4）火盛目痒：自觉双限灼热奇痒，白睛发赤，泪热眵稠，口干口苦，尿黄便结，舌红苔黄，脉数。

（5）血虚目痒：双目发痒，痒作轻缓，揉拭则止。止后又痒，双眼干涩不适，面色少华，舌淡，脉弦细。

三、审析病因病机

（1）外感风热时邪，上犯肺络。
（2）脾肺湿热蕴积，外受风邪侵袭。
（3）肝血不足，虚风内动，上犯于目。

总之，本病病位在白睛，基本病机为风盛则痒，风邪性轻扬，多侵犯人体的上部，眼睛首当其冲，风邪易与他邪结合犯目，特别是善与热邪相结合；或内有脾胃积热，复感风邪，致使风邪引动湿邪上犯，郁遏经络，气滞血瘀；或虚风内动，上犯于目。故而可见内外风邪循经上犯肺络，致气轮发病，可出现白睛红、痒。

四、明确辨证要点

（一）辨"外风"与"内风"

风有内风、外风之分。外风即风邪，为六淫之首，百病之长，易袭阳位，其性轻扬开泄、善行数变。若眼部奇痒，灼热微痛，分泌物胶结如白色丝样，睑结膜遍生弥漫性滤泡，状如卵石，球结膜暗红污秽，多为外风而致；内风与外风相对，由于阳亢、热盛、阴虚、血虚等变化而出现，若双眼痒痛较轻，干涩不适，时作时止；睑结膜滤泡颗粒大而扁平，球结膜稍暗红，多为内风所致。

（二）辨"标实"与"本虚"

本病多由"风""湿""热"邪而致，此为标实，故病变初期以风热为主，眼部可见奇痒、灼热，白睛暗红污秽，若与湿邪合病，则病情反复，缠绵难愈。病程日久或素体肝虚血少之人，血虚生风，虚风内动，上犯于目，此为本虚，归根结底为血虚而致。肝主血，肝以血为自养，血足则柔，血虚则强。因虚生风，肝风上扰，常见双眼痒痛较轻，干涩不适，时作时止；睑结膜滤泡颗粒大而扁平，球结膜稍暗红，面色无华，或失眠多梦；舌淡苔白，脉细或弦细。中医辨证在本病初期多为实证，后期多为本虚标实之证。

五、确立治疗方略

本病多由风热时邪侵犯肺卫肌表，上壅胞睑、白睛，阻滞脉络，气血不畅而引起；或脾胃素蕴湿热，复感风邪，风湿热邪相搏于胞睑、白睛而发病；亦可为素体正气不足，血虚生风或风邪久恋不祛而致。盖本病关系的脏腑多为肺、肝、脾，这三者为本病病机的关键所在。鉴于此，治疗采用以疏风、清热、养血为主，旨在"标本兼治，治病求本"。本病虽以风、湿、热邪外袭为主因，在其发病过程中，风湿热邪上扰，邪阻脉络，郁遏气血，导致血瘀脉络，故祛邪同时，配以适当活血养血药，令祛瘀生新，可助本病痊愈。

西医治疗，以对症为主，包括抗组胺药物、肥大细胞稳定剂、血管收缩剂、非甾体类抗炎药、免疫抑制剂、冷冻疗法。本病季节性强，不发生合并症，有自限性，预后较好。由于患眼奇痒难忍，故治疗以减轻症状为主。患者应避开可能的过敏原，避免阳光刺激。

六、辨证论治

1. 外感风热证

（1）抓主症：眼部奇痒，灼热微痛，分泌物胶结如白色丝样。

（2）察次症：睑结膜遍生弥漫性滤泡，状如卵石，球结膜暗红污秽。

（3）审舌脉：舌红，苔薄白，脉浮数。

（4）择治法：疏风止痒。

（5）选方用药思路：本证为风邪侵袭，经络受阻，邪气往来流行于睑眦腠理之间而致目痒，故选用驱风一字散（《审视瑶函》）。方中川乌、川芎祛风止痛；配荆芥、防风、羌活增止痛之效，兼以祛风解表；薄荷汤送服，疏风散热，清利头目。诸药共奏祛风止痛、止痒之效。

（6）据兼症化裁：若球结膜充血明显，加牡丹皮、赤芍、桑白皮、郁金以清热凉血退赤；痒甚者，加桑叶、菊花、蒺藜以增祛风止痒之功。

（7）据变证转方：若眼内灼痒，遇风吹日晒或近火熏灼之后症状加重，应以祛风清热、活血消滞为主，应用加减四物汤为主方。方中薄荷、牛蒡子、荆芥穗、防风祛风散邪止痒；连翘、苦参、天花粉清热；四物汤凉血活血。诸药合方，可收祛风散邪止痒，宣壅消滞退赤之功。

2. 湿热熏蒸证

（1）抓主症：眼部奇痒，痒涩不适，泪多畏光，分泌物胶结呈黏丝状；睑结膜弥漫性滤泡，状如卵石，球结膜污黄，或球结膜、角膜交界处呈胶样隆起。

（2）察次症：身痒、起疹。

（3）审舌脉：舌红，苔黄腻，脉数。

（4）择治法：清热除湿，疏风止痒。

（5）选方用药思路：本证为湿热内盛，循经上犯眼目，发为目痒，故选用除湿汤（《眼科纂要》）。本方体现清热利湿，祛风止痒之法。方中茯苓、滑石、木通、车前子淡渗利水；黄芩、黄连苦寒清热，两组药物成为清热利湿主体；陈皮醒脾降气；枳壳降气泄浊；荆芥、防风辛散风邪；甘草调和诸药。

（6）据兼症化裁：痒甚者，加白鲜皮、地肤子、茵陈、乌梢蛇以增疏风除湿止痒之功；睑内颗粒明显及有胶样结节者，酌加郁金、川芎等消郁除滞。

（7）据变证转方：若大便干结，目内灼热，可用凉膈散（《太平惠民和剂局方》）加地肤子、白蒺藜等，泻热通腑。

3. 血虚生风证

（1）抓主症：双眼痒痛较轻，干涩不适，时作时止；面色无华，或失眠多梦，睑结膜滤泡颗粒大而扁平，球结膜稍暗红。

（2）察次症：面色无华，或失眠多梦。

（3）审舌脉：舌淡苔白，脉细或弦细。

（4）择治法：养血息风。

（5）选方用药思路：本证为血虚不能养目，目失濡养而作痒。故选用四物汤（《太平惠民和剂局方》）。本方是由《金匮要略》中的芎归胶艾汤减去阿胶、艾叶、甘草而成。方中熟地黄甘温，味厚质润，入肝、肾经，长于滋养阴血，补肾填精，为补血要药，故为君药；当归甘辛温，归肝、心、脾经，为补血良药，兼具活血作用，且为养血调经要药，用为臣药；佐以白芍养血养阴；川芎活血行气。四药配伍，共奏补血调血之功。

（6）据兼症化裁：若痒甚，宜加僵蚕、防风、白芷、蒺藜以祛风止痒；若失眠多梦，加夜交藤、酸枣仁、合欢花、远志等养血安神；月经不调加柴胡、益母草、香附疏肝调经。

（7）据变证转方：若目珠干涩不适，伴口燥咽干、鼻干，伴不耐久视，多为血虚生风加之肺阴不足，亦可予养阴清肺汤（《重楼玉钥》）。

七、外治法

（1）点眼

1）血管收缩剂：血管收缩剂滴眼能抑制肥大细胞及嗜酸性粒细胞脱颗、靶细胞释放活性物质，从而改善眼部不适减轻结膜充血。如局部滴 0.1%肾上腺素溶液、消疲灵、羟甲唑啉（欧斯林），每日 3 次，疗程不超过 7 日，此外，冷敷可减轻充血。

2）抗组胺药物：如局部滴特非那丁眼液、0.05%富马酸依美斯汀眼液，每日 3 次，症状减轻后停药。

3）细胞膜稳定剂：对消除瘙痒、流泪、畏光症状有明显疗效。如局部滴 2%～4%色苷酸钠滴眼液、洛度沙胺滴眼液、吡嘧司特钾滴眼液等，每日 3～5 次。

以上药物联合应用，可改善症状。

4）糖皮质激素及非甾体类抗炎药：在症状加重时，间歇应用糖皮质激素眼液或眼膏，如局部滴妥布霉素地塞米松眼液、妥布霉素地塞米松眼膏或氟米龙滴眼液，每日 3 次；非甾体类药物也可减轻症状，且副作用较糖皮质激素小，如吲哚美辛眼液、双氯芬酸钠眼液、普拉洛芬眼液等，每日 2～3 次，症状减轻停药。

5）局部应用免疫抑制剂：对频繁发作，迁延不愈的病例，可用环胞毒素 A、FK-506 等，有很好的疗效。

6）中药滴眼液：部分中药的清热解毒凉血功效也可减轻眼痒症状，如局部滴 0.5%熊胆滴眼液，每日 3～5 次；局部滴鱼腥草滴眼液，每日 4～6 次；局部滴板蓝根滴眼液，每日 4～6 次。

（2）冷敷：可选用冷敷的方法，减轻眼病症状。

（3）药物敷：对于胞睑红肿、奇痒难忍可用锡类散适量外用。

（4）冷冻：以 1%地卡因表面麻醉，选用浸冷式 NJQ-Y 型 5 号冷冻刀接触病变轻压，术后涂以 6.5%四环素可的松软膏。但此方法仅见个别报道，未广泛应用于临床。

八、中成药选用

（1）拨云退翳丸：适用于风热上扰证，组成：蝉蜕、蛇蜕、木贼、密蒙花、蒺藜（盐炒）、菊花、荆芥穗、蔓荆子、薄荷、黄连、地骨皮、楮实子、天花粉、当归、川芎、花椒、甘草。用法：每次 1 丸，每日 2 次口服。

（2）明目上清片（丸）：适用于外感风热证，组成：菊花、连翘、黄芩、黄连、薄荷、荆芥油、蝉蜕、蒺藜、栀子、熟大黄、石膏、天花粉、麦冬、玄参、赤芍、当归、车前子、枳壳、陈皮、桔梗、甘草。用法：每次 4 片，每日 2 次，或丸剂每次 9g，每日 1～2 次口服。

（3）熊胆丸：适用于风热或肝经湿热证，组成：熊胆、龙胆、大黄、栀子、黄芩、黄连、决明子、柴胡、防风、菊花、木贼、薄荷脑、当归、地黄、泽泻（盐制）、车前子（盐制）、冰片。用法：每次 4 粒，每日 2 次口服。

（4）四物颗粒：适用于血虚生风证，组成：当归、川芎、白芍、熟地。用法：每次 5g，每日 3 次冲服。

九、单方验方

（1）川椒方加味（高健生自拟方）：荆芥、知母、生地黄、川芎、防风、前胡、苦参各 6g，川椒 3g，水煎服。高健生已应用此方治疗数百例患者，方中荆芥、防风祛风止痒，驱邪外出；生地黄、知母滋阴降火，清中有润，可防风药性燥伤阴；川芎味辛性温属阳，上行头目，为血中气药，祛风，治目赤肿痛；川椒，辛散性热，除湿止痒，此方多为寒凉药，稍加热药佐之，寒热并用可防止阴阳格拒。

（2）清解合剂（庄曾渊自拟方）：由麻黄、蝉蜕、荆芥、防风、生石膏、辛夷、桑白皮、枳壳等组成，具有疏风清热、清气分郁热之功效。

（3）加味玉屏风汤（李传课经验方）：由黄芪 15g，白术 10g，防风 6g，羌活 6g，菊花

10g，蝉蜕 6g，白蒺藜 10g，薄荷 6g，甘草 3g 组成。其中黄芪、白术、防风为玉屏风散，能补肺卫，固表止汗，增强抗过敏之功；羌活、菊花、蝉蜕、白蒺藜、薄荷上行头目，祛风止痒；甘草调和诸药。全方具有益气固表，祛风止痒之功。

（4）春卡 1、2 号方：球结膜型应用春卡 1 号方（茵陈 20g，藿香 16g，薄荷 6g，川芎 10g，白芷 10g，地肤子 10g，金银花 10g，栀子 10g，防风 10g，白术 10g，滑石 10g，甘草 4g），15 岁以下儿童酌减。睑结膜型与混合型服春卡 2 号方（防风 10g，白芍 10g，川芎 9g，荆芥 10g，麻黄 3g，连翘 10g，生石膏 12g，当归 10g，薄荷 3g，黄芩 10g，地龙 12g，玳瑁 6g，白术 12g，桔梗 10g，大黄 6g，甘草 4g），15 岁以下儿童酌减。

十、中医特色技术

（1）针刺治疗：眼与经脉间接与直接相通的经络上取穴，针刺取光明、承泣、瞳子髎、阳陵泉、大陵、外关、合谷等穴，每日 1 次，10 日为 1 个疗程。

（2）灸法：取穴大骨空、小骨空。方法：隔蒜艾炷灸，每穴 3 壮。疗程：每日 1 次，5～7 次为 1 个疗程。

（3）耳针法

1）取穴：耳尖、目 1、目 2、眼。

A. 方法：三棱针点刺放血。

B. 疗程：每日 1 次，3～5 次为 1 个疗程。

2）取穴：目 1、目 2、眼、肝、肺。

A. 方法：王不留行籽贴压固定，自行按压，每日 3～4 次。

B. 疗程：2～3 日 1 次，5 次为 1 个疗程。

（4）熏洗法：可应用中成药制剂超声雾化熏眼，如喜炎平注射液、注射用炎琥宁。或疏风清热的中药煎汁后应用超声雾化仪器熏眼治疗。或龙胆草、防风、细辛、丝瓜络、忍冬藤、甘草各 20g，中药煎水熏洗。

（5）药枕：利用药物散发的气味，用药枕治疗。药枕内装入白菊花 500g，蝉衣 100g，每日睡枕 8 小时，取得较好疗效。

十一、预防调护

（1）本病病因尚未明确，近来研究发现其与体液免疫及细胞免疫均有关系，是对外源性过敏原的高度过敏反应。过敏原通常是花粉及各种微生物的蛋白质成分、动物皮屑、羽毛、紫外线等，目前尚未能鉴定出特异性反应原。所以日常生活中应避开可能的过敏原，避免阳光刺激。

（2）条件允许，迁至空调房或寒冷地区。

（3）避免进食辛辣厚味之品。

（4）发病时通过中药祛风止痒可有效缓解症状，愈后可采用中药调理改善自身免疫功能，对预防本病的复发将具有较大帮助。

（5）本病若长期用糖皮质类固醇眼液或眼膏会引起激素性青光眼、白内障、单纯疱疹病毒感染、角膜上皮愈合延迟、真菌感染等并发症，故应间歇应用，症状改善后尽早停用，避免长期应用，若出现眼压增高要立即停药。

（6）若长期局部滴用血管收缩剂易引起干眼，应注意避免长期应用。

十二、各家发挥

（一）张怀安治春季卡他性结膜炎经验

（1）风湿证：睑结膜型，用祛风清热化湿汤。麻黄、羌活、防风、桑白皮、黄芩、赤芍、藿香、苦参、乌梅、生石膏、地肤子、甘草。

（2）风火证：球结膜型，用清热泻肝汤。桑白皮、黄芩、柴胡、龙胆草、知母、防风、茵陈、乌梅、生石膏、草决明、甘草。

（3）风火夹湿证：为混合型，用加减菊花通圣汤，即荆芥、防风、羌活、细辛、菊花、蔓荆子、山栀、连翘、黄芩、石膏、大黄、白芍、当归、川芎等。局部滴用0.5%可的松眼液。

（二）《审视瑶函》经验

《审视瑶函·时复症》曰："若言时复症，岁岁至期来，其言无后患。终久变成灾。此症谓目病不治，挨熬忍待自愈。或治不得当，欲戒有犯。触其脉络，遂致深入。又不治之，致邪正击搏，不得发散之故。或年之月，月之日。如花如潮，至期而发。过期而又愈。久而不治，及因激发者，遂成其害。未发问其所发之时，别其病本，在何经络。既发者，当验其行色经络，以别何部分。此症如治之。或发于春。宜服洗肝散：当归尾，川芎，苏薄荷，甘草，生地黄，羌活，炒栀仁，大黄，龙胆草，防风，为细末。每服三钱。白滚汤送下。"

"洗心汤：黄连，生地黄，木通，炒栀仁，甘草，当归尾，菊花，剉剂，白水二盅，煎至八分，去渣温服。发于秋宜服泻肺汤。川羌活，玄参，黄芩，桔梗。地骨皮，大黄，芒硝。剉剂，白水二盅。煎至八分，去渣食远服。"

（三）《今日中医眼科》经验

《今日中医眼科·常用药物应用体会》载有祛风散热药：时复症的发生主要与风热之邪外袭，客于胞睑、黑白睛之间，故而审因求治，首当祛风散热，常用辛凉或辛温解表发散之药。祛风除热常用连翘、薄荷、牛蒡子辛凉祛风散热，荆芥、防风、麻黄疏风止痒，刺蒺藜疏风散邪，祛湿退翳。

除湿药：时复症之所以胶黏难愈，与大部分病例湿热相搏，阻遏气血，邪正相交，湿邪黏滞难去有关。故而除湿药在本病的治疗中极为常用。常用黄连、黄柏苦寒燥湿清热；白鲜皮、地肤子燥湿解热杀虫止痒；豨莶草燥湿收泪止痒；滑石渗湿利水；薏苡仁健脾利湿。以上诸药可根据湿邪与热邪多寡，酌情选用。

活血养血药：本病虽以风、湿、热邪外袭为主因，在其发病过程中，风湿热邪上扰，邪阻脉络，郁遏气血，导致血瘀脉络，故祛邪同时，配以适当活血养血药，令祛瘀生新，可助本病痊愈。常用赤芍、生地、牡丹皮凉血活血；丹参、当归、白芍养血祛瘀。所选药均为活血祛瘀力量较为平和药，以防破血伤络，加重病情。

止痒药：本病主症为眼痒，针对病因使用疏风清热祛湿之药均能起到一定的止痒作用。在此基础上，酌情选用一些止痒作用明显的药物也为本病治疗的一项特色。总的来说本法实系对症治疗。临床常用白芷、防风驱风止痒，白蒺藜、僵蚕、蜈蚣息风止痒，地肤子、白鲜皮祛湿杀虫止痒。

（董霏雪）

第四节　泡性结膜炎

泡性结膜炎（phlyctenular conjunctivitis）是一种由微生物引起的迟发性变态反应性疾病，与结核杆菌、葡萄球菌、科-魏杆菌等有关。本病好发于春秋季，多发于儿童及青少年，特别是偏食、营养不良者，常单眼为患，亦可双眼发病。

泡性结膜炎属于中医学"金疳"（《证治准绳》）范畴。

一、临床诊断要点与鉴别诊断

（一）诊断标准

（1）症状：发病可有轻微畏光、灼热、流泪及异物感等刺激症状。

（2）眼部检查：球结膜出现局限性隆起的疱疹结节，呈灰红色，周围局限性充血，直径为1～4mm。中央溃烂坏死形成溃疡，溃疡破溃后10～12日愈合，不留瘢痕。

（3）实验室及特殊检查：部分患者结核菌素试验阳性。

（二）鉴别诊断

结膜鳞状细胞癌发病初期可在患眼看到灰色泡样隆起小结，迅速增大，色灰红，可呈菜花状，与下面组织粘连紧密，表面溃破呈棕黑色，触之易出血。好发于睑裂暴露部分及外眦侧角结膜交界处。一般认为可能与该处比较暴露易受刺激和外伤有关。因其为眼球前部较少见的疾患，且又是眼球表面肿瘤中发病率较高的一种眼病，因此在临床中要特别注意鉴别。

二、中医辨病诊断

（一）诊断依据

（1）症状：眼部磣涩不适，或微有疼痛及畏光，眵泪不多，无碍视力。

（2）眼部检查：白睛浅层见灰白色，状如玉米粒之颗粒，大小不一，周围有赤脉环绕，推之可移，颗粒部位不定，压痛不甚明显。颗粒可于顶部溃破，形成凹陷。多于1周左右愈合，颗粒消失，不留痕迹。颗粒一般为一个，重者可多至2个以上。

（二）类证鉴别

（1）白睛赤脉密布，眦部白睛上生赤膜如肉，略呈三角形，眵泪较多者，为心肺风热证，此为胬肉攀睛，治宜祛风清热。

（2）白睛表层血斑鲜红，咳痰黄稠者，为热客肺经证，此为白睛溢血，治宜清肺凉血散血。

（3）白睛结节大而隆起，或连缀成环，周围血脉紫赤怒张者，为火毒蕴结证，此为火疳，治宜泻火解毒，凉血散结。

（4）白睛红赤壅肿，弥漫溢血，胞睑红肿，热泪如汤者，为热毒炽盛证，多为天行赤眼，治宜泻火解毒。

三、审析病因病机

（1）肺经燥热，宣发失职，肺火偏盛，上攻于目，气血郁滞而成。

（2）肺阴不足，虚火上炎白睛所致。

（3）脾胃失调，土不生金，肺金失养，肺气不利而致。

总之，以上气血壅滞、虚火上炎、肺气失调均可导致该病。

四、明确辨证要点

（一）五轮辨证

本病病变部位在白睛，属气轮，白睛属肺，白睛表层红赤，颜色鲜红，为外感风热或肺经实火；赤脉粗大迂曲而暗红，为热郁血滞。白睛表层有泡性结节，周围赤脉环绕，涩疼畏光，多为肺经燥热所致，结节周围脉络淡红，且病久不愈，或反复发作，则多为肺阴不足，虚火上炎所致。

（二）脏腑辨证

白睛于气轮中属肺与大肠。目涩疼痛，泪热眵多，白睛浅层生小泡，兼见口渴鼻干，便秘溲赤，此为肺经燥热之证，而白睛生小泡反复发作，伴见干咳咽干，舌红少苔脉细数，为肺阴不足证。脾胃为后天之本，白睛小泡日久难愈，伴疲乏无力，食欲不振，腹胀不舒，舌淡苔薄白脉细无力，是为肺脾亏虚之证。

（三）虚实辨证

此病初起急重快为实证，反复迁延是为虚证。若白睛浅泡，伴见口渴咽干，便秘溲赤为实为热，证属肺经燥热；若白睛生泡，反复迁延为虚证，若伴干咳咽干，隐涩微痛，舌红少苔脉细数为肺阴不足证；若伴疲乏无力，食欲不振，舌淡苔薄白脉细无力为肺脾亏虚证。

五、确立治疗方略

本病初起，病性属实者，多为肺经燥热。症见患眼碜涩疼痛，畏光，泪热有眵，白睛颗粒突起，周围布满红赤丝脉，可伴有鼻燥咽干，便秘溲赤，舌红苔黄，脉数等症。此因肺中火热之邪郁结，影响其宣发功能，气血运行受阻，故见白睛突起颗粒，赤脉环绕；肺气不宣，火邪下移则便秘溲赤；燥热灼伤津液则有鼻燥咽干，舌脉亦为燥热之象。治宜清热泻肺，兼以散结。本病反复发作或日久不愈，多为肺阴不足或肺脾两虚。局部症见目隐涩微痛，眵泪不多，白睛颗粒不甚高起，周围赤脉淡红。全身前者可伴有咽燥干咳，舌红少苔，脉细数；后者可伴有身倦乏力，食欲不振，舌淡苔薄白，脉细无力。此因肺阴不足或肺脾两虚，因虚致病，故白睛诸症虽有但反应不甚剧烈。正虚抗邪无力，故其病变经久难愈或反复发作，肺阴不足。治宜养阴润燥，兼以散结。

六、辨证论治

1. 肺经燥热证

（1）抓主症：目涩疼痛，泪热眵结，白睛浅层生小泡，其周围赤脉粗大。

（2）察次症：口渴鼻干，便秘溲赤。

（3）审舌脉：舌质红，苔薄黄，脉数。

（4）择治法：泻肺散结。

（5）选方用药思路：本证为肺失宣发，火热偏盛，循经上攻于目，应选用泻肺汤（《审视瑶函》）。方中桑白皮主入肺经，清泻肺热；黄芩燥湿；知母泻火；地骨皮凉血，生津润燥；麦冬养阴生津；桔梗载药上行。诸药合用彰显泻肺散结之功。

（6）据兼症化裁：常于方中加芍药、牡丹皮以凉血活血退赤，加连翘以增清热散结之功；若小泡位于黑睛边缘者，加夏枯草、决明子以清肝泻火；大便秘结者，加大黄以清火泻热。

2. 肺阴不足证

（1）抓主症：隐涩微痛，眼眵干结，白睛生小泡，周围赤脉淡红，反复再发。

（2）察次症：干咳咽干，五心烦热。

（3）审舌脉：舌质红，少苔或无苔，脉细数。

（4）择治法：滋阴润肺。

（5）选方用药思路：本证为肺阴不足，虚火上炎白睛，故选用养阴清肺汤（《重楼玉钥》）。方中生地、玄参养阴润燥清肺解毒为主药；辅以麦冬、白芍助生地、玄参养阴清肺润燥；牡丹皮助生地、玄参凉血解毒而消痈肿；佐以贝母润肺止咳，清化热痰；薄荷宣肺利咽；使以甘草泻火解毒，调和诸药。共奏养阴清肺解毒之功。

（6）据兼症化裁：常于方中加夏枯草、连翘以增清热散结之功。

3. 肺脾亏虚证

（1）抓主症：白睛小泡周围赤脉轻微，日久难愈，或反复发作，舌质淡，苔薄白，脉细无力。

（2）察次症：疲乏无力，食欲不振，腹胀不舒。

（3）审舌脉：舌质淡，苔薄白，脉细无力。

（4）择治法：益气健脾。

（5）选方用药思路：本证为脾胃失调，土不升金，肺经失养，肺气不利而致，故选用参苓白术散（《太平惠民和剂局方》）。方中以人参、白术、茯苓、甘草平补脾胃之气，为主药。以白扁豆、薏苡仁、山药之甘淡，莲子之甘涩，助白术既可健脾，又可渗湿而止泻，为辅药；以砂仁芳香醒脾，促中州运化，通上下气机，吐泻可止，为佐药；桔梗为太阴肺经的引经药，入方，如舟车载药上行，达上焦以益肺气。

（6）据兼症化裁：加桑白皮、赤芍以缓目赤，止目痛。

4. 气火郁结证

（1）抓主症：患眼涩痛难开，畏光流泪。颗粒小泡侵及角膜，并有新生血管伸入。

（2）察次症：口苦咽干，烦躁不宁。

（3）审舌脉：舌红，苔黄，脉弦数。

（4）择治法：清热散结利气。

（5）选方用药思路：本证为肝气不舒，气机不畅，郁而化火，气火郁结而致，故选龙胆泻肝汤（《医方集解》）。方中以龙胆草清泻肝胆火热，为主药；以黄芩、栀子苦寒泻火；以泽泻、木通、车前子导湿热从水道出；以当归、生地黄养血滋阴，以柴胡疏畅肝胆之气。

（6）据兼症化裁：加浙贝母、连翘清热散结；牛蒡子、桑叶清肺火；加桑白皮、牡丹皮、赤芍以清热退赤。

七、外治法

（1）滴眼液：局部滴 0.5%熊胆滴眼液，每日 3～6 次。同时选用 0.5%醋酸可的松滴眼液或 0.025%地塞米松滴眼液。

（2）涂眼药膏：局部涂 0.3%氧氟沙星眼膏，每日 3～4 次。

八、中成药选用

（1）参苓白术散：适用于肺脾亏虚证。组成：白扁豆、白术、茯苓、甘草、桔梗、莲子、人参、砂仁、山药、薏苡仁。用法：每次 6～9g，每日 2～3 次冲服。

（2）龙胆泻肝丸：适用于气火郁结证。组成：龙胆、黄芩、炒栀子、盐车前子、泽泻、木通、酒当归、地黄、柴胡、炙甘草。用法：大蜜丸每次 1～2 丸，水丸每次 3～6g，每日 2 次口服。

（3）丹栀逍遥散：适用于肝郁化火证。组成：牡丹皮、栀子（炒焦）、柴胡（酒制）、白芍（酒炒）、当归、茯苓、白术（土炒）、薄荷、甘草（蜜炙）。用法：每次 6～9g，每日 2 次冲服。

（4）一清颗粒：适用于火毒炽盛证。组成：黄连、大黄、黄芩。用法：每次 7.5g，每日 3～4 次冲服。

（5）芩连片：适用于脏腑蕴热证。组成：黄芩、连翘、黄连、黄柏、赤芍、甘草。用法：每次 4 片，每日 2～3 次口服。

九、单方验方

（1）胆粉：取新鲜猪苦胆，把胆汁放入盆内，置于火上蒸烤，随时用小棒搅动胆汁，待胆汁变干为金黄色，然后研成细末，储存于瓶内备用。用法：用玻璃棒沾少许胆粉，点入眼穹隆结膜内，待胆粉溶化后，嘱患者轻轻地闭眼，每日 1～2 次。

（2）大青叶汤：大青叶、板蓝根、金银花、连翘各 15g，菊花、荆芥、防风各 9g，细辛 2g，甘草 6g，早晚各 1 次煎服。

十、中医特色技术

（1）针灸治疗：毫针浅刺：主穴取睛明、攒竹、临泣，配穴取合谷、风池、太阳，每日针1次，每次取主、配穴各1～2个，中等刺激。

（2）耳针：取穴眼、肝、交感、神门、内分泌，每日针1次，每次取2～3穴，留针15～20分钟。

（3）耳灸疗法：于患眼对侧耳廓上部，用艾灸15分钟，以有灼热感为度。施行1次即可。灸后可能起一小疱，并无妨碍。

（4）挑刺拔罐法：在患者2～3胸椎两侧旁开二指之处（即风门至肺俞之间），医者用双手挤捻皮肤数次，候皮肤出现紫红点后，局部消毒并用三棱针挑刺出血，用火罐拔该处，拔罐每日1次，挑刺2～3日1次。左眼取右侧部位挑刺，右眼取左侧部位挑刺。

（5）熏洗疗法：可用红花9g，丝瓜络9g，忍冬藤18g，水煎熏洗患眼。

（6）超声雾化治疗：上述内服药第3煎，取25ml，超声雾化熏眼，每日2次，每次15分钟。

十一、预防调护

（1）少食辛辣炙煿及油腻之品。

（2）积极寻找及治疗诱发此病的潜在性疾病，加强体育锻炼，增强体质，注意营养，适当补充各类维生素。

十二、各家发挥

（一）黎家玉临床经验

黎家玉认为，金疳生于气轮，传统眼科认为本病多与肺经燥热或肺阴不足，虚火上浮有关。而根据其长期临床观察，认为不可忽略"脾虚肝热，木火刑金"这一病机。据观察本病好发于体质差的青少年，尤其是素体脾虚的少年，脾病逆传至肝，至肝经郁热，进而木火刑金，出现脾、肝、肺同病。对于青年患者多因肺阴不足，虚火上浮所致，尤以经常夜班工作、生活的女青年多见。抓住这一辨证特点，临症处理自可纲举目张。

（1）脾虚肝热型：症见白睛生颗粒如泡，微显透亮，颗粒周围绕以赤丝，羞明泪出，时常反复或时轻时重。全身症状可见面色㿠白，不思饮食、大便溏泄，或烦躁不安，易怒，舌质淡白。如是儿童患者，则常有挑食、偏食习惯。治则宜健脾清肝，方用四君子汤加银柴胡、白芍药、钩藤、象牙丝或羚羊角等。

（2）脾阴不足、虚火上浮型：症见白睛生灰白色颗粒，周围绕以丝脉，色红而细，眼内干涩，怕强光。全身症状可见咽喉干燥，口渴不欲饮，烦躁难眠，食燥热食品则病情加重，女性患者可有月经异常，舌质红，脉弦细。治法宜养阴清热，方用十珍汤去当归，重用沙参，必要时可加花旗参，口服生脉片。本型有少数患者其舌尖红甚，两眦发赤，此为兼夹心火亢盛证，可在十珍汤基础上加莲子心，若能再加生竹叶卷心30条同煎，疗效更佳。

本病经过多次反复之后，白睛颗粒隆起较高，或破溃行成内陷，周围赤脉成丛，可选用赤芍药、牡丹皮、红花、牛膝等清血分淤热之品，佐入上方施治。亦有金疳生于黑睛边际，病及风轮，可加入草决明、夏枯草、青葙子等清肝明目之品，并可口服羚羊角胶囊。本病后期气阴不足者，成人可口服生脉片或肌内注射参麦注射液；儿童应以健脾为根本措施，用四君子汤（糖泡参易党参，白术宜用饭术）加山楂、陈皮、麦芽等。

外治则可滴珍珠明目液或蜂蜜眼水，每日 3～4 次。病情反复顽固者，可点冰香散，每日 3～4 次。

（二）庞赞襄临床经验

庞赞襄认为：本病多由于肺经燥热，阴虚内热，外夹风邪，风热毒邪交攻于目；或肝经实火，复受风邪，内有郁热；或脾胃虚寒，运化失调，寒邪上注于目所致。

本病位于白睛，属气轮，发病的过程虽有外感风邪所侵，但为标证，故治疗以治肺为其本。病初始，为风热俱盛，当治以表里双解，祛外风之邪，清内里郁热；病中见有燥热伤阴，故治以养阴清热，散风除邪，中病即止；如反复发作，或缠绵不愈，为湿邪所乘，用散风除湿之品，取"风能胜湿"之意，以养阴清热、润肺燥湿、散风祛湿诸品交替应用，共奏功效。注意诸品有寒凉之性，勿伤脾胃，若见脾胃虚寒之证，当以温中散寒，佐以祛湿除邪。本病以肝热夹风型最为常见，在临床治疗中，对于阴虚肺热型、外夹风邪型、脾胃虚寒型，应用相应方剂，治愈后复发者较少。肝热夹风型应用双解汤加减治疗，愈后复发者稍多，因此，在症状消退后，还需要继续服用养阴清热、调理脾胃的药物，以调理善后，避免复发。其方药用养阴清肺汤加减：生地 12g，玄参 10g，麦冬 10g，桔梗 5g，白芍 3g，枳壳 3g，槟榔 3g，莱菔子 3g，白术 3g，甘草 3g，水煎服。

（三）齐锡森临床经验

齐锡森等认为目为肝窍。气轮（白睛）属肺，风轮（黑睛）属肝，火轮（瞳孔）属肾，血轮（内、外眦）属心，肉轮（眼睑）属脾。血虚肝旺肺燥之体，感受风热、风邪即容易化燥，就出现口干舌燥脉弦等燥热型证候，此时泡性结膜炎常发生于近角膜缘，属肝肺两脏的病变。若进一步发展，邪由气分进入血分，呈现出舌红，小便黄赤，脉弦数等血热型证候，此时属心经病变。因此，在治则上有所区别。从热论治中辨证又分为热燥型及血热型：

（1）热燥型：眼泪、眼屎不多，口干舌燥，脉弦。治宜润燥、泻肺、散结，用桑白皮汤加减：桑白皮 5g，玄参 5g，甘草 1g，麦冬 3g，黄芩 3g，菊花 3g，牡丹皮 3g，天花粉 3g。大便干燥加全瓜蒌 5g；结膜充血明显加当归尾 3g、赤芍 5g 或桃仁 1g、红花 2g。局部点蜂蜜合剂，每日 4 次。

（2）血热型：以玄参、麦冬、天花粉、生甘草养肝阴，润肺燥；以桑白皮、黄芩、菊花散肝肺风热；牡丹皮凉血散结；生地、木通、淡竹叶泻心肺之火；桑白皮、黄芩泻肺中之火；当归尾、赤芍活血散结。

（四）庞涛临床经验

庞涛认为金疳：泡大，结膜充血严重，羞涩难忍，小便赤热。治宜泻火清肝、破癖散结，用加味导赤散：生地 5～8g，木通 3g，甘草梢 3g，淡竹叶 2g，当归尾 3g，赤芍 5g，桑白皮 5g，黄芩 3g。口干加知母 3g、生石膏 5g、麦冬 5g。局部点蜂蜜合剂，每日 4 次。此病相当于西医的泡性结膜炎和束状角膜炎。发生于白睛表层，它以羞明流泪，灼涩疼痛为主症。在白睛上出现一个或数个灰红色颗粒，周围的白睛呈局限性放射状红赤。其病情轻重不一，轻症一般在 10 日左右颗粒由破溃而吸收，不留任何痕迹，严重者则颗粒呈巨大隆起，而周围的白睛红赤瘀滞较甚。其病程较长，有的逐渐发展，向四周及深部组织侵蚀，形成溃烂，日久伤口虽能愈合，但总不免形成瘢痕。如果颗粒生在黑睛与白睛交界处侵及黑睛者（白膜侵睛），则局部刺激症状甚剧，愈后多出现齿形的灰白色翳膜，终身不能消退。按患睛病变的局部症状与全身体征相结合进行辨证施治。临床上常见证候有以下四型：①肺胃燥热型：颗粒多发生在黑睛边缘上方或下方之白睛上，周围呈局限性红赤色，瘀滞，甚则肿胀。多伴有鼻干发热，鼻疮，口干咽燥，干咳，舌红，脉数。若颗粒发生在黑睛边缘上方者，属肺经火盛，治以泻肺清金为主。方用加味泻白散。②心火上乘型：颗粒多发生在睑裂部之白睛上，周围呈放射状红赤，多伴见角口糜烂生疮，小便短赤，尿时涩痛，舌尖赤，脉数。治以清热降火。药用加味导赤散。③风热上扰型：颗粒无固定部位，大小不一，周围之白睛红赤较剧，且多合并急性结膜炎，伴有患眼畏光流泪，涩痛及头痛，舌质淡红，苔微黄，脉浮数。治以辛凉清肺，驱风散热，药用银翘散加减。④阴虚火旺上扰型：颗粒较小，多发生在睑裂部之白睛上，局部红赤较轻。伴见口干，头晕，舌质红绛，脉细数。此型多见于体质衰弱之人。治以滋阴降火，方用自拟地冬滋阴汤。

（赵晓龙）

第四章 眼表疾病

眼表疾病以干眼为例。干眼是由于泪液的量或质或流体动力学异常引起的泪膜不稳定和（或）眼表损害，从而导致眼部不适症状及视功能障碍的一类疾病。本病属于中医学"白涩症"范畴。

目前世界范围内干眼发病率在 5.5%～33.7%，其中女性高于男性，老年人高于青年人，亚洲人高于其他人种，根据我国现有的流行病学研究显示，干眼在我国的发病率与亚洲其他国家类似，较美国与欧洲国家高，其发病率为 21%～30%。其危险因素主要有老龄、女性、高海拔、糖尿病、翼状胬肉、空气污染、眼药水滥用、使用视频终端、角膜屈光手术、过敏性眼病和部分全身性疾病等。

干眼的分类：①水液缺乏型干眼：因水液性泪液生成不足和（或）质的异常而引起，如干燥综合征（SS）和许多全身性因素引起的干眼；②蒸发过强型干眼：由于脂质层质或量的异常而引起，如睑板腺功能障碍（MGD）、睑缘炎、视屏终端综合征、眼睑缺损或异常引起蒸发增加等；③黏蛋白缺乏型干眼：为眼表上皮细胞受损而引起，如药物毒性、化学损伤、热烧伤对眼表的损害及角膜缘功能障碍等；④泪液动力学异常型干眼：由泪液的动力学异常引起，如瞬目异常、泪液排出延缓、结膜松弛等；⑤混合型干眼：是临床上最常见的干眼类型，为以上两种或两种以上原因所引起的干眼，最后发展为混合型干眼。

一、临床诊断要点与鉴别诊断

（一）诊断标准

据中华医学会眼科学分会角膜病学组 2013 年《干眼临床诊疗专家共识》拟定。

1. 干眼的诊断标准

目前干眼的诊断尚无国际公认统一标准，结合其他国家及我国学者提出的标准，角膜病学组提出目前我国的干眼诊断标准如下。

（1）有干燥感、异物感、烧灼感、疲劳感、不适感、视力波动等主观症状之一和泪膜破裂时间（BUT）≤5 秒或泪液分泌Ⅰ试验（SchirmerⅠ试验）≤5 毫米/5 分钟可诊断为干眼。

（2）有干燥感、异物感、烧灼感、疲劳感、不适感、视力波动等主观症状之一和 5 秒＜BUT ≤10 秒或 5 毫米/5 分钟＜SchirmerⅠ试验≤10 毫米/5 分钟，同时有角结膜荧光素染色阳性可诊断为干眼。

2. 干眼严重程度诊断标准

（1）轻度：轻度主观症状，无角结膜荧光素染色。

（2）中度：中重度主观症状，有角结膜荧光素染色，但经过治疗后体征可消失。

（3）重度：中重度主观症状，角结膜荧光素染色明显，治疗后体征不能完全消失。

（二）鉴别诊断

1. 视疲劳

视疲劳症状多样，常见的有近距离工作不能持久，出现眼及眼眶周围疼痛、视物模糊、眼睛干涩、流泪等症状，严重者头痛、恶心、眩晕。它不是独立的疾病，而是由于多种原因引起的一组疲劳综合征，其常见发生原因：①眼睛本身的原因，屈光不正如近视、远视、散光等，调节因素，眼肌因素，结膜炎，角膜炎，所戴眼镜不合适等；②全身因素，如神经衰弱、身体疲劳、癔症或更年期的妇女；③环境因素，如光照不足或过强，光源分布不均匀或闪烁不定，注视的目标过小、过细或不稳定等。但泪膜稳定性及泪液渗透压无异常，单眼或双眼患病，验光配镜常使症状减轻或消失。

2. 过敏性结膜炎

眼部痒感几乎是各种类型过敏性结膜炎的共同症状，但其他症状如眼红、流泪、灼热感、分泌物等常常容易与干眼混淆。过敏性结膜炎表现为弥漫性的结膜充血、水肿及乳头、滤泡增生等体征。泪膜稳定性及泪液渗透压多无异常，糖皮质激素、抗组胺药常能缓解症状。

3. 慢性角结膜炎

其眼部症状如眼红、异物感、痒、分泌物异常等也常常容易与干眼混淆。但其特征是时重时轻持续数月或数年，由于病因的不同，睑结膜充血可较球结膜充血为重，分泌物可为黏液性或水样。

4. 浅层点状角膜炎

部分患者会有异物感、磨涩、畏光、轻度视力下降等症状。但浅层点状角膜炎的角膜上皮内出现散在分布圆形或椭圆形、细小的结节状或灰色点状混浊，通常好发于角膜中央部或视轴区。其中央隆起，突出于上皮表面，荧光素及孟加拉红染色呈阳性。可伴有上皮及上皮下水肿，但无浸润。病灶附近角膜上皮呈放射状或树枝状外观，若不经治疗，病变也可于1～2个月愈合，经过一段长短不一的时间（通常为6～8周）后又复发。在病变缓解期，角膜上皮缺损完全消失，有时可在上皮残留轻微的瘢痕。

二、中医辨病诊断

（一）诊断依据

（1）症状：患眼干涩不爽，频频瞬目或微畏光。

（2）体征：白睛赤脉隐隐，或可查见黑睛点状荧光素染色。

（二）类证鉴别

本病与时复目痒均可见频频瞬目、白睛红赤眼痒等表现，但时复目痒为双眼奇痒难忍，至期而发，呈周期性反复发作，频频瞬目是由过敏引起的眼痒所致，胞睑内面可见铺路石样改变，或见黑睛边缘出现黄白色胶样隆起结节。本病之目痒是以痒涩不适为主，频频瞬目是由于泪液分泌不足眼干所致，胞睑内面可见结膜滤泡，结膜充血，所以两者虽有一些类似的症状但是从发病的时间、发病原因、症状表现看还是有明显不同之处。

三、审析病因病机

（1）外感疫邪停留或余邪未尽，隐伏脾肺两经，阻碍津液之输布，目失濡润所致。

（2）日久风沙尘埃侵袭或长期于空调房及近火烟熏等刺激，致肺卫气郁不宣，化燥伤津，目失所荣所致。

（3）沉酒恣燥、肥甘厚味，致脾胃湿热蕴积，郁久伤阴；或劳瞻竭视、过虑多思、房劳太过致肝肾亏虚，精血暗耗，目失濡润。

（4）劳作过度，体虚气衰，气机衰惫，肝肾之阴精亏虚，不能输布精微，充泽五脏，上荣于目而致目失濡养所致。

总之，中医称干眼为白涩症，其发生与外界因素、用眼习惯不良、饮食不当、脏腑功能失调等多种因素有关，是多因素综合作用的结果。

四、明确辨证要点

（一）辨外感六淫之邪

干眼的发生之所以呈逐年快速增长之势，且反复发作，缠绵难愈，究其原因多与环境因素有密切关系，即外感六淫之邪。其中风、暑、湿、燥、火等都可致干眼并可兼夹为病。

风为阳邪，其性炎上，易袭阳位，其性开泄，目位居高易为风邪所袭，易使目中之水（泪液）蒸发而致目失濡润而干涩不适。

暑热之邪均为阳邪，其性炎上，易耗伤津液而致两目干涩，若津伤风动亦可致双目频眨，胞轮抽动等症。

燥邪其性干燥，耗伤津液，亦是常见干眼之病因，春秋风大干燥，是干眼的高发季节，北方冬季室内供暖，热燥上扰易致干眼，风燥、暑热是导致水液缺乏型干眼的常见原因。

湿邪具有阻遏气机、损伤阳气、黏滞缠绵之特点，若清阳不升，气机不畅，必致目中黏腻不爽或睑缘赤烂，是引起蒸发过强型干眼的主要原因。

（二）辨脏腑功能失调

干眼的发生与肺、脾、肝、肾之功能关系密切。肺阴不足可由外感燥热伤肺，或汗出津伤，或素嗜烟酒、辛辣燥热之品或年老体弱渐致肺阴亏虚而成。肺阴不足，目乏津液濡润而发干眼；脾胃蕴积湿热或外感湿热之邪或平素脾胃虚弱为湿所困，湿郁化热，或嗜食肥甘厚味，饮酒无度，酿成湿热，内蕴脾胃等原因也可导致干眼，胞睑在脏属脾，脾胃湿热蕴积，可致睑缘红赤糜烂，同时湿邪阻遏气机，耗伤阳气必致目中之泪敷布不均，蒸发过快，而发眼干涩、眼痒、频频瞬目等症；肝血虚，是由于脾胃虚弱，化源不足，或失血过多，或久病，耗伤肝血，因目受肝血滋养而能视，若肝血虚，目失所养，可致两目干涩，不耐久视，眼部肌肉瞤动等症，肝肾阴虚多因久病年老，阴液亏虚或因情志内伤，化火伤阴，或房事不节，耗伤肾阴或热病耗伤阴津等导致肝肾阴虚,阴血亏虚,目失濡养而致干涩不适。

五、确立治疗方略

依据干眼的不同类型及病因病机变化特点,结合眼表病的症候规律,采用整体宏观辨证与局部微观辨病结合的思路和治疗方法进行辨证用药。整体辨证首先辨寒热虚实,对于外感热病后造成的余热未清以养肺阴,清虚热的治疗方法为主;对于脾胃湿热蕴积所致者应以清热祛湿,宣通气机的治疗方法为主;对于气血不足或肝肾不足者应以益气养血,滋补肝肾为法。局部辨证应分清干眼的类型,泪液缺乏以养阴生津润燥为主,蒸发过强以健脾润目为主。

六、辨证论治

1. 邪热留恋证

(1)抓主症:眼部干涩不爽,眼眵及畏光流泪等。

(2)察次症:睑内面轻度红赤,白睛遗留少许赤丝细脉,迟迟不退,或伴有风热侵袭所致鼻窍不利咽喉不利之症。

(3)审舌脉:舌质红,苔薄黄,脉浮。

(4)择治法:清热疏风。

(5)选方用药思路:根据五轮学说阐述的眼与脏腑的关系,白睛在脏属肺。本证为风、热、燥等病邪损伤肺络,故选用桑菊饮(《温病条辨》),清泻肺热,养阴润燥为主。方中桑叶疏散上焦之风热;菊花疏散风热,清利头目而肃肺;二药轻清,直走上焦,协同为用,以疏散肺中风热见长;杏仁苦降,肃降肺气;桔梗辛开,开宣肺气;薄荷、连翘、芦根疏散风热,解毒生津;甘草调和诸药。

(6)据兼症化裁:若痒涩难睁为甚者,加蝉蜕、白蒺藜、地肤子等以祛风止痒,若眼干伴随口干鼻干等可加玄参、麦冬、生地等养阴润燥。

(7)据变证转方:若风、热、燥、湿等病邪伤目过久,症见眼眵及畏光流泪,邪热留恋之干眼兼有肝热者,可选用夏桑菊颗粒(《温病条辨》),清肝明目,疏散风热。方用夏枯草清肝散结;野菊花清热解毒消肿;桑叶疏散风热,清肝明目。若白睛红赤、灼热明显者,可应用桑菊饮酌加牡丹皮、赤芍、郁金以凉血消滞退赤。

2. 湿热壅阻证

(1)抓主症:眼内干涩隐痛,泡沫状眼眵,白睛稍有赤脉,病程持久难愈。

(2)察次症:症见头痛身重,胸闷不饥,午后身热,不渴者,或有口黏或口臭,大便不调黏腻不爽。

(3)审舌脉:舌白或舌苔黄腻,脉濡数。

(4)择治法:芳香化湿或清利湿热。

(5)选方用药思路:①若本证为湿温初起,邪留气分,化燥尚轻,暑温夹湿,湿重于热,可选用三仁汤(《温病条辨》),宣化畅中,清热利湿。方用滑石清热利湿;生薏苡仁、杏仁、豆蔻仁,"三仁"清理三焦湿热,调畅气机;通草、竹叶助滑石利湿清热之效;半夏、厚朴行气除满,化湿和胃。诸药相合,使三焦湿热上下分消,水道通利,则湿温可除。②若本证为湿温时疫,邪在气分,湿热并重,症见胸闷腹胀,肢酸,咽肿,口渴,小便短赤,淋浊,吐泻，舌淡苔白或腻或干黄者。可选用甘露消毒丹（《续名医类案》）清热解毒，利湿化浊。方用滑石利水渗湿，清热解暑；茵陈清利湿热而退黄；黄芩清热燥湿，泻火解毒，三药相伍，正合湿热并重之病机；白豆蔻、石菖蒲、藿香行气化湿，悦脾和中；连翘、薄荷、射干、川贝母清热解毒，透邪散结消肿；木通清热通淋。

（6）据兼症化裁：若白睛赤脉稍显著者，可用三仁汤加黄芩、桑白皮、地骨皮、牡丹皮以清热泄肺，凉血退赤；伴食少纳呆者，可加白术、山药、白扁豆以健脾益气；伴脘腹痞满者，宜加鸡内金、莱菔子以消食散结；若有心烦口苦、苔黄腻者，酌加黄芩、栀子、车前子以助清热除湿；若睑内红赤磨痛，眵多黏稠者，可应用甘露消毒丹酌加金银花、菊花、蒲公英以助清热散邪；若腹胀纳差，便溏不爽者，加厚朴、苍术、薏苡仁以助健脾燥湿。

3. 肺阴不足证

（1）抓主症：目珠干燥无光泽，灼痒磨痛，白睛微红，不耐久视，黑睛可有细点星翳。

（2）察次症：反复难愈，眼眵干结微黄，可伴有口干鼻燥，咽喉干痛，干咳少痰或痰中带血，便秘。

（3）审舌脉：舌质红少津数，脉细无力。

（4）择治法：滋阴润肺。

（5）选方用药思路：①若本证为素体禀赋不足，或遇燥气流行，或多食辛热之物，致阴虚燥热伤肺，可选用养阴清肺汤（《重楼玉钥》）养阴润燥，清肺利咽。方中重用生地黄滋阴壮水，清热凉血；麦冬养阴润肺清热；玄参滋阴解毒利咽；牡丹皮凉血散瘀消肿；白芍敛阴和营泻热；川贝母润肺化痰散结；薄荷辛凉散邪利咽；甘草调和诸药。②若本证为肺肾阴虚，虚火上炎，可选用百合固金汤（《慎斋遗书》）养阴润肺，化痰止咳。方中用生地黄、熟地黄滋补肾阴亦养肺阴；百合、麦冬滋养肺阴并润肺止咳；玄参协二地滋肾降虚火；川贝母清热润肺，化痰止咳；桔梗载药上行，宣肺气，利咽喉；当归、白芍养血益阴；甘草调和诸药。

（6）据兼症化裁：肺阴不足兼气虚者，可用养阴清肺汤加太子参、五味子以益气养阴；黑睛有细点星翳者，方用养阴清肺汤加蝉蜕、菊花、密蒙花以明目退翳；若阴虚火旺甚者，加知母、地骨皮以增滋阴降火之力。

4. 肝肾阴虚证

（1）抓主症：眼干涩白睛隐红，久视加重，双目频眨，羞目畏光，视物欠佳，白睛隐隐淡红，黑睛可有细点星翳，或迎风流泪者。

（2）察次症：口干少津，腰膝酸软，头晕耳鸣，夜寐多梦。

（3）审舌脉：舌质红，苔薄，脉细数。

（4）择治法：滋补肝肾，养肝明目。

（5）选方用药思路：①若本证为肝肾阴虚，可选用杞菊地黄丸（《医级》）滋肾养肝明目。方用枸杞子养肝明目，滋肾阴养肺阴；菊花平肝明目；熟地黄滋阴补肾，填精益髓；山茱萸补养肝肾，并能涩精；山药双补脾肾；泽泻利湿泻浊；牡丹皮清泻相火；茯苓健脾渗湿。②若本证为肝肾阴虚，可选用明目地黄丸（《审视瑶函》）滋肾养肝明目。方中用枸杞子养肝明目，滋肾阴养肺阴；菊花平肝明目；刺蒺藜平肝明目，活血解郁；煅石决明清肝明目；熟地黄滋补肝肾；山茱萸补养肝肾，并能涩精；牡丹皮清泻相火；山药双补脾肾；茯苓健脾渗湿；泽泻利湿泻浊；当归、白芍养血益阴。

（6）据兼症化裁：若口干少津明显者，可用杞菊地黄丸加五味子、玄参、沙参以养阴生津；白睛隐隐淡红者，可加地骨皮、桑白皮以清热退赤；肝血不滋，阴精不荣于上，少寐口干者，宜加女贞子、旱莲草滋补肝肾。若神膏混浊不清较重者，宜用明目地黄丸酌加牛膝、丹参以助补肝肾、养血活血；虚火伤络者，酌加知母、黄柏、旱莲草以养阴清热凉血；伴多梦盗汗者，加知母、牡丹皮、黄柏等以滋阴清热。

（7）据变证转方：若阴亏虚火上炎，潮热虚烦，口咽干燥者，可用知柏地黄丸（《景岳全书》）加地骨皮清退虚热。

七、外治法

（1）点眼药法：可选用人工泪液，如局部滴 0.1%玻璃酸钠滴眼液，每日 2～3 次，4 周为 1 个疗程。

（2）泪小点栓塞：主要应用于水液缺乏型干眼，目的是减少泪液通过泪道流失，增加结膜囊内泪液的含量。泪小管栓有两种类型：一种是由胶原或聚合物制成的可吸收型，可持续不同时间段（3 日到 6 个月）。另一种是有亲水丙烯酸成分的非吸收"永久性"栓子。

八、中成药选用

（1）桑菊饮颗粒：适用于邪热久恋证。组成：苦桔梗、菊花、薄荷、杏仁、苇根、甘草、桑叶、连翘。用法：每次 10～20g，每日 3 次冲服。

（2）夏桑菊颗粒：适用于邪热久恋证。组成：夏枯草、野菊花、桑叶。用法：10～20g，每日 3 次冲服。

（3）清热祛湿颗粒：适用于湿热壅阻证。组成：党参、茵陈、岗梅根、黄芪、苍术、野菊花、陈皮。用法：每次 10g，每日 2～3 次冲服。

（4）甘露消毒丸：适用于湿热壅阻证。组成：白豆蔻、藿香、茵陈、滑石、木通、石菖蒲、黄芩、连翘、川贝母、射干、薄荷。用法：成人每次 6～9g；儿童 3～7 岁，每次 2～3g；7 岁以上每次 3～5g，每日 2 次口服。

（5）养阴清肺丸：适用于肺阴不足证。组成：地黄、麦冬、玄参、川贝母、白芍、牡丹皮、薄荷、甘草。用法：每次 6g，每日 2～3 次口服。

（6）百合固金丸：适用于肺阴不足证。组成：百合、生地黄、熟地黄、玄参、川贝母、桔梗、甘草、麦冬、白芍、当归。用法：每次 6g，每日 2 次口服。

（7）明目地黄丸：适用于肝肾阴虚证。组成：熟地黄、酒萸肉、牡丹皮、山药、茯苓、泽泻、枸杞子、菊花、当归、白芍、蒺藜、煅石决明。用法：每次 1 丸，每日 2 次口服。

（8）杞菊地黄丸：适用于肝肾阴虚证。组成：枸杞子、菊花、熟地黄、山茱萸、山药、泽泻、牡丹皮、茯苓。用法：每次 1 丸，每日 2 次口服。

九、单方验方

（1）清弦润目饮（出自黑龙江中医药大学附属第一医院姚靖经验方）：玄参 10g，生地黄 10g，麦冬 10g，防风 6g，白鲜皮 10g，金银花 10g，连翘 10g，甘草 3g。内外并用。

（2）加减十珍汤（出自魏建森经验方）：生地黄 15g，天冬 10g，麦冬 10g，白参须 10g，地骨皮 10g，牡丹皮 10g，菊花 10g，甘草 3g。每日 1 剂，水煎 300ml，早晚温服。

（3）润目灵（出自李凯等经验方）：鬼针草 30g，枸杞子 15g，菊花 6g，每日 1 剂，水煎 300ml，早晚温服。

（4）东垣玄麦润目汤（出自杨玉青等经验方）：玄参 15g，麦冬 10g，生地黄 15g，黄精 10g，枸杞子 10g，菊花 10g，密蒙花 10g，牡丹皮 10g。水煎 400ml，早晚温服。

十、中医特色技术

（1）针灸：针刺用平补平泻法，选取睛明、攒竹、太阳、四白、承泣、球后、丝竹空、阳白等穴位，以养阴生津，清肝明目。每日交替取 10 个穴位，留针 40 分钟，2～4 周为 1 个疗程。肺经燥热者，加太渊、合谷等穴；肺阴不足者，加风池、太渊；肺脾亏虚证，加三阴交、太冲、太渊。

（2）刮痧：刮痧疗法历史悠久，是通过刮痧板按经络循行方向，以患者能承受的力度，均匀缓慢地刮痧皮肤，达到驱邪治疗疾病的目的。部位以眼部刮痧及颈部刮痧为主。

（3）放血拔罐疗法：放血疗法最早的文字记载见于《内经》，如"刺络，刺小络之血脉也""菀陈则除之，出恶血也"。刺络法具有和血养血、调整阴阳、祛瘀生新的作用。

（4）耳穴压豆：耳与经络之间有着密切联系。《灵枢·口问》曰："耳者，宗脉之所聚也。"耳穴压豆，是一种在耳穴表面贴敷王不留行籽，并间歇揉按的一种简易疗法。临床上选用肝、肾、目 1、目 2、心、内分泌、脾等穴，每次每穴按压 30～60 秒，以局部微痛发热为度，3～7 日更换 1 次，双耳交替，4 周为 1 个疗程。

（5）中药熏眼：在中医眼科治疗中是最常用的一种方法，是一种利用蒸汽作用于患处的综合疗法。熏洗剂均由纯植物中药制成，意在取其清扬发散之性，以达到清热、驱风、活血、解毒、凉血、退翳作用。一般每日 2 次，2 周为 1 个疗程。

（6）离子导入：离子导入疗法即通过直流电将药物离子引入机体，它兼有直流电和药物治疗的双重作用，其使带有电荷的药物离子不经血液循环直接透入机体内，在组织内保持较高的浓度和较久的时间。每次为 20 分钟左右，1 周 7 次，4 周为 1 个疗程。

（7）睑板腺按摩：通过睑板腺按摩改善睑板腺功能，改善泪膜的稳定性，有效治疗干眼。

（8）敷眼贴：是一种将含有中药的眼贴敷用在眼部皮肤，从而达到清热生津、润养目珠的作用，药物可以用具有滋阴生津润目之药物如玄参、淡竹叶、麦冬等，也可以用具有润目作用的成药。

十一、预防调护

（1）彻底治疗暴风客热或天行赤眼。

（2）应注意用眼环境，避免熬夜、过用目力及风沙烟尘。经常看屏幕的人要养成经常眨眼的习惯，每分钟眨眼宜 15～20 次。

（3）勿滥用眼药水。

（4）宜少食辛辣刺激之品，以免化热伤阴。

（5）多吃富含维生素 A 的食物，饮食多样化。

十二、各家发挥

（一）从肝论治干眼

干眼属祖国医学"神水将枯"范畴，并认为干眼的发生与神水（泪液）关系密切，祖国医学认为"肝开窍于目""肝在液为泪"，肝所受藏的精微物质输送于目，使目受滋养，从而维持正常的泪膜功能，反之肝郁不达，阴精不能养目，则出现神水将枯。谢立科等经研究总结出疏肝养阴法治疗干眼，以逍遥散（《太平惠民和剂局方》）和生脉饮（《千金方》）为基础方，其中逍遥散疏肝健脾，生脉饮养阴生津，二法合用，收到疏肝养阴润目之功，致使肝气条达，阴津充沛，则目珠得润，神水复流。

（二）从药物的有效成分研究干眼的治疗

通过现代科技研究发现干眼的发生与雄激素水平的降低呈正相关性，以彭清华、王育良等眼科学者为代表的多个团队致力于中药单品有效成分的研究。他们发现鬼针草、密蒙花、菊花等中药单品含有多种黄酮类物质，而黄酮类物质是细胞膜雄激素受体的刺激物，可以与细胞膜雄激素受体相结合而发挥出生物反应，具有拟雄激素的作用，所以采用含有黄酮类成分的中药治疗干眼是目前中药治疗干眼的重要手段。

（三）从脏腑理论研究复方制剂对干眼的治疗

从肺论治——从肺阴虚出发，治以滋阴润肺，方用桑白皮汤（《景岳全书》）。清眩润目饮以增液汤为主方加味而成，增液汤是治疗多种阴虚津亏之基础方。既能养阴生津润肺健脾，又能清热解毒祛风除湿，是治疗睑弦赤烂所致白涩症的有效方剂。对干眼的治疗临床有从肺论治、从肝论治、从脾论治等多种，用药亦分单方单药及复方制剂两大类。

（姚　靖）

第五章　巩膜疾病

巩膜疾病以巩膜炎为例，详述如下。

巩膜是由胶原纤维组织组成的，其结构坚韧，不透明，呈乳白色，血管很少，前面与角膜，后面与视神经硬膜鞘相连。巩膜表面被眼球筋膜和结膜覆盖。巩膜包括表层巩膜、巩膜实质、棕黑层。巩膜的疾病主要为炎症。巩膜前部与睫状体间的血管联系，远比后部巩膜与脉络膜间的血管联系密切，故前巩膜炎比后巩膜炎多。炎症容易发生在表层血管，尤其是前睫状血管穿过巩膜的部位。

巩膜炎的病因多不明确，目前公认巩膜炎的病因有三方面：①外源性感染：外因性者较少见，或为细菌、病毒、真菌等通过结膜感染灶、外伤、手术创面等直接引起。②内源性感染：包括化脓性转移性（化脓菌）及非化脓性肉芽肿性（结核、梅毒、麻风等）。③自身免疫性疾病：各种结缔组织病（胶原病）与自身免疫性疾病等并发的巩膜炎，特别是血管炎性免疫疾病，是最常见引发严重巩膜炎的病因。此类型的巩膜炎的发生、发展和病变程度与自身免疫性疾病的性质、持续状态和严重程度有关。如类风湿关节炎、系统性红斑狼疮、复发性多软骨炎、结节性多动脉炎、痛风等。

根据炎症侵犯巩膜或表层巩膜组织中的部位、症状及预后，将巩膜炎分为如下类型：表层巩膜炎（巩膜外层炎）和深层巩膜炎，深层巩膜炎包括前巩膜炎及后巩膜炎。

根据本病的临床特点，可归属于中医学"火疳""火疡""白睛青蓝"的范畴。

一、临床诊断要点与鉴别诊断

（一）诊断标准

1. 表层巩膜炎

（1）病变位于赤道部前方巩膜，呈局限性或弥漫性紫红色隆起，有压痛，与结膜无粘连。严重者结节互相融合，波及全周巩膜时，形成环状巩膜炎。如病变位于角膜缘处，炎症可蔓延至角膜，在角膜基质层见舌样白色浑浊称硬化性角膜炎。

（2）疼痛剧烈，且向眼部周围放射，有刺激症状。如病变发生于眼外肌附着处，则眼球运动时疼痛更甚。

（3）多合并虹膜睫状体炎。

（4）病程长，连续数年后巩膜结瘢变薄，呈暗紫色，重症者可形成巩膜葡萄肿。

2. 深层巩膜炎

巩膜深部组织基质层的炎症，较浅层巩膜炎少见，对眼的结构和功能有一定潜在破坏性，是以眼红和视力下降为始发症状，以重度眼痛为主要特点的疾病。临床上按巩膜炎的部位分为前巩膜炎和后巩膜炎，按炎症的特征和程度分为弥漫性巩膜炎、结节性巩膜炎、坏死性巩膜炎和穿孔性巩膜软化。弥漫性巩膜炎通常是良性的、自限性的，坏死性巩膜炎是严重的，具有破坏性的，会引起剧烈头痛和视力下降。

（1）病变位于赤道后方的巩膜，眼眶深部剧烈疼痛，视朦，复视。

（2）眼睑及球结膜明显水肿，眼球轻度突出，运动障碍。

（3）常合并脉络膜炎、玻璃体浑浊、视神经乳头水肿、渗出性视网膜脱离等。反复发作可以导致后葡萄肿甚至穿孔。

（二）鉴别诊断

1. 表层巩膜炎与疱性结角膜炎鉴别

疱性结角膜炎最常见于角膜缘部或其半透明组织，生有粟粒大的圆形灰白色或淡黄色小圆形泡状隆起，直径为 2～3mm。疱周围局限充血，用手挤压时无疼痛感，数日后结节上皮剥脱，顶端形成小溃疡，一般可自愈。而浅层巩膜炎一般多与类风湿关节炎等结缔组织疾患并发，急性发病，易复发，眼局部在球结膜或角膜边缘部位可见充血的扁豆大小的隆起，呈紫红色的局限性结节，结节有触痛，结节发展迅速，每次炎症持续数周后，结节变平，色转白，最后炎症完全消退。疱性结角膜炎病程较表层巩膜炎为短，预后较表层巩膜炎好。

2. 深层巩膜炎与眼眶蜂窝织炎鉴别

眼眶蜂窝织炎主要与后巩膜炎相鉴别。本病是以眼球突出、运动受限和疼痛为特征的眶内软组织急性感染性病变。眼球向正前方突出，伴有眼睑和球结膜高度充血、水肿，常伴有高热、寒战等全身症状，中性粒细胞升高。眼眶 CT、眼部血管彩色多普勒超声及血细胞分析等检查有助于诊断。

3. 深层巩膜炎与眶炎性假瘤鉴别

眶炎性假瘤表现类似后巩膜炎，急性发作、疼痛、眼睑水肿、上睑下垂、结膜充血与水肿、眼球运动障碍，部分患者眶缘可触及结节状肿物。眼眶 CT 检查有助于鉴别诊断。

4. 深层巩膜炎与 Graves 眼病

两者都能引起单侧或双侧眼球突出、眼球表面充血、眼球运动受限、脉络膜皱褶和视盘水肿等表现，Graves 眼病引起的眼外肌肥大这一特征也可见于严重的巩膜炎或巩膜筋膜炎。然而，Graves 眼病还有上睑退缩，向下注视时上睑不能随之下垂的症状，常有甲状腺病史或体征及 Werner 试验阳性。

5. 深层巩膜炎与脉络膜黑色素瘤鉴别

两者都可仅表现为视网膜下肿块而无浆液性视网膜脱离。本病的视网膜下肿块局限于巩膜肿胀区，边界清楚，肿块的颜色与相邻的正常视网膜色素上皮一样呈橘红色，脉络膜血管正常，并且肿块常被同心脉络膜皱褶或视网膜条纹包绕。而脉络膜黑色素瘤无论有无色素，其肿块表面的橙黄色脂褐质色素与相邻的正常视网膜色素上皮的颜色形成很大的差别，其周围少见有脉络膜皱褶或视网膜条纹。

二、中医辨病诊断

（一）诊断依据

1. 表层巩膜炎

（1）多见于女性，病程较长，易复发。

（2）患眼疼痛，畏光，流泪。

（3）白睛深部向外突起呈暗红色颗粒。

2. 深层巩膜炎

（1）多见于女性，病程较长。

（2）初起自觉眼珠胀痛，畏光流泪，常于白睛深层、黑睛旁际形成隆起，四周紫红肿胀，压痛明显。

（3）反复发作，黑睛四周病变如环状。患处白睛变薄，失去光泽，且变青蓝。病变常侵及黑睛甚至瞳神，造成黑睛边际，发生尖端向着中央的舌形混浊及瞳神紧小等。

（二）类证鉴别

（1）白睛生玉米粒样小疱，周围绕以赤脉，为燥热伤阴，肺失肃降所致，治宜清热散结。见于金疳、火疳，相当于西医学浅层巩膜炎、泡性结膜炎，属变态反应性结膜炎。金疳小疱呈灰白色，界线明显，可以破溃，推之可移，按之不痛，病程较短，预后好，一般不波及瞳神，愈后多不留痕迹。火疳结节位于白睛里层，呈圆形或椭圆形隆起，界限不清，很少破溃，推之不移，按之痛甚，结节四周的赤脉多紫红，病程较长，预后较差，波及瞳神，愈后多留痕迹。

（2）白睛结节不甚高隆，反复发作，压痛不显，目涩不舒，多属金疳、火疳久病伤阴，肺阴不足，治宜滋阴润肺，兼以散结。金疳结节周围血丝微红，火疳结节周围血丝色偏紫暗。

三、审析病因病机

（1）肺热亢盛，气机不利，以致气滞血瘀，病从白睛而发。

（2）心肺热毒内蕴，火郁不得宣泄，上逼白睛所致。

（3）湿热内蕴，兼感风邪，阻滞经络，肺气失宣，郁久白睛发病。

（4）肺经蕴热，日久伤阴，阴虚火旺，上攻白睛。

总之，本病多因肺热亢盛，气机滞塞，久而成瘀，混结白睛深层而成紫红结节。或因心肺热毒不解，从内而发，致目络壅阻，气血瘀滞不行，结聚于白睛深层。或因风湿内蕴，久而化热，湿热之邪阻滞气血，致使肺气不宣，郁结于白睛深层而成结节。或因肺热久而伤阴，虚火上炎煎灼肺之血络，使白睛结节久而不消。

四、明确辨证要点

（一）辨虚实

本病属邪实正虚，病程短、眼部症状明显，以实证为主；病程较长，反复发作、眼部症状较轻，以虚证为主。实证多见气轮红赤，属肺经风热；赤丝鲜红满布，多肺经实热；白睛结节隆起，血脉紫暗，多火毒郁结，气血瘀滞；白睛水肿，多肺气不宣；红赤肿起，属肺热亢盛。肺热亢盛时伴有咽痛、咳嗽、便秘，心肺热毒时伴口苦咽干、便秘尿赤，风湿内蕴时伴骨节酸痛。虚证多见气轮血丝淡红、稀疏或局限，多肺经虚火；白睛青蓝，属气虚血滞；白睛干涩少津，属肺阴不足。虚证者眼部症状不明显，但病情反复发作难愈。

（二）辨脏腑

根据"五轮"学说，病变位于"气轮"，为肺所主，其病因多为肺之实火上扰气轮，肺热盛宣降失司，气滞则热势更激，进则煎迫血络，气血滞塞不通，热势无从宣泄，导致白睛脉络瘀滞，蕴而成疳。

（三）辨风湿与寒湿

风寒湿邪结聚于白睛，可生结节隆起，酸胀疼痛，伴暗红丝脉围绕，或结节色淡，周围并无赤丝，两种病情都十分顽固。风湿与寒湿的区别，主要是关节疼痛游走或不游走。风湿者游走不定，台风来临之前发作尤剧，但关节无肿大；寒湿者疼痛固定于下肢某一两个关节，肿大而不红赤，对于本型之治法，其实即痹证论治之法。

五、确立治疗方略

（一）从肺论治

《证治准绳·火疳》云："火疳在气轮为害尤急，益火之实邪在于金部，火克金。"根据"五轮"学说，病变位于"气轮"，为肺所主，其病因多为肺之实火上扰气轮，肺热盛宣降失司，气滞则热势更激，进则煎迫血络，气血滞塞不通，热势无从宣泄，导致白睛脉络瘀滞，蕴而成疳。

（二）从肝论治

眼的视功能——神光，是由阳气而生发，其藏于命门，通过胆气、心气的升发作用，转化为视功能，肝胆阳气亢盛，便为肝胆实火。目为肝之窍，肝属木，木能生火，气有余便是火。《审视瑶函》云："目为窍至高，火性向上，最易从窍出""火疳生如红豆形，热毒应知患不轻""轻时亦有十分疼，清凉调治无疑惑"。因此，眼疾易受肝火侵袭而致病。火疳病程迁延，易于复发，运用中医辨证，应用清肝泻火、活血导滞、祛风止痛之法。

此外，《证治准绳·火疳》曰："火疳主要是肺心肝三经之火邪，夹风瘀滞为患，轻者心肺火郁而滞结，重者肝肺实火上蒸，络脉瘀滞而成。"近年来，以清肝火、泻肺热、凉血解毒等治疗火疳，取得了较好疗效。

六、辨证论治

1. 肺经郁火证

（1）抓主症：发病稍缓，眼痛流泪，前部巩膜局限性隆起、压痛、色泽暗红，结膜充血水肿。

（2）察次症：咽痛，便秘。

（3）审舌脉：舌红苔黄，脉数。

（4）择治法：清肺泻热。

（5）选方用药思路：本证为肺热亢盛，气机不利，以致气滞血瘀，滞结为疳；肺与大肠相表里，肺热伤津，故肠燥便秘；热壅于肺，咽喉不利，故致咽痛、咳嗽等，宜选用泻白散（《小儿药证直诀》）。方中桑白皮甘寒性降，专入肺经，清泻肺热，止咳平喘，为君药。地骨皮甘寒，清降肺中伏火，为臣药。粳米、炙甘草养胃和中，为佐使药。

（6）据兼症化裁：疼痛明显者，加赤芍、红花、郁金化瘀散结止痛；热甚者，加连翘、生石膏等加强清热之功。

2. 火毒蕴结证

（1）抓主症：发病较急，疼痛较重，羞明流泪，视物不清，巩膜结节隆起赤紫，压痛明显，周围及表面血管扩张。

（2）察次症：口苦咽干，心烦失眠，便秘溲赤。

（3）审舌脉：舌红苔黄，脉数有力。

（4）择治法：泻火解毒，凉血散结。

（5）选方用药思路：本证为心肺热毒内蕴，火郁不得宣泄，上逼白睛而致；火热作祟，故恶热羞明流泪。因病在心肺，故病变多发于眦部白睛。口苦、咽干乃火盛之症。肺热下移大肠，故便秘；心移热于小肠，则小便短赤。肺开窍于鼻，肺热则呼出之气热，宜选用还阴救苦汤（《兰室秘藏》）。方中升麻、苍术、甘草温培元气为君；柴胡、防风、羌活、细辛、藁本升阳化滞为臣；川芎、桔梗、红花、当归尾通行血脉为佐；黄连、黄芩、黄柏、知母、连翘、生地、龙胆草祛除热邪为使。

（6）据兼症化裁：上方可去苍术、升麻等以防辛温助火，加石膏、金银花增强清热泻火之功。

3. 风湿热邪攻目证

（1）抓主症：发病较急，眼珠闷胀而痛，有压痛感，羞明流泪，视力下降明显；白睛有紫红色结节样隆起，周围有赤丝相伴。

（2）察次症：常伴有骨节酸痛，肢体肿胀，身重酸楚，胸闷，纳减，病程缠绵难愈。

（3）审舌脉：舌苔白腻，脉滑或濡。

（4）择治法：祛风化湿，清热散结。

（5）选方用药思路：本证为素有痹证，风湿久郁经络，郁久化热，风湿热邪循经上犯于白睛而致；湿热蕴蒸，阻碍气机，因而眼珠闷胀，视物不清。风湿客于肌肉筋骨，故肢节肿胀而痛。湿热交蒸，故病程缠绵，迁延难愈，宜选用散风除湿活血汤（《中医眼科临床实践》）。方中羌活、独活、防风散风祛湿通络；当归、川芎、赤芍、鸡血藤、红花活血通络；苍术、白术健脾燥湿；忍冬藤清热解毒。诸药合方，以收散风除湿、活血通络之功。

（6）据兼症化裁：结节高耸紫暗者，加赤芍、郁金、生地黄、红花、夏枯草凉血散瘀，软坚散结；疼痛剧烈者，加乳香、没药、鸡血藤凉血止痛。

4. 肺阴不足证

（1）抓主症：反复发作日久，眼感酸痛，视物不清，巩膜结节低平，色暗，压痛不明显。

（2）察次症：咽干口燥，便秘不爽。

（3）审舌脉：舌红少津，脉细数。

（4）择治法：养阴清热，兼以散结。

（5）选方用药思路：本证为病久势必热邪伤阴，阴伤正亏则邪留不去，故白睛症情虽较前述证型为轻，但紫红色结节亦难消退，病程漫长或反复发作。全身症可见口干咽燥，或有潮热颧红，便秘不爽，舌红少津，脉细等，皆阴亏失养，虚热内生之象，宜选用养阴清肺汤（《重楼玉钥》）。方中生地、玄参养阴润燥，清肺解毒为主药；辅以麦冬、白芍助生地、玄参养阴清肺润燥，丹皮助生地、玄参凉血解毒而消痈肿；佐以贝母润肺止咳，清化热痰；薄荷宣肺利咽；使以甘草泻火解毒，调和诸药。共奏养阴清肺解毒之功。

（6）据兼症化裁：火旺者，加知母、地骨皮、连翘清虚火；结节日久不消者，加郁金、赤芍、夏枯草以祛瘀散结。

七、外治法

（1）滴眼

1）糖皮质激素滴眼液，如 0.1%地塞米松滴眼液或 0.5%醋酸氢化可的松滴眼液，每日 3～4 次。还可配合非甾体类消炎药滴眼液，如普拉洛芬滴眼液等。

2）顽固性巩膜炎可选用 0.5%环孢素 A 滴眼液。该药是新型强效免疫抑制剂，能选择性地干扰白细胞介素-2 的活性，有效治疗 T 细胞介导的疾病。

3）并发虹膜睫状体炎者，用 0.5%阿托品等滴眼液滴眼，以充分散瞳。

（2）对坏死和穿孔的巩膜可试行异体巩膜移植术。对自身免疫性疾病相关的巩膜炎，应切除坏死组织，以消除抗原。

（3）针对相关病因进行治疗，出现并发症者，对症处理。

八、中成药选用

（1）龙胆泻肝丸：适用于肝胆风热证，组成：龙胆、柴胡、黄芩、栀子（炒）、泽泻、木通、车前子（盐炒）、当归（酒炒）、地黄、炙甘草。用法：大蜜丸每次 1 丸，每日 2 次口服。

（2）龙胆泻肝口服液：适用于肝胆风热证，组成：龙胆、柴胡、黄芩、栀子（炒）、泽泻、木通、车前子（盐炒）、当归（酒炒）、地黄、甘草。辅料为吐温-80、甜蜜素。用法：每次 10ml，每日 3 次口服。

（3）黄连上清丸：适用于肝胆风热证，组成：黄连、栀子（姜制）、连翘、荆芥穗、白芷、菊花、薄荷、川芎、石膏、黄芩、黄柏（酒炒）、酒大黄等 17 味。用法：水丸或水蜜丸每次 3～6g，大蜜丸每次 1～2 丸，每日 2 次口服。

（4）当归龙荟片：适用于肝胆风热证，组成：青黛、芦荟、龙胆、黄芩、木香、栀子、大黄、当归、黄柏、黄连。用法：每次 4 片，每日 2 次口服。

（5）清热散结片：适用于火毒蕴结证，组成：千里光。用法：每次 5～8 片，每日 3 次口服。

（6）银翘解毒片：适用于火毒蕴结证，组成：金银花、连翘、薄荷、荆芥、淡豆豉、牛蒡子（炒）、桔梗、淡竹叶、甘草。用法：每次 4 片，每日 2～3 次口服。

（7）双黄连口服液：适用于火毒蕴结证，组成：金银花、黄芩、连翘；辅料为蔗糖、香精。用法：每次 10ml（1 支），每日 3 次口服。小儿酌减或遵医嘱。

（8）清开灵注射液：适用于火毒蕴结证，组成：胆酸、珍珠母（粉）、猪去氧胆酸、栀子、水牛角（粉）、板蓝根、黄芩苷、金银花。辅料为依地酸二钠、硫代硫酸钠、甘油。用法：每日 2～4ml 肌内注射；重症患者，每日 20～40ml 静脉滴注，以 10%葡萄糖注射液 200ml 或 0.9%氯化钠注射液 100ml 稀释后使用。

（9）雷公藤多苷片：适用于风湿热邪攻目证，组成：雷公藤多苷。用法：每日每千克体重 1～1.5mg，分 3 次饭后口服。一般首次应给足量，控制症状后减量。宜在医师指导下服用。

九、单方验方

（1）三仁汤加减（出自《中医眼科临床经验》）：薏苡仁 30g，豆蔻仁 10g，杏仁 15g，竹叶 10g，厚朴 10g，法半夏 10g，通草 6g，滑石 15g（先煎），制首乌 3g（先煎）。可以治疗湿热困阻，肺气不宣，兼见鼻塞，头胀重痛，胸闷，全身沉重倦怠，四肢关节疼痛，舌苔薄白或腻，脉濡等症状。

（2）甘露饮（出自《中医眼科临床经验》）：天冬 12g，麦冬 12g，生地 12g，熟地 12g，石斛 10g，枳壳 10g，黄芩 10g，茵陈 10g，甘草 6g，枇杷叶 25g。可以治疗素体阴虚，感受湿邪，兼见口唇干燥，大便秘结，小便短黄，舌红，脉细数等症状。

（3）玄参三花饮（出自《民间验方》）：玄参 15g，金银花 10g，菊花 10g，红花 3g，煎水，入适量冰糖，不拘时饮服。

（4）老桑枝炖老鸭（出自《中国医药百科全书》）：老桑枝 60g，老鸭 1 只。将鸭去毛除内脏洗净，入锅与桑枝加适量清水熬汤，调味后酌量饮食。

十、中医特色技术

（1）中药外敷：吴茱萸 20g，大黄 12g，黄芩 6g，黄连 6g。共研细末，每次用量 6g，醋适量调成糊状，敷贴于双涌泉穴，外用纱布包扎，每日 2 次，7 日为 1 个疗程。

（2）梅花针刺法：于背部胸椎 3～7 两侧旁开 1.5 寸处，相当于肺俞穴至膈俞穴之间，用碘酒、酒精常规消毒皮肤，用拇指、食指平握梅花针柄后端，用手腕力由轻到重敲打，至皮肤发红且有间断针尖状出血为止。停刺后，用酒精棉球消毒皮肤，覆无菌纱布，隔日再刺。

（3）针刺治疗：取双侧攒竹、睛明、丝竹空、承泣、太阳、肺俞、列缺、合谷、曲池、太冲。每次选穴 4～5 个，每日 1 次。

十一、预防调护

（1）锻炼身体，增强体质，避免过劳是预防本病复发的重要措施之一。

（2）注意皮质类固醇的合理、正确使用。

（3）宜少食辛辣炙煿之品，以免助化火，伤阴耗液，不利康复。

（4）局部热敷，避免潮湿，注意寒暖适中，减轻眼部症状，缩短疗程。

（5）注意情志调摄，避免大怒伤肝，以免引起肝火上逆而诱发本病。

十二、各家发挥

（一）从肺论治

本病临床常多因肺热壅盛所致，故治疗的关键在于从肺论治，治宜清泄肺热、活血散结。《审视瑶函》之泻肺汤为治疗火疳之经验方，具有清热泻火、凉血解毒之功。临床观察通过泻肺汤联合西药治疗巩膜炎缩短病程，在很大程度上降低了复发率。临床也有报道采用泻白散加减治疗巩膜炎，疗效明显，特别是对一些巩膜炎的一线药物非甾体类抗炎药用之疗效不佳者，也取得较好的疗效。这说明西医配合中医中药治疗，对于难治性巩膜炎和减少巩膜炎的复发具有积极意义。

（二）从肝论治

有医者治疗火疳从肝论治，此类医家认为阳气是人体生命的原动力，目为肝之窍，肝属木，木能生火，气有余便是火。眼的视功能——神光，是由阳气而生发，其藏于命门，通过胆气、心气的升发作用，转化为视功能，肝胆阳气亢盛，便为肝胆实火。《审视瑶函》云："目为窍至高，火性向上，最易从窍出。"因此，眼疾易受肝火侵袭而致病。《审视瑶函》言："火疳生如红豆形，热毒应知患不轻""轻时亦有十分疼，清凉调治无疑惑"。火疳病程迁延，易于复发，运用中医辨证，应用清肝泻火、活血导滞、祛风止痛之法。以龙胆泻肝汤为主方加玄参、赤芍、薄荷等达到缩短病程、减少复发的治疗目的。经临床研究，疗效显著，进一步佐证了巩膜炎中医辨证治疗的重要性，以及中医药治疗难治性巩膜炎的有效性和优势。

（三）韦文贵——辨证重视"热""火""瘀""风"

韦老认为本病轻者为心肺火郁而滞结，重者是肺肝实火上蒸，络脉瘀滞所致，治疗的关键是早期泻火除邪，主张在治疗中除邪务尽，不留后患。如果拖延，可使病情加重，或日久正衰，邪气深入滞留，造成反复发作。治以清热泻火（或平肝泻火），活血化瘀为主，辅以祛风止痛。对热伤阴津者，需适加滋阴生津之品。选方用药方面，韦老强调白睛紫暗、睛珠疼痛，都是络脉瘀阻之象。"不通则痛"，只有活血破瘀，血流通畅，才能达到止痛目的。血瘀生风，热盛也可生风，根据"治风先治血，血行风自灭"的理论，常以祛风止痛、活血破瘀二法结合应用，适加滋阴之品，在临床上取得很好的止痛效果。久病本虚，病之后期宜标本兼顾，扶正祛邪。

（四）陈达夫——湿邪是本病的重要病机

陈达夫认为巩膜炎除"风、热、瘀"外，湿邪亦是本病的重要病机之一。湿邪重着，常易阻碍气机；湿为阴邪易伤阳气；湿邪为病黏腻难去。湿邪为病常与热邪兼而有之，风湿热邪上攻于目，或湿邪久驻，蕴湿成热。湿热交蒸，故病势缠绵，病程迁延难愈。此外，因湿热之气多少，有湿盛于热或热盛于湿，湿热并重的不同。湿盛则伤阳，热胜则伤阴，故临床症状很复杂。而病邪双方随病程发展有很大变化。初病多实证，中期多虚实夹杂，后期多正虚邪恋。

（五）韦企平——重视全身辨证，治病求本

燕京韦氏流派的学术传承人韦企平老师在总结前人及历代医家的临床经验及学术思想基础上，结合本病特点，对其有进一步的认识及理解。他认为，老前辈见仁见智的宝贵临床经验都值得后辈传承学习，但对于巩膜炎，采用传统外障辨证加减方药以缓解疼痛、充血、水肿等固然必要，结合现代免疫生化检查及四诊中关注四肢关节、脊柱和皮肤等是否有异常病症，从而明确或排除可能隐匿存在的全身疾病更属重要。

（六）陆南山——临证崇尚和擅用五轮学说治疗巩膜炎

陆南山先生认为中医眼科的五轮学说在本病的辨证中起到一定主导作用。表层巩膜炎多以局部症状为主，少有全身不适。因此辨证依据主要是按照中医眼科的五轮学说，白睛属肺。《内经》云："气之精为白眼。"因肺主气，肺之气上结而为白睛，故五轮中为气轮。五轮为标，脏腑为本，轮之有症，即脏之不平所致，故常用《审视瑶函》治疗金疳症的泻肺汤。其药味组成虽仅六味，在临床方面对治疗浅层巩膜炎而无疼痛者，其疗效尚称满意。处方中的桑白皮、黄芩为清泻肺经的主药，其他如桔梗能宣通肺气，地骨皮清热凉血，知母泻肺火而滋肾，麦冬清肺养阴润燥等。而巩膜炎常多次复发、病程长，疼痛明显。多依据《审视瑶函》的白珠俱青症论述而推断之。傅仁宇说："气轮本白，被郁邪蒸逼，走入珠中。膏汁游出，入于气轮之内，故色变青蓝。"因此白珠俱青症，多为邪入厥阴，血滞不通。处方根据通则不痛之义，所以采取活血止痛法，多有良效。

（张丹丹）

第六章 角 膜 病

第一节 病毒性角膜炎

病毒引起的角膜感染称为病毒性角膜炎，是严重的感染性眼病，发病率和致盲率占角膜病的首位。病毒性角膜炎可由多种病毒引起，其临床表现轻重不等，对视力的损害程度视病变位置、炎症轻重、病程长短、复发次数和有无混合感染而不同。病毒性角膜炎包括单纯疱疹性角膜炎、带状疱疹性角膜炎、腺病毒性角膜炎、牛痘性角膜炎、天花性角膜炎、微小核糖核酸病毒性角膜炎、沙眼衣原体性角膜炎、腮腺炎性角膜炎、麻疹性角膜炎、风疹性角膜炎、传染性软疣性角膜炎、Dimmer 钱状角膜炎、流行性感冒性角膜炎、Thygeson 表层点状角膜炎等。

临床最常见的是单纯疱疹病毒性角膜炎（herpes simplex keratitis，HSK），其是由 I 型单纯疱疹病毒感染所致具有极高致盲性的感染性角膜炎。单纯疱疹病毒引起的角膜病变可侵及角膜各层，且相互转化，多见的典型形态为树枝状、地图状、盘状、角膜色素膜炎等。

单纯疱疹病毒性角膜炎属于中医学"聚星障"范畴，是黑睛上生多个细小星翳，伴涩痛、畏光流泪的眼病。

一、临床诊断要点与鉴别诊断

（一）诊断标准

1. 症状表现

HSK 包括原发感染和复发感染。

（1）原发感染：常见于幼儿，眼部表现主要为滤泡性结膜炎、假膜性结膜炎、眼睑皮肤疱疹、点状或树枝状角膜炎，角膜炎出现的晚，持续时间短。可引起眼部刺激症状，如眼红、流泪、畏光等，可同时伴有唇部和头面部的皮肤感染。

（2）复发感染

1）有明显的感冒发热病史，或体虚劳累，或月经期，或外伤等病史。

2）患眼有不同程度异物感、畏光流泪、刺痛、视物模糊。

3）睫状充血或混合充血。

4）角膜荧光染色阳性，有典型的点状、树枝状、地图状、盘状及不规则角膜浸润或溃疡。

5）角膜知觉减退或消失。

2. 临床分型

HSK 分为上皮型角膜炎、营养性角膜病变、基质型角膜炎和内皮型角膜炎。

3. 实验室检查

角膜上皮刮片发现多核巨细胞，角膜病灶分离到单纯疱疹病毒，免疫荧光电镜、单克隆抗体组织化学染色发现病毒抗原，血清学测试病毒抗体等。

（二）鉴别诊断

1. 细菌性角膜炎

细菌性角膜炎发病常在感染 24～48 小时之内，出现视力下降和明显的眼红、畏光等严重的眼部刺激症状，同时角膜浸润水肿明显，通常伴有脓性分泌物，随着病情进展而加重。结合实验室检查能够做出诊断。

2. 真菌性角膜炎

真菌性角膜炎具有角膜植物外伤史，以及典型的角膜病变如菌丝苔被、伪足、卫星灶、内皮斑等。实验室检查，如 10%氢氧化钾湿片法可以检查到真菌丝或孢子，角膜刮片或病变角膜组织培养可进一步确定真菌的菌属、菌种。共聚焦显微镜能够迅速地做出鉴别诊断。

二、中医辨病诊断

（一）诊断依据

（1）自觉沙涩疼痛，怕光流泪，视力减退。

（2）黑睛病变早期有多个针尖或称星大小之星翳，继之相互融合如树枝状或地图状。荧光素钠染色阳性。伴有不同程度的抱轮红赤。

（3）病变区知觉减退。

（4）多有感冒、发热、劳累或精神刺激等诱因。

（5）一般为单眼发病，少数可双眼同时或先后发病，有复发倾向。

（二）类证鉴别

（1）患眼涩痛，羞明流泪，抱轮微红，黑睛浅层骤生点状星翳，或多或少，或疏散或密集，为风热上犯之证。治宜疏风清热，退翳明目。

（2）患眼疼痛，灼热畏光，热泪频流，白睛混赤，黑睛生翳，渐次扩大加深，呈树枝状或地图状。兼见胁痛，口苦咽干，溺黄，为肝胆火炽，宜清肝泻火。

（3）患眼泪热胶黏，抱轮红赤，黑睛生翳，如地图状，或黑睛深层生翳，呈盘状或混浊、肿胀。病情缠绵，反复发作，伴头重胸闷，口黏纳呆，便溏，为湿热犯目证，治宜清热除湿。

（4）眼内干涩不适，羞明较轻，抱轮微红，星翳疏散日久不散。病情日久，迁延不愈，或时愈时发。常伴口干咽燥，为阴虚夹风证，治宜滋阴祛风。

三、审析病因病机

（1）外感风热，伤及黑睛，至生翳障。

（2）外邪入里化热，或素有肝经伏火，内外合邪，以致肝胆火炽，灼伤黑睛。

（3）恣食肥甘厚味或煎炒之物，损伤脾胃，酿成脾胃湿热，土反侮木，熏蒸黑睛。

（4）素体阴虚，正气不足，火患热病后，津液耗伤，以致阴津亏乏，复感风邪引起。

总之，火热是本病的特征，阴阳气血脏腑失衡是反复发作的病理基础。当机体正气不足，卫外不固，易于感受外邪，此时风热之邪乘虚而入，客于肝经，上犯于目，黑睛骤然生翳；如肝经素有伏热，又夹外邪，内外相搏，以致肝火炽盛，火性上炎，黑睛受灼，致使病灶深大症状剧烈；或过食炙煿五辛，肥甘厚味，以致酿成脾胃湿热，湿性重浊黏腻，与热邪胶结，留恋不去，故病情缠绵，反复发作；或素体阴虚或热病伤阴，以致阴虚无力抗邪，阴津不足，目失濡养，邪气久留不解，黑睛星翳，迁延不愈。

四、明确辨证要点

（一）辨表里

局部病情轻浅，黑睛骤生细小星翳，抱轮微红。风邪入侵，卫气失宣，故发热恶寒；或见风热上犯于咽，故咽痛。舌苔薄，脉浮，均为表证之征，见于外感风热或风寒之证。

局部病情较重，黑睛生翳，扩大加深，呈树枝状或地图状。若肝胆火毒炽盛，或兼见胁痛，口苦咽干，溺黄，舌红苔黄，脉弦数。若湿热内蕴，留恋不去，故病情缠绵，反复发作。兼见头重胸闷，便溏，口黏，舌红苔黄腻，脉濡。

（二）辨虚实

素体阴虚或热病伤阴，以致阴虚无力抗邪，邪气久留不解，黑睛星翳，病情不重，时发时愈。阴亏虚火上炎，故抱轮微红，羞明较轻。眼内干涩不适为阴津不足，目失濡养。舌红少津，脉细为阴虚津乏之征。

本病之辨证要结合全身症状与局部症状综合分析。

五、确立治疗方略

治疗黑睛疾病的主要法则是祛除邪气，消退翳障，控制发展，防止传变，促使早期愈合，缩小和减薄宿翳，诸如祛风清热、泻火解毒、清肝泻火、退翳明目等为最常用的治法。应将内治法与外治法相结合。若为外邪者，治当疏散外邪，风热上犯者治以疏风散热。为肝火者，治当清泻肝火。为湿热者，治当清热化湿。对于病情缠绵反复发作者，常为虚实夹杂，治须分辨虚实之孰轻孰重，采用扶正祛邪法，耐心调治，方能取效。

外治以清热解毒、退翳明目为主，并可结合针刺、热敷等方法治疗。

六、辨证论治

1. 风热上犯证

（1）抓主症：患眼涩痛，羞明流泪，抱轮微红，黑睛浅层骤生点状星翳，或多或少，或疏散或密集。

（2）察次症：恶风发热，头痛鼻塞，口干咽痛。

（3）审舌脉：舌质红，舌苔薄黄，脉浮数。

（4）择治法：疏风清热，退翳明目。

（5）选方用药思路：本证为风热上犯，应辛凉解表，疏风清热解毒，故选用银翘散。方中金银花、连翘轻宣疏散，清热解毒，用于外感风热。荆芥、薄荷、牛蒡子疏散风热，清利头目，解毒透疹，明目退翳。

（6）据兼症化裁：常于方中加柴胡、黄芩以增祛风清热之功；抱轮红赤较重者，可加赤芍、牡丹皮、板蓝根、大青叶、菊花、紫草，以助清热散邪、凉血退赤之力；眼睑难睁、羞明多泪者，加蔓荆子、桑叶以清肝明目。

（7）据变证转方：如果黑睛星翳，抱轮微红，流泪羞明，恶寒发热，寒重热轻，舌苔薄白，脉浮紧者属风寒外袭，上侵于目。治疗宜发散风寒，方药选用荆防败毒散加减。方中羌活、独活、荆芥、防风、川芎辛温发散风寒；前胡、柴胡、桔梗辛散风邪，还可载药上行，以利头目。诸药配合，以治风寒翳障。

2. 肝火炽盛证

（1）抓主症：患眼疼痛，灼热畏光，热泪频流，白睛混赤，黑睛生翳，渐次扩大加深，呈树枝状或地图状。

（2）察次症：兼见胁痛，口苦咽干，溺黄。

（3）审舌脉：舌质红，舌苔黄，脉弦数。

（4）择治法：清肝泻火。

（5）选方用药思路：本证为肝火炽盛，应清泻肝火，故选用泻青丸，方中龙胆草大苦大寒，直泻肝火为主药；配大黄、栀子、竹叶引导肝经实火从二便下行；肝火炽盛每易耗伤阴血，故用当归、川芎养血；肝有郁火，单持清肝泻火一法，其火难平，故配羌活、防风升散之品，以疏肝经郁火。方中加蝉蜕、木贼以明目退翳。

（6）据兼症化裁：肝火炽盛易伤肝阴，又虑方中多苦寒之品，苦能化燥伤阴，故如有阴伤之象则加生地配合当归滋阴养血，使邪去而正不伤。大便通则去大黄。小便黄赤者加车前子、瞿麦、萹蓄以清利小便。

3. 湿热犯目证

（1）抓主症：患眼泪热胶黏，抱轮红赤，黑睛生翳，如地图状，或黑睛深层生翳，呈盘状或混浊、肿胀。

（2）察次症：病情缠绵，反复发作，伴头重胸闷，口黏纳呆，便溏。

（3）审舌脉：舌红苔黄腻，脉濡数。

（4）择治法：清热除湿。

（5）选方用药思路：本证为湿热犯目，应泻肝胆实火，清下焦湿热，故选用龙胆泻肝汤，方中胆草、栀子、黄芩、柴胡清泻肝胆实热；泽泻、木通、车前子利小便，清湿热；肝火炽盛易伤肝阴，又虑方中多苦寒之品，苦能化燥伤阴，故配生地、当归滋阴养血，使邪去而正不伤。

（6）据兼症化裁：若大便秘结者加大黄、芒硝；便通去大黄、芒硝，加金银花、蒲公英、千里光等清热解毒之品。

4. 阴虚夹风证

（1）抓主症：眼内干涩不适，羞明较轻，抱轮微红，星翳疏散日久不散。

（2）察次症：病情日久，迁延不愈，或时愈时发。常伴口干咽燥。

（3）审舌脉：舌红少津，脉细或数。

（4）择治法：滋阴祛风。

（5）选方用药思路：本证为阴虚夹风，故选用加减地黄丸。方中重用生地、熟地滋养肾水；当归柔润养血；牛膝性善下行，与二地合用，以降上炎虚火；羌活、防风祛风散邪退翳。诸药配合，则能滋阴散邪，退翳明目。

（6）据兼症化裁：若气阴不足者，可加党参、麦冬益气生津；虚火甚者，可加知母、黄柏滋阴降火。此外，还可加菊花、蝉蜕等以增退翳明目之功。

七、外治法

（1）滴眼法：①抗病毒类滴眼液或凝胶，如 0.1%阿昔洛韦滴眼液，或 0.05%环胞苷（安西他滨）滴眼液，或更昔洛韦滴眼液或凝胶。并可配合滴用重组人干扰素-α-2b 滴眼液。②散瞳类滴眼液或眼用凝胶，如 1%阿托品点眼液或凝胶，或托吡卡胺滴眼液。③仅黑睛深层呈圆盘状病灶者，在用抗病毒药物治疗同时，可以短期慎重地合理使用糖皮质激素，如滴用 0.02%氟米龙滴眼液。

（2）手术：药物治疗无效者，可以选羊膜移植术、结膜瓣遮盖术、深层角膜移植术。

八、中成药选用

（1）双黄连口服液：适用于风热上犯证，组成：金银花、连翘、黄芩，用法：每次 10ml，每日 3 次口服。

（2）抗病毒口服液：适用于风热上犯证，组成：板蓝根、石膏、芦根、地黄、郁金、知母、石菖蒲、广藿香、连翘，用法：每次 10ml，每日 3 次口服。

（3）牛黄解毒丸：适用于肝胆火炽证，组成：人工牛黄、雄黄、石膏、大黄、黄芩、桔梗、冰片、甘草，用法：每次 1 丸，每日 2～3 次口服。

（4）龙胆泻肝丸：适用于肝胆湿热证，组成：栀子、黄芩、生地、车前子、泽泻、木通、甘草、当归，用法：每次 1 丸，每日 2～3 次口服。

（5）清开灵注射液：适用于风热客目和肝胆火炽证，组成：胆酸、珍珠母（粉）、猪去氧胆酸、栀子、水牛角、板蓝根、黄芩苷、金银花，用法：清开灵注射液 20～40ml，加入 100ml 0.9%氯化钠注射液中，静脉滴注，每日 1 次。

九、单方验方

清肝泻火方（翁迪华、石崴、何新荣）：龙胆草、柴胡、黄芪、当归、车前子各 8g，生地黄、甘草、菊花各 10g，赤芍 15g，牡丹皮 15g，蒲公英 30g。每日 1 剂，水煎服。

十、中医特色技术

（1）针刺治疗：可以选用攒竹、丝竹空、睛明、四白、合谷、足三里、光明、肝俞等穴位。每次取局部 1～2 穴，远端 1～2 穴，每日 1 次，视病情选用补泻手法。

（2）熏洗或湿热敷：可以用金银花、大青叶、蒲公英、连翘、薄荷、紫草、柴胡、秦皮、黄芩等水煎熏眼；或过滤药汁，待微温时冲洗眼部，或以毛巾浸泡后湿热敷眼部，每日 2～3 次。

十一、预防调护

要避免劳思竭视，熬夜，烦劳过度。当机体免疫力下降时易造成疾病复发。情绪激动及精神过度紧张，五志过极，或嗜食烟酒、辛辣、油腻之品化生内火、湿热，火热上炎，湿热熏蒸常导致疾病复发。本病常在机体抵抗力下降的情况下发生，故增强体质、保持正气存内是防止本病的根本措施。平素要注意锻炼身体，保持七情和畅，饮食调理适宜，以使体内阴阳气血相对协调。要避免劳思竭视，熬夜，嗜食烟酒、辛辣、油腻之品，烦劳过度，情绪激动及精神过度紧张。

如有感冒等热性病发生，在发热期或发热后，须注意眼部病情，做到早期发现，早期治疗。

已病后，古人提出要善于保养，并要注意眼部清洁，切不可乱加揉擦。在强光下可戴防护眼镜。护理上劝患者思想开阔，及时服药点药，饮食注意清淡，保持大便通畅，以利早日康复。

本病如能早期治疗，效果尚好；若治不及时，常易反复发作，不仅难以速愈，且易变生花翳白陷、凝脂翳等，愈后常留瘢痕，影响视力。

十二、各家发挥

（一）唐由之临床经验

唐由之认为本病发病初期，如有较为明确的外感病史，应多从风热上袭论治，一般即使感受风寒之邪，也容易很快入里化热。治疗早期角膜病变还不很严重者，多用银翘散加青葙子、蔓荆子、蝉蜕、谷精草等，配合外用抗病毒的中西药滴眼液治疗，一般效果很好。如出现眼睑红肿、结膜充血、畏光流泪症状较为明显者，可以应用新制柴连汤加减。新制柴连汤在角膜病治疗中应用很广泛。角膜在五轮学说中为黑睛属肝，肝火上炎者没有明显湿热者，多用新制柴连汤。此方实际上主要有两部分组成：①清肝之郁火：黄芩、黄连、栀子、赤芍、木通、龙胆草、柴胡；②肝郁日久不仅化热，且易生风，祛肝风药物：蔓荆子、荆芥、防风。一般角膜出现树枝状改变时可考虑使用。如伴有湿热，可用龙胆泻肝汤加减，但注意本方过于苦寒，随着病情变化注意用量和调方。以上三个方子常用于所谓"红肿热痛"者，有些患者可以辨出明显的阴虚津伤体征，滋阴散邪亦较为常用。尤其是在本病后期，眼部表现已无明显"红肿热痛",即使阴虚体征不甚明显考虑火热伤阴,加上部分滋阴药物效果更好。有些反复发作的患者,或者经常"感冒"且"感冒"时体温不高者,多考虑肺脾同虚,身体上也会有相应的脾肺气虚的体征表现。在治疗期间或病情稳定期间,可以酌加党参、黄芪、大枣、白术等药物以提高疗效,减少复发,但注意本病发病初期有"火热"者慎用。本病后期迁延不愈者,如属于肝肾不足者,要认真辨别属于阴虚还是阳虚。角膜属肝,肾水生肝木,后期角膜尤其是角膜上皮的生长愈合,和肾密切相关。如阴虚,可予归芍地黄丸、明目地黄丸滋阴清热,阳虚可用金匮肾气丸温阳益气。临床上,结膜充血不明显,角膜总有些点状浸润者,结合全身之体征,应用金匮肾气丸补肾气以养肝者并不少见,并不是后期就一定是阴虚。如难以明确判断阴阳者,为稳妥也可以先少量用药,小方试药观察用药后身体及眼部病情变化来判断调整。

(二)亢泽峰等临床经验

亢泽峰、高健生、巢国俊应用益气解毒方(自拟):生黄芪、淫羊藿、炒白术、防风、金银花、紫草、蒲公英(热邪重加黄芩、鱼腥草,阴虚加石斛、生地,翳重加木贼、蝉衣,有角膜新生血管加密蒙花、赤芍),每日1剂水煎服。对照1组:银翘散加减:金银花、连翘、荆芥穗、桔梗、竹叶、防风、赤芍、板蓝根(阴虚加石斛、生地,翳重加木贼、蝉衣,有角膜新生血管加密蒙花;夹湿加黄芩或茵陈),每日1剂水煎服。对照2组:口服维生素 B_1 10mg、维生素 C 200mg,每日3次。结果显示治疗组复发间隔时间及1年内复发次数均较对照组明显延长和减少。他们认为本病主要病因是伏邪内伤,新感即发,病机为气虚邪留,邪热内伏,是在邪侵正虚的基础上,演变为正虚邪恋的互患之势,治宜益气扶正,清热解毒。方中黄芪、炒白术健脾益气,托邪外出补后天,合防风固卫表而御外邪,入经验用药淫羊藿补阳助正补先天,旨在扶本护目,再配金银花、紫草、蒲公英增清解之力,重在解毒祛邪,以达到正气内存,邪不可干之效也。说明益气扶正中药可能通过扶助正气而提高机体免疫功能,增强机体抗病毒及清除病毒能力而起到抗复发效应,清热祛风中药和无环鸟苷(阿昔洛韦)眼药水无此效应。

(三)刘恒等临床经验

刘恒等采用中药复方清肝明目汤(羚羊角粉、菊花、黄芪、川芎、紫草、川羌活、荆芥、蛇蜕、柴胡、青葙子)辨证加减,眼部熏洗及口服治疗。对素体偏阳虚者给予补中益气丸,每次1~2丸,每日2次;偏阴虚者给予杞菊地黄丸,每次1~2丸,每日2次,酌情用至1个月。

(李 伟)

第二节 细菌性角膜炎

细菌性角膜炎(bacterial conjunctivitis)是由细菌感染引起,角膜上皮缺损及缺损区下角膜基质坏死的急性化脓性角膜炎,因此又称为细菌性角膜溃疡。其常发生在角膜擦伤或角膜异物剔除术后。慢性泪囊炎、长期配戴角膜接触镜、倒睫、长期应用免疫抑制剂及糖尿病等,均为细菌性角膜炎的危险因素。本病起病急、病情多较危重、变化多,如果得不到有效的治疗,可发生角膜溃疡穿孔,甚至眼内感染,最终致眼球萎缩。即使药物能够控制,也会残留广泛的角膜瘢痕、角膜新生血管或角膜葡萄肿及角膜脂质变性等后遗症，严重影响视力甚至失明。

目前，最常见的细菌性角膜炎致病菌有 4 种，即革兰阳性球菌中的肺炎链球菌、葡萄球菌和革兰阴性杆菌中的铜绿假单胞菌和莫拉菌。根据致病菌及临床表现不同，常见的细菌性角膜炎：①匐行性角膜溃疡，又称前房积脓性角膜溃疡，是一种化脓性角膜溃疡，最常见的致病菌是肺炎链球菌。溃疡常发生在角膜中央部分并伴有明显的视力障碍，且刺激症状明显。②铜绿假单胞性角膜溃疡，是由铜绿假单胞菌引起的化脓性角膜溃疡，最为严重，常在极短时间内破坏整个角膜而无法挽救。③单纯性角膜溃疡，为上皮性浅基质层角膜溃疡。病程短，易自愈，多为毒力较弱的细菌感染所致。④卡他性角膜溃疡，是睑缘炎和结膜炎的合并症，多认为由免疫反应引起。

临床上细菌性角膜炎主要指匐行性角膜溃疡和铜绿假单胞菌性角膜溃疡，因其角膜溃疡面状如凝脂，故属中医学"凝脂翳"范畴。如果并发前房积脓则称"黄液上冲"（《目经大成》），引起角膜溃破则称为"黑翳如珠"或"蟹睛"。明代王肯堂在《证治准绳·杂病·七窍门》中首次提出"凝脂翳"这一病名，并详细阐述了其内涵。其言："此证为病最急，起非一端，盲瞽者十有七八……大法不问星障，但见起时肥浮脆嫩，能大而色黄，善变而速长者，即此证也。初期时微小，次后渐大，甚则为窟、为漏、为蟹睛，内溃精膏，外为枯凸。"王肯堂根据黑睛生翳，状如凝固油脂而命名为凝脂翳，并明确指出肥、浮、脆、嫩为本病特点。本病起病急，病情进展快，若病情严重或失治，易导致黑睛如珠、变生蟹睛证、真睛膏损等恶候，极易在黑睛留下瘢痕。

一、临床诊断要点与鉴别诊断

（一）诊断标准

据 2011 年中华医学会眼科学分会角膜病学组《感染性角膜病临床诊疗专家共识》拟定。

1. 典型的病史

角膜擦伤或角膜异物剔除术后，或慢性泪囊炎、长期配戴角膜接触镜、倒睫、长期应用免疫抑制剂及糖尿病等。

2. 典型的临床表现

本病起病急，自觉视力下降和眼部刺激症状，角膜浸润和溃疡形成。

3. 实验室检查

角膜病灶刮片，严重角膜炎（深基质层受累或累及直径＞2 mm，伴周围广泛浸润）者，需采集标本涂片行革兰染色检查，并做细菌培养和药物敏感性试验。由于细菌培养阳性率低，故细菌培养阴性者应重复培养，并采用排除法进行鉴别诊断。

4. 临床共聚焦显微镜检查

临床共聚焦显微镜检查可用于排除真菌性角膜炎或棘阿米巴角膜炎；根据反复发作病史和典型的临床表现，以及单纯疱疹病毒印迹细胞学检查，可与单纯疱疹病毒性角膜炎鉴别。

（二）鉴别诊断

1. 真菌性角膜炎

真菌性角膜炎多有植物性角膜外伤史（如树枝、甘蔗叶、稻草）或长期用激素和抗生素病史。病变发展相对缓慢，眼部刺激症状轻，可见典型的角膜病变如菌丝苔被、伪足、卫星灶、内皮斑等。实验室检查，如 10%氢氧化钾湿片等法可以检查到真菌丝或孢子，角膜刮片或病变角膜组织培养可进一步确定真菌的菌属、菌种。共聚焦显微镜能够迅速地做出鉴别诊断。

2. 棘阿米巴角膜炎

棘阿米巴角膜炎常有角膜接触棘阿米巴污染水源史，在角膜病灶中取材涂片找到棘阿米巴原虫或从角膜刮片培养出棘阿米巴。角膜共焦显微镜有助于棘阿米巴角膜炎的活体诊断。

3. 单纯疱疹病毒性角膜炎

单纯疱疹病毒性角膜炎既往有皮肤疱疹性损害或单疱性角结膜炎病史，近期可有上呼吸道感染、角膜外伤等。多有反复发作史，结膜反应较轻，角膜出现典型树枝状或其他形状（如点状、星状、地图状、盘状等）损害；抗病毒性药物治疗有效；实验室检查有助于鉴别，如角膜上皮刮片发现多核巨细胞，角膜病灶分离到单纯疱疹病毒等。

二、中医辨病诊断

（一）诊断依据

（1）可有黑睛浅层外伤或黑睛异物剔除术后，或同时伴有漏睛病史。

（2）初起患眼疼痛，畏光流泪，甚则热泪如泉，头额剧痛，胞睑肿胀难开，视力剧降。

（3）黑睛生翳，表面溃陷，色灰白，边界不清，甚者翳渐扩大加深，色黄如凝脂，白睛混赤壅肿；2%荧光素钠溶液染色阳性；多伴黄液上冲。

（4）凝脂、眵泪呈黄绿色者，疑为铜绿假单胞菌所致，病势危重，黑睛可迅速溃穿，甚至眼球塌陷。

（二）类证鉴别

（1）抱轮微红，黑睛浅层点状生翳伴恶风发热，头痛鼻塞，口干咽痛者，为风热客目，多见于聚星障早期。治宜以疏风清热，退翳明目为法。

（2）白睛混赤，黑睛生翳，表面隆起，状如豆腐渣，干而粗糙，常伴便秘溺赤，多见湿翳之热重于湿证。治宜以清热除湿为法。

（3）白睛混赤，黑睛生翳，形如树枝或地图样，或兼头痛胁痛，口苦咽干等，多见聚星障之肝胆火炽证。治宜清肝泻火，退翳明目为法。

三、审析病因病机

（1）黑睛外伤，风热邪毒乘伤袭入，黑睛被染；或素有漏睛，邪毒已伏，更易乘伤客目而发病。

（2）外邪入里，蕴遏化热，或嗜食辛辣炙煿，脏腑热盛，肝胆热毒上灼黑睛，壅滞蓄腐。

（3）久病之后气虚阴伤，正气不足，外邪滞留，致黑睛溃陷，缠绵不愈。

总之，外伤损及黑睛是本病的常见诱因，素有漏睛是造成本病的危险因素。风与热合邪致病是本病常见的外因，黑睛内应肝胆，肝火上攻风轮是主要的内因。本病病机及病机转化是邪毒与正气斗争消长的反应。一般而言，发病初期，黑睛表层损伤，风热邪毒乘伤袭入；或素有漏睛，邪毒已伏，风热趁虚而入，正邪相争，风热壅盛，上攻于目。进一步发展，风热毒邪入里化热，肝胆火炽或嗜食辛热，脏腑热盛，上炎于目，蒸灼黑睛，正邪交争剧烈。脏腑热盛又以肝胃火旺多见，并提示病情严重，诚如《审视瑶函》所言："凡目病有此症起，但有头疼珠痛，二便燥涩，即是极重之症，二便通利祸亦稍缓。"邪正相争之后，若正盛邪却，渐趋恢复，痊愈后遗下瘢翳；若正虚无力抗邪，邪留未解，邪热日久伤阴，则病势迁延，久难愈合。本病因热毒致病，病变过程中，可血因热壅，气因热滞而常兼气滞血瘀。

四、明确辨证要点

角膜在五轮辨证中属风轮，风轮属肝。肝经与胆经互为表里，故角膜病的治疗，应着眼于肝、胆，当然也不能忽视其他各经与肝、胆的生、克、制、化关系。角膜浅层浸润性混浊、浅溃疡、浅层血管翳，为肝胆风热证。深层浸润性混浊、深溃疡，为肝胆热毒证。其中并有密集的新生血管进入浸润区者，偏于血热；反之，则偏于气热。合并有前房积脓时，为热毒壅甚。非外伤引起的前房积血，为血热妄行。角膜周围充血（睫状充血），为肝胆热证。角膜的炎症，大多伴有不同程度的疼痛，为肝胆有热、气血壅滞。故在疼痛强烈时，必须加用活血行气药。

五、确立治疗方略

中医治则主要是驱除邪气，消退翳障。本病初起病急，来势猛，发展快，变化多。辨证须别病因，分表里，审脏腑，察虚实。采用内、外合治，迅速控制病情，防止及减少并发症发生。根据辨证，早期病位较浅，患者眼痛流泪为风热证，风热邪毒壅盛者，治宜祛风清热解毒；若入里化热，里热炽盛者，则治宜清肝泻火解毒，出现大便燥结、黄液上冲宜通腑泻火；后期虚实夹杂，若热毒已解，正虚邪留者，则宜扶正祛邪、补虚泻实、退翳明目。此外，再结合热敷、针刺等法以提高疗效。

六、辨证论治

1. 风热壅盛证

（1）抓主症：病变初起，头目疼痛，羞明流泪，视力减退，抱轮红赤，黑睛生翳如星，色呈灰白，边缘不清，上覆薄脂。

（2）察次症：可见恶风发热、咽干痛等。

（3）审舌脉：舌质红，苔薄黄，脉浮数或弦数。

（4）择治法：祛风清热，退翳明目。

（5）选方用药思路：本证为黑睛表层外伤，风热邪毒因伤袭入，风热壅盛，邪毒结聚黑睛，故黑睛生翳，如覆薄脂，抱轮红赤；头目疼痛，羞明流泪及舌脉表现均为风热外袭之候。故用新制柴连汤（《眼科纂要》），方中龙胆草、栀子、黄芩、黄连清肝泻热；荆芥、防风、蔓荆子祛风清热；柴胡既可辛凉祛风，又可引药入肝；赤芍凉血退红；木通利尿清热；甘草调和诸药，合之为清热为主兼以祛风退翳之方。

（6）据兼症化裁：若热毒重者，加金银花、紫花地丁、蒲公英、千里光等以清热解毒；目赤明显者，加生地黄、牡丹皮、决明子、虎杖、紫草凉血散瘀。此期病情较轻，溃疡尚表浅，治疗得当，一般可痊愈。

2. 肝胆火炽证

（1）抓主症：黑睛生翳成片陷下，状如凝脂，或黄或白；胞睑红肿，白睛混赤，神水混浊，可见头目剧痛，强烈畏光羞明，热泪如泉，黄液上冲，瞳神紧小。

（2）察次症：可见口苦咽干，小便溲黄，大便秘结等。

（3）审舌脉：舌红苔黄，脉弦数或滑数。

（4）择治法：清肝泻火，退翳明目。

（5）选方用药思路：本证为肝胆火炽，上扰于目。故选用龙胆泻肝汤（《医方集解》），方中龙胆草大苦大寒，既能泻肝胆实火，又能利肝经湿热，泻火除湿，两擅其功，切中病机，故为君药；黄芩、栀子苦寒泻火、燥湿清热，加强君药泻火除湿之力，用以为臣；湿热的主要出路，是利导下行，从膀胱渗泻，故又用渗湿泻热之泽泻、木通、车前子，导湿热从水道而去；肝乃藏血之脏，若为实火所伤，阴血亦随之消耗，且方中诸药以苦燥渗利伤阴之品居多，故用当归、生地养阴，使邪去而阴血不伤，以上皆为佐药；肝体阴用阳，性喜疏泄条达而恶抑郁，火邪内郁，肝胆之气不舒，骤用大剂苦寒降泄之品，既恐肝胆之气被郁，又虑折伤肝胆生发之机，故又用柴胡疏畅肝胆之气，并能引诸药归于肝胆之经；甘草调和诸药，护胃安中，二药并兼佐使之用。本方的配伍特点是泻中有补，利中有滋，降中寓升，祛邪而不伤正，泻火而不伐胃，使火降热清，湿浊得利，循经所发诸症皆可相应而愈。

（6）据兼症化裁：若热毒重者，加野菊花、蒲公英、连翘等增加清热解毒排脓之力；大便秘结加用大黄、芒硝、决明子等通腑泻火；若畏光流泪明显，选加防风、白芷、羌活等祛风散邪；若患眼红痛严重，加三七、延胡索活血止痛；若前房积脓加石膏、知母清热排脓；若大便通，眼症减轻则去大黄、龙胆草等苦寒之品，以免损伤胃气。

3. 热盛腑实证

（1）抓主症：眼症较上型更为严重，黑睛凝脂翳扩大加深，深陷如窟，黄液上冲量日增，胞睑红肿，白睛混赤，头目剧痛，热泪如汤。

（2）察次症：可见面赤身热，口渴，溺黄便秘等。

（3）审舌脉：舌黄苔黄厚，脉数有力。

（4）择治法：泻火解毒，退翳明目。

（5）选方用药思路：本证为病邪入里化热，或脏腑素有积热，里热炽盛，肝胆火炽，热毒上攻黑睛，壅结蓄腐为脓，故有黑睛翳陷深阔、凝脂大片、黄液上冲、白睛混赤浮肿、头目剧痛、眵泪凝脂色黄或黄绿等眼症；发热口渴、溲赤便秘及舌脉表现均为热盛腑实之候。故选用四顺清凉饮子（《审视瑶函》），方中龙胆草、柴胡清肝胆之火；黄芩、桑白皮清肺火；黄连清心火；生地黄、赤芍清血热，辅以当归、川芎行气活血，消血分壅滞；羌活、防风、木贼祛风退翳；车前子清利小便；大黄、枳壳通利大便；炙甘草调和诸药。

（6）据兼症化裁：若眵多黄绿，邪毒炽盛，热毒重者，加紫花地丁、金银花、蒲公英、连翘等清热解毒；赤热肿痛明显者，加牡丹皮、生地、水牛角清热凉血；口干秘结严重者，加天花粉、石膏、知母、大黄增加通腑清热生津、泻胃火之功。

（7）据变证转方：若黄液上冲者，可用眼珠灌脓方加减。

4.气阴两虚证

（1）抓主症：黑睛溃陷，凝脂减薄，但日久不敛，眼痛羞明流泪较轻，眼内干涩，抱轮微红。

（2）察次症：或见体倦便溏，或见口干唇燥咽干，大便秘结等。

（3）审舌脉：舌红少津无苔，脉细数，或舌淡脉弱。

（4）择治法：偏阴虚者，滋阴清热，退翳明目；偏气虚者，益气扶正，祛邪退翳明目。

（5）选方用药思路：本证为疾病后期耗气伤阴，黑睛溃陷，日久不敛，应扶正祛邪，托里外出，故选用滋阴退翳汤（《眼科临证笔记》）或托里消毒散（《校注妇人良方》）。滋阴退翳汤方中玄参、知母、生地黄、麦冬滋阴养液；刺蒺藜、木贼、菊花、青葙子、蝉蜕退翳除障；菟丝子补益肝肾；甘草调和诸药，全方共奏滋阴退翳之功。托里消毒散方中人参、白术、茯苓、甘草为四君子汤，能补益气血而利生肌；当归、川芎、白芍、黄芪补益气血，托毒排脓；金银花、白芷、桔梗清热解毒，提脓生肌收口；皂角刺消肿排脓，托疮毒促其早溃。本方配伍特点在于补益气血与托毒消肿合用，使正气充则祛邪有力，余毒随即外泄而疾病得愈。

（6）据兼症化裁：疾病后期耗气伤阴，黑睛溃陷，日久不敛，应扶正祛邪，托里外出，可加黄芩、夏枯草助清泻余热；加丹参、红花活血散滞；治疗角膜瘢痕，常于方中加乌贼骨、蒲公英以增退翳明目之功；若觉眼痒涩有泪者，加荆芥、薄荷以祛风散邪。

七、外治法

治疗前应先去除诱发病因，如去除异物，治疗睑内翻倒睫、慢性泪囊炎，停止戴角膜接触镜等。并常规行角膜刮片、细菌培养和药物敏感试验，以便根据试验结果合理选择抗生素或及时调整用药。在无试验报告前，根据病史、角膜病变特征和临床经验用药。

（1）药物治疗：局部使用抗生素是治疗细菌性角膜炎最有效途径。局部使用剂型包括眼药水、眼膏、凝胶剂、缓释剂。急性期用强化的局部抗生素给药模式即高浓度的抗生素眼药水频繁滴眼（每15～30分钟滴眼1次），严重病例，可开始30分钟内，每5分钟滴药1次，使角膜基质很快达到抗生素治疗浓度，然后在24～36小时内，维持每30分钟1次的点眼频度。局部药液还可以冲走眼表的细菌、抗原，以及具有潜在破坏性的酶。眼膏剂型和凝胶剂型可增加药物在眼表停留，保持眼表润滑，同时保证用药的延续性，特别适合于儿童使用。浸泡抗生素溶液的胶原盾，可提高抗生素生物利用度，同时还起到治疗性角膜接触镜的作用，促进溃疡区上皮愈合。亦可选择局部用黄芩、黄连、熊胆等清热解毒眼液滴眼，每日4～6次，病情严重者，可频频滴用，睡前涂抗生素眼膏。

（2）球结膜下注射：可提高角膜和前房的药物浓度，但存在局部刺激性，多次注射易造成结膜下出血，瘢痕化。一些研究表明配制强化抗生素点眼液具有与结膜下注射同样的效果。但在某些特定情况下如角膜溃疡发展迅速将要穿孔或患者使用滴眼液依从性不佳时，可考虑使用结膜下注射的给药模式。

（3）如果存在以下情况：巩膜化脓、溃疡穿孔、有眼内或全身播散可能的严重角膜炎，继发于角膜或巩膜穿通伤，或无法给予理想的局部用药，应在局部点眼的同时全身应用抗生素。治疗过程中应根据细菌学检查结果及药物敏感试验，及时调整使用有效抗生素。需要注意药敏试验结果不能完全等同于实际应用效果，临床实践中发现一些药敏试验筛选出的抗生素实际治疗效果并不理想，而一些相对不敏感的抗生素治疗效果却更为满意。这是因为抗生素的药效除了和其对细菌的敏感性有关外，药物剂型、使用浓度、组织穿透性、患者使用依从性等也是重要的影响因素。病情控制后，局部维持用药一段时间，防止复发，特别是铜绿假单胞菌性角膜溃疡。

（4）并发虹膜睫状体炎者：应用散瞳剂，给予 1% 阿托品眼药水或眼膏散瞳，防止虹膜后粘连及解除瞳孔括约肌痉挛和睫状肌痉挛，减轻疼痛。角膜炎症明显控制后，可全身或局部应用激素治疗。

（5）手术：如病灶清创联合结膜瓣遮盖术；角膜将要破溃者，可采取板层角膜移植术或穿透性角膜移植术；若角膜已经溃穿者，眼球内容物脱出，则须行眼内容物剜出术。

（6）支持疗法：局部使用胶原酶抑制剂如依地酸二钠、巯乙胺酸等，抑制溃疡发展。口服大量维生素 C、维生素 B 有助于溃疡愈合。

八、中成药选用

（1）银翘解毒片：适用于外感风热证，组成：金银花、连翘、薄荷、荆芥、淡豆豉、牛蒡子（炒）、桔梗、淡竹叶、甘草。用法：每次 4 片，每日 3 次口服。

（2）牛黄上清丸：适用于外感风热证，组成：人工牛黄、薄荷、菊花、荆芥穗、白芷、川芎、栀子、黄连、黄柏、黄芩、大黄、连翘、赤芍、当归、地黄、桔梗、甘草、石膏、冰片。用法：每次 1～2 丸，每日 2 次口服。

（3）清开灵口服液：适用于热毒炽盛证，组成：胆酸、珍珠母、猪去氧胆酸、栀子、水牛角、板蓝根、黄芩苷、金银花。用法：每次 20～30ml，每日 2～3 次口服。眼症严重时可选用清开灵注射液 30～40ml 加入 5% 葡萄糖注射液或 0.9% 氯化钠溶液 500ml 中，每日 1 次静脉滴注。

（4）知柏地黄丸：适用于阴虚火旺证，组成：知母、黄柏、熟地黄、山药、山茱萸（制）、牡丹皮、茯苓、泽泻。用法：每次 6g，每日 2 次口服。

（5）杞菊地黄丸：适用于肝肾阴虚证，组成：熟地黄、山茱萸（制）、山药、牡丹皮、茯苓、泽泻、枸杞子、菊花。用法：每次 6g，每日 2 次口服。

九、单方验方

（1）桑明液洗剂（韦文贵自拟方）：霜桑叶 10g，元明粉 5g，上药加水 500ml，煮沸 5 分钟后澄清过滤，取汤洗眼，适用于角膜炎症而眵泪多者。

（2）洗眼方（摘自《备急千金要方》和《千金翼方》）：黄连、黄柏、秦皮各 30g，细辛 10g，青盐 15g，上药锉细，水煎过滤去渣，适用于黑睛翳膜，红赤肿痛，眵泪较多者。

（3）红肿翳障方（韦文贵经验方）：生地黄 15g，赤芍 10g，石决明 25g，赤石脂 10g，黄芩 10g，栀子 10g，密蒙花 10g，夏枯草 10g，苍术 10g，薏苡仁 10g，生甘草 3g。随症加减：若见黄液上冲，急用眼珠灌脓方，待黄液上冲消退后再以红肿翳障方；若见血灌瞳神，加用凉血止血药牡丹皮、白茅根；病至后期加用生黄芪，并选用退翳明目之木贼草、青葙子。每日 1 剂，7 日为 1 个疗程，连续服用 2 个疗程。

（4）清热消脓方（韦玉英经验方）：金银花、野菊花、防风、生石膏各 20g，生大黄、全瓜蒌、天花粉、夏枯草各 15g，赤石脂 15g，黄芩 10g，嘱其先煮水煎服 3 剂，若大便每日 2～

3 次偏稀可继续服用 3 剂。后期给四物汤以养血活血，退翳明目。

十、中医特色技术

（1）局部熏洗及湿热敷：选用大青叶、荆芥、防风、金银花、黄芩、蒲公英、野菊花、千光里等祛风清热解毒药水煎熏眼；或过滤药汁，待微温时冲洗眼部；或以毛巾浸泡后湿热敷眼部，每日 1～3 次。

（2）超声雾化眼浴法选用炎琥宁、喜炎平等中成药 2～4ml，加入 5ml 生理盐水中，把喷雾口对准患眼距离 10～15cm，每次雾化 30 分钟，每日 3 次。

（3）针灸：常取睛明、承泣、丝竹空、攒竹、翳明、太阳、合谷、肝俞、阳白等穴。每次局部取 1～2 穴，远端 1～2 穴，交替使用，视病情虚实而定补泻手法。

十一、预防调护

（一）生活调理

（1）平时注意劳动保护，防止黑睛外伤。如有外伤，须及时滴用清热解毒或抗菌消炎类眼药水。

（2）素患漏睛者应及时处理，根除病灶，消除增加黑睛感染的潜在病灶。若在发病期间，可每日冲洗泪道或做泪点封闭。

（3）如有黑睛异物时，要及时到医院处理，不要用脏手巾、脏衣物等乱加揉擦，千万不要用脏东西挑取异物。处理黑睛异物时，严格注意无菌操作，应该做到术前洗眼，器械消毒，术后消炎，术后预防感染，次日复诊。复诊时主要注意有无感染邪毒的现象。

（4）对于已病的患者，应早期诊断，早期治疗。护理上要及时给药、点药，洗眼时动作要轻巧，饮食要注意清淡，少食辛热炙煿，保持大便通畅。

（5）佩戴隐形眼镜者谨防擦伤黑睛，并注意佩戴镜片卫生，一旦黑睛损伤应及时就诊。

（二）饮食调理

角膜溃疡与风邪入侵有关，故属实证，不宜进补，尤其不宜大补，饮食以清淡为主。对久病正气衰弱者，宜采用清补结合的原则。在多吃清淡和有清热解作用的蔬菜同时，视虚弱程度，适当给予有补益功能的食品，如鸽肉汤、甲鱼汤、蛋类、淡水鱼等。可以作为饮食治疗的药物为：

（1）新鲜黄花菜 15g，洗净，沸水中煮 5 分钟，捞出切段，加盐、麻油拌食。并饮所煮之水 1 小杯。并用于目涩、干热、苔黄腻者。

（2）鲜荷叶 1 张，嫩藕 1 节，洗净同煮，捞去荷叶，加入粳米 100g，熬成荷叶嫩藕粥，每日 2 小碗。适用于角膜溃疡伴小便短赤、大便秘结者。

（3）去心莲子 15g，温水泡后去衣，加百合 15g，去衣。同煮为百合莲心羹。每日食 1 剂。适用于咳嗽痰少、畏光流泪者。

（4）葛根 30g 磨粉，加入米粉 100g，冰糖适量，和匀后蒸为葛根米糕。每日 1 剂。适用于口干口苦、舌红少津者。

（三）精神调理

本病患者要注意眼部卫生，避免过度劳累，保持七情和畅，少用眼力，听从医生的治疗指导。对铜绿假单胞菌感染住院者，应实行床边隔离，病情危急者，须密切观察病情，随时调整治疗方案。

十二、各家发挥

（一）陈达夫临床经验

陈达夫认为本病病因病机可以概括为：
（1）毒邪外侵肝火内炽，毒邪深入，致使黑睛溃疡，酿成厥阴里热实证。
（2）肝阴不足，湿热外袭，损及黑睛，酿成厥阴阴虚夹实证。
（3）厥阴里虚，风邪夹寒传入厥阴，损及黑睛，邪从寒化，酿成厥阴里虚寒证。
结合本病的病因病机，在临床中陈达夫辨证分为：
（1）实热型：根据临床表现不同分别选用石决明散加减、龙胆泻肝汤加减、犀角地黄汤加减。
（2）阴虚里湿热证型：根据湿热的轻重选用三仁汤加减或甘露消毒饮加减。
（3）厥阴里虚寒型：选用白通汤加减。

（二）韦文贵临床经验

（1）发病急速，病程短，病势急的病例，多属"实证"，根据"实者泻之"的原则，常用"泻火解毒"法，使热毒邪气下泄，方以"泻火解毒汤"为主。若热度内攻化火，上灼风轮，神水混浊，化而成脓，并发"黄膜上冲"者，急用"眼珠灌脓方"。因本方药性峻猛，只能中病即止，不可久服，以免损伤脾气，年老体弱及孕妇慎用或禁用。
（2）发病已久，病程较长，病情严重的病例，多为虚实夹杂，应根据患者的具体情况，祛邪扶正，攻补兼施，已祛邪不伤正，扶正不留邪，方以"红肿翳障方"为主，适当加减。
（3）关于赤石脂和石决明的临床应用，韦老治疗"凝脂翳"，常在方中加用石决明和赤石脂。他认为赤石脂能促进角膜溃疡的愈合，石决明能消除翳障，二药合用既能促进角膜溃疡的愈合，又能减少角膜瘢痕，从而达到治愈角膜溃疡又减少视力障碍的目的。
（4）此外，在本病治疗过程中，韦老常嘱咐患者要节制房事，因房事过度，精血两亏，邪气方盛，正气已衰，有黑睛溃破、穿孔之危。同时要避免急躁和暴怒，急和怒都能伤肝动火，目为肝窍，肝火上逆，犹如火上浇油，能加重病情，对病机转化不利。

（三）韦文轩临床经验

韦老认为凝脂翳大多是由肝胆火灼、风热壅盛、风热相搏上攻于黑睛。也可因黑睛上皮擦伤，风热毒邪乘虚而入，花翳白陷等演变而来。在临床辨证施治上将本病分为五型：
（1）风热偏盛证：眼痛头疼，怕光流泪，视力下降，抱轮红赤，黑睛混浊且呈凹陷，舌红苔薄白或微黄，脉浮数，治宜祛风清热，用驱风散热饮子（《审视瑶函》）。风胜者羌活、防风加倍；大便不秘者可去大黄。

（2）肝胆实热证：眼痛头疼较重，怕光流泪，视力显著障碍，口苦咽干，白睛混赤，黑睛混浊，上有薄脂，舌红苔黄脉弦数者，治宜泻肝清热明目，用柴胡黄苏汤（韦氏经验方）治之：软柴胡、黄芩、赤芍药、焦山栀、夏枯草、鲜生地、苏薄荷、生大黄、枳壳、胆草、白菊花、生甘草，大便通畅者去生大黄、牛蒡子。

（3）脏腑热毒壅盛证：头、眼疼痛，羞明流泪，眼睑红肿，白睛混赤浮肿，黑睛大片混浊，凝脂较厚，黄液上冲，口干而渴，大便秘结，舌红苔黄，脉弦数。治宜泻火解毒明目，用眼珠灌脓方（韦氏经验方）。生石膏、生大黄、枳壳、金银花、焦山栀、瓜蒌仁、黄芩、夏枯草、天花粉、元明粉、淡竹叶。

（4）正虚邪留证：眼病日久，黑睛中央混浊，凹陷难愈，舌淡脉细弱，治宜扶正退邪，退翳明目，用羌活退翳散主治（《审视瑶函》）：羌活、五味子、黄连、当归、升麻、龙胆草、黄柏、炙甘草、黄芩、赤芍药、柴胡、黄芪、防风、煅石膏。

（5）阴虚火旺证：眼病日久，黑睛中央混浊，凹陷难愈，口干咽燥，舌红少苔，脉细数，治宜养肝清热平肝明目。用生地赤芍蒙花汤（韦氏经验方）。生地黄、赤芍、密蒙花、白芷、石决明、木贼草、赤石脂、焦冬术、蝉衣、生甘草、玄参、麦冬。

（四）姚和清临床经验

本病发病较急，病情重，多数影响视力，而导致盲目。其病因，无论是外感、内伤，以及跌仆撞击等都可发生，且以风、热两因为多见。这是因为黑睛为风轮属于肝，肝为风木之脏，所以容易招致风邪。同时由于火性炎上，如气血俱盛，亢阳上炎，则容易邪热上扰而发为本病。

（王佳娣）

第三节　真菌性角膜炎

真菌性角膜炎（fungal keratitis）是一种由致病性真菌感染引起的致盲率极高的角膜病，在我国居感染性角膜病致盲率的首位。该病主要与植物外伤有关，近年来随着抗生素和皮质类固醇激素的广泛使用，以及对本病的认识和诊断水平的提高，其患病率有不断增高的趋势。真菌性角膜炎在热带、亚热带地区发病率高，1878 年由 Leber 首先报道，迄今为止，发现有超过 105 种真菌可导致角膜感染，但主要的是镰孢属、弯孢属、曲霉属和念珠菌属四大类。本病多为单眼发病，一旦患病，则病程长，可反复发作，临床表现复杂，早期诊断困难，治疗十分棘手，严重者可导致整个角膜坏死而失明。

真菌性角膜炎属于祖国医学的"湿翳"范畴，是指黑睛生翳，其表面微隆起，状如豆腐渣样，外观干而粗糙的眼病。本病是以病因命名，病名首载于《一草亭目科全书》，由于湿性黏腻，故以其缠绵难愈，自觉症状多不剧烈为临床特点。

一、临床诊断要点与鉴别诊断

（一）诊断标准

诊断标准据 2011 年中华医学会眼科学分会角膜病学组《感染性角膜病临床诊疗专家共

识》拟定。

1. 病史

是否有植物、泥土等外伤史或长期局部、全身应用糖皮质激素及抗生素药物史等。

2. 体征

角膜病灶表面较干燥，常合并菌丝苔被、伪足、卫星灶、内皮斑等真菌性角膜炎特征。

3. 实验室检查

角膜病灶刮片检查，包括涂片镜下检查和微生物培养及药物敏感性试验，是早期快速诊断真菌感染的有效方法。

（1）角膜病灶刮片镜下检查：手术显微镜下刮取病变明显处角膜组织，放在清洁的载玻片上，滴 10%氢氧化钾溶液于标本上，覆以盖玻片，在显微镜下观察，找到真菌菌丝或真菌孢子即可诊断：阳性率高达 90%。

（2）角膜病灶刮片标本培养：阳性结果不仅是诊断真菌感染的证据，而且可进行菌种鉴定，但需要 3～7 日时间。

（3）角膜组织病理学检查：对角膜移植术中获取的病变角膜行组织病理学检查，也可用于确定诊断。

4. 临床共聚焦显微镜检查

临床共聚焦显微镜检查是一种快速、有效、可重复进行的活体检查方法，可观察到角膜中的菌丝和（或）孢子的情况，并可用于动态观察治疗效果。

（二）鉴别诊断

1. 细菌性角膜炎

细菌性角膜炎发病急骤迅猛，临床症状与体征一致，角膜组织溃疡灶与周围组织界线不清，角膜后沉着物多为尘状，抗生素治疗有效。

2. 单疱病毒性角膜炎

单疱病毒性角膜炎多有反复发作史，结膜反应较轻，溃疡灶呈地图或圆盘状；抗病毒性药物治疗有效；无角膜外伤史。

二、中医辨病诊断

（一）诊断依据

（1）多有稻谷、麦芒、树枝、树叶等植物性黑睛外伤史。

（2）黑睛生翳，表面微隆，外观似豆腐渣样，干而粗糙，眵泪黏稠。

（3）眼部检查所见严重而自觉症状较轻。

（4）病变部位刮片涂片或培养更有助于诊断。

（二）类证鉴别

（1）抱轮红赤，黑睛生翳，状若地图，或黑睛深层翳如圆盘，肿胀色白，伴头重胸闷，口黏纳呆等，多为湿热犯目证，常见聚星障，治宜清热除湿，退翳明目。

（2）抱轮红赤，黑睛生翳如星，色灰白，边缘不清，上附凝脂，多见于凝脂翳之风热壅盛证，治宜祛风清热，退翳明目。

（3）白睛混赤浮肿，黑睛生翳，凝脂大片，神水混浊，黄液上冲，多见于凝脂翳之里热炽盛证，治宜泻火解毒，退翳明目。

三、审析病因病机

（1）稻谷、麦芒、植物枝叶擦伤黑睛。

（2）角膜接触镜戴取不慎损伤黑睛。

（3）黑睛手术造成轻度黑睛外伤等。

总之，各种原因导致湿毒之邪乘伤侵入，湿遏化热，湿热上乘，熏灼黑睛而致病。湿性多缠绵，故病程长，反复难愈。

四、明确辨证要点

此病多从湿热辨证，治疗宜清热祛湿，但须分辨湿热之孰轻孰重，分为湿重于热、热重于湿二型。结合地域、季节，并根据湿邪其性黏腻濡滞，最易伤人阳气，为病根深难拔，缠绵难愈，常分为湿遏上焦、湿浸上中二焦、湿毒内蕴、湿毒已成寒包火四型。

五、确立治疗方略

目前对于湿翳的治疗临床上仍以西医的药物治疗为主，但缺乏高效、低毒、广谱抗菌的理想药物，尤其是对抗真菌滴眼液，品种少，价格昂贵。病情严重配合全身用药（口服或静脉滴注）时，又因抗真菌药物对肝肾功能有损害，不可长期大量使用，造成治疗上的限制。中医在治疗湿翳的过程中以除风清热、化湿解毒、益气养阴、退翳明目为原则，在病程的各个阶段辨证论治以调整阴阳平衡和功能，以增强机体抗病能力，促进眼病的痊愈，比单纯的西医治疗效果好。亦有分三期治疗，初期多为风热毒邪，中期系湿热熏蒸，后期为虚火上炎，分别予自拟方银公双解汤清热除风、羌活胜风汤和龙胆泻肝汤化湿解毒、养阴清肺汤退翳明目。

中西医结合治疗湿翳现多为局部或全身应用抗真菌西药的同时联合中药口服，西医治疗可采用局部碘伏涂抹溃疡面，抗真菌药物滴眼、结膜下注射或口服，必要时予阿托品散瞳，角膜穿孔较大者试行结膜遮盖术；口服中药多为自拟方或经验方，如除湿清热汤、除湿清热祛风汤、经验方灭毒灵汤等，亦有采用珍珠明目膏（含珍珠、冰片等）涂眼局部治疗。临床研究也表明，中西医结合治疗湿翳可促进缓解症状、缩短病程、减少西药副作用等。

同时由于该病病程长，缠绵难愈，就需要较长时间服用中药，可借鉴传统外治法中的熏、洗、蒸、敷等方法，结合现代设备的改进，可以使用对抗真菌有效的中药进行熏洗、超声雾化、离子导入等。

六、辨证论治

1. 湿重于热证

（1）抓主症：患眼羞明流泪、疼痛较轻，白睛混赤，黑睛表面稍隆起，形圆而色灰白，表面如腐渣。

（2）察次症：多伴脘胀纳呆，不思饮食，口淡无味，大便溏薄等症。

（3）审舌脉：舌淡，苔白腻而厚，脉缓。

（4）择治法：化湿清热。

（5）选方用药思路：本证为黑睛外伤，湿毒初侵，湿遏化热，但湿重于热，故黑睛生翳，形圆微隆，形圆而色灰白，抱轮微红，疼痛亦轻；脘胀纳呆、口淡便溏及舌脉表现均为湿重于热之候。本证发病早期，湿温初起，邪在气分，湿重于热之证。故选用三仁汤（《温病条辨》），以宣畅三焦气机，解湿热之邪。方用杏仁宣利肺气以化湿；白蔻仁芳香行气化湿；薏苡仁甘淡渗湿健脾；半夏、厚朴辛开苦降，行气化湿；佐以滑石、通草、竹叶甘寒渗湿，清利下焦。诸药合用，宣上、畅中、渗下，使气机调畅，湿热从三焦分消。

（6）据兼症化裁：若泪液黏稠者，加黄芩、茵陈以清热利湿；口淡纳差者可加茯苓、苍术以健脾燥湿；若头痛如裹，加菊花清利头目。

2. 热重于湿证

（1）抓主症：患眼碜涩不适，疼痛畏光，眵泪黏稠，白睛混赤严重，黑睛湿翳大片，表面隆起，状如豆腐渣、牙膏，色黄，干而粗糙，或见黄液上冲。

（2）察次症：常伴便秘、溺赤等症。

（3）审舌脉：舌红，苔黄腻，脉濡数。

（4）择治法：清热祛湿。

（5）选方用药思路：本证为湿热邪毒内蕴，郁久化热，热重于湿，熏灼黑睛，故黑睛生翳隆起，状如豆腐渣，干而粗糙，眵泪黏稠，碜涩疼痛；便秘溺赤及舌脉表现均为热重于湿之候，故选用甘露消毒丹，方中重用滑石、茵陈、黄芩，其中滑石利水渗湿，清热解暑，两擅其功；茵陈善清利湿热而退黄；黄芩清热燥湿；泻火解毒，三药合用，正合湿热并重之病机，共为君药。湿热留滞，易阻气机，故臣以石菖蒲、藿香、白豆蔻行气化湿，悦脾和中，令气畅湿行；木通清热利湿通淋，导湿热从小便而去，以益其清热利湿之力。纵观全方，利湿清热，两相兼顾，且以芳香行气悦脾，寓气行则湿化之义，令湿热俱去，诸症自除。

（6）据兼症化裁：若黄液上冲较甚者，可加薏苡仁、桔梗、玄参以清热解毒排脓；大便秘结者可加芒硝、生石膏以通腑泄热。若热毒上攻，颈肿咽痛，佐以连翘、射干、贝母、薄荷，以清热解毒，散结消肿。

七、外治法

（1）真菌性角膜炎应根据病情的轻重和病程制订多元化治疗方案。早期治疗主要依靠抗真菌药物；当病变主要在角膜浅基质层时，在手术显微镜下清创，刮除病变组织，有利于抗真菌药物发挥作用，或联合结膜瓣遮盖术；药物治疗效果不佳、病变累及角膜深基质层时，要及早采取深板层或穿透角膜移植术治疗。

（2）药物治疗

1）在真菌菌种鉴定结果前，采取经验治疗，首选 5% 那他霉素滴眼液，或 0.1%～0.2% 两性霉素 B 溶液频繁滴眼，亦可选用 0.5% 咪康唑、1% 氟胞嘧啶眼药水点眼，0.5～1 小时滴 1 次，抗真菌眼膏晚上涂眼。感染明显控制后方可逐渐减少用药次数，好转后适当减少用药频率。

2）获得药物敏感性试验结果后，选择其敏感药物治疗，抗真菌药物联用有协同作用，可减少药物用量，降低毒副作用，一般选择 2 种或 2 种以上药物联合应用。

3）临床治愈后，应维持用药 2～4 周，以预防复发。

4）严重真菌感染（合并内皮斑、前房积脓、可疑眼内炎）者，可在局部用药同时，联合口服或静脉滴注抗真菌药物治疗。

5）局部可联合应用非甾体抗炎药。感染期局部或全身禁用糖皮质激素，以免真菌感染扩散。

6）并发虹膜睫状体炎者，应使用 1%阿托品滴眼液或眼药膏散瞳。

八、中成药选用

甘露消毒丸：适用于湿翳之湿热内蕴证，组成：滑石、茵陈、黄芩、石菖蒲、白豆蔻、藿香、薄荷、射干、川贝母、木通、连翘。用法：每次 6g，每日 2 次口服。

九、单方验方

（1）疏风解毒汤内服（摘自毛正兴等《中西医结合治疗角膜溃疡》）：基本方为蒲公英 20g，桑叶 15g、黄芩 15g、当归 15g、栀子 15g、柴胡 15g、川芎 15g、菊花 15g、生地黄 15g、泽泻 15g、龙胆草 10g、柴胡 10g、木贼草 10g、甘草 6g。如果病患明显出现发热、头痛、苔薄或者脉浮等风热表证者，加用金银花和连翘各 15g，密蒙花和荆芥各 10g；如果出现明显的便秘、头痛、口渴、目赤红肿等症状，加用生石决明和生石膏各 30g，知母与生大黄各 10g，如果病程较长、舌红、口干舌燥、脉数等阴虚严重者，需要加用谷精草、玄参、麦冬各 15g，决明子 12g。如果患者处于角膜溃疡结痂期加用蛇蜕 15g、谷精草 15g、蝉蜕 15g。

（2）"三联汤"（摘自李妍平等《真菌性角膜溃疡的中西医结合治疗临床研究》）：即苦参、蛇床子、黄柏各 30g，每日 1 剂水煎服，每日 2 次口服。加中药局部热敷洗眼，每日 4 次，每次 15 分钟。

十、中医特色技术

（1）中药熏洗：用苦参、白鲜皮、车前草、金银花、龙胆草、秦皮等水煎过滤澄清，待温度适宜时洗眼或先熏后洗，每日 2～3 次。

（2）中药离子导入：可选用鱼腥草、黄芩、金银花、苦参等药物水煎后，取 8～10ml，行离子导入。

十一、预防调护

（1）尽量避免角膜外伤，一旦意外伤及角膜后，不可滥用抗生素、激素及免疫抑制剂。

（2）及时治疗本病，以及控制病情发展，预防并发症的发生。

（3）指导患者养成良好的作息习惯，多进食富含维生素和蛋白质、清淡、易消化的食物，并禁止食用辛辣刺激、油腻和含糖量高的食物。

（4）对于咳嗽及排便困难者，及时告知医生，予以止咳、通便处理，注意保持排便通畅，以防止其因用力排便而发生眼压升高，造成角膜穿孔。对于眼部疼痛难忍者，可对患眼进行热敷以减轻患者痛苦，热敷时应掌握好温度，不可过高或过低。

（5）正确使用眼药水，在滴眼药水时要先对手进行消毒，动作宜轻柔，不可用脏手和脏毛巾擦眼，当眼睛进入异物情况较为严重时应及时滴抗生素眼药水，预防感染。在休息时保持头偏向患侧，避免患眼分泌物流向健眼，导致健眼感染。

（6）由于真菌性角膜炎仍然有可能在短时间内复发，因此应告知患者出院后继续服用药物治疗1～2周，对于防止疾病复发有重要作用。当眼部出现不适时，应及时至眼科诊治。

十二、各家发挥

现代医家认为，中医治疗湿翳注重调节机体状态，根据疾病致病特点、病程等辨证论治，充分体现整体观念，在清热化湿的同时，减轻症状，提高疗效，缩短病程，亦有减少复发的作用。

中西医结合治疗真菌性角膜炎在临床中已有应用，中医认为本病系湿毒之邪乘伤邪入，湿邪内蕴化热所致，故给予清热除风、化湿解毒、退翳明目之法治疗，再联合西药治疗，可起到相辅相成之效，既调整机体内平衡，提高疗效，又可标本兼治，缩短治疗时间，减少复发。

（王佳娣）

第四节　角　膜　白　斑

角膜白斑是各种角膜病残留的局限性的白色混浊。角膜白斑是眼科中最常见的角膜疾病，感染、外伤均可引起，也见于先天性的。当角膜溃疡达到洁净期后，角膜内结缔组织增生，修复缺损，溃疡愈合，形成瘢痕。如果前弹力膜和角膜实质浅层受累，则遗留致密混浊的瘢痕。白斑发生在瞳孔区，则损害视力。角膜白斑发生在婴幼儿期，容易形成剥夺性弱视。不仅影响视觉功能也影响美观，尤其是年轻人对身心健康都有很大的伤害，如不及时治疗，白斑上新生血管会越来越多，影响后期治疗的疗效。

角膜白斑属于中医学"宿翳"范畴，又有"冰瑕翳""云翳""厚翳""斑翳"等名称。

一、临床诊断要点与鉴别诊断

（一）诊断标准

1. 症状

角膜白色斑点，常肉眼下可见。角膜白斑位于角膜瞳孔区者出现视功能损害；位于周边者则没有影响。角膜可见致密的白色混浊病灶。结膜无充血；角膜荧光素染色阴性。

2. 角膜白斑分类

（1）先天性角膜白斑多发于角膜中央，有时也可发生于周边。

诊断要点：①婴儿出生时角膜基质层出现浓厚的灰白色混浊，可为部分或全厚。②常同时合并小眼球、虹膜缺损及前后粘连等。③可单眼或双眼发病。

（2）感染性角膜白斑：各种致病菌（如细菌、病毒、真菌等）感染角膜，形成角膜溃疡，当溃疡修复愈合后，形成瘢痕，并且引起视力障碍。

（3）外伤性角膜白斑：包括酸、碱烧伤或是外力伤及角膜，造成角膜组织损伤，损伤愈合后形成瘢痕，并且引起视力障碍。

（二）鉴别诊断

1. 角膜炎

角膜炎表现为视力下降，具有明显的眼红、畏光等严重的眼部刺激症状，同时角膜浸润水肿，常伴有分泌物，随着病情进展而加重。角膜荧光素染色阳性。结合实验室检查、共聚焦显微镜检查等能够做出诊断。

2. 角膜变性

（1）老年环：常见于老年，双眼发病。呈白色，通常宽约 1mm，外侧边缘清楚，内侧边缘模糊，与角膜缘之间有透明带相隔。

（2）带状角膜病变：患者有异物感，视力下降。病变区多起于睑裂区角膜缘部，前弹力层出现灰白色钙质沉着。病变外侧与角膜有透明角膜分隔，内侧呈火焰状向中央发展，汇合为横过角膜睑裂的带状变性。

二、中医辨病诊断

（一）诊断依据

（1）多有黑睛病变或外伤史。

（2）黑睛上有灰白色翳障，形状不一，厚薄不等，表面光滑，边界清楚，荧光素钠染色为阴性。

（3）眼无赤痛，位于黑睛周边而未遮瞳神者，视力影响较小；位于黑睛中央而遮蔽瞳神者，可严重影响视力。

（二）类证鉴别

（1）黑睛疾病后期，黑睛上有白色翳障，形状不一，厚薄不等，部位不定，但表面光滑，边缘清楚，视物昏矇。眼内干涩不适，可无全身症状，为阴虚津伤，治宜养阴退翳。

（2）黑睛宿翳日久，赤脉伸入翳中，视力下降者，为气滞血瘀，治宜活血退翳。

三、审析病因病机

（1）黑睛疾病遗留瘢痕，凝脂翳、花翳白陷、聚星障、混睛障等黑睛疾病痊愈后遗留的瘢痕翳障。

（2）黑睛外伤遗留瘢痕，外伤痊愈后遗留的瘢痕。

总之，火热伤阴是发病的根本，黑睛生翳多由于外感风热或脏腑热炽所致，火热易伤阴液，且火邪易郁脉络，黑睛溃腐隆起或为凹陷不平，津液亏耗而难于复原，导致黑睛斑翳形成。阴津不足，故而眼内干涩，视物昏朦。气血瘀滞是病理变化的重要环节，肝主疏泄，肝气条达，气血运行通畅，黑睛得以滋养，清澈透明。火热炽盛灼伤脉络，脉络壅滞，运行不利，气血瘀滞，黑睛失养，病灶受累严重修复不利，致使凹凸不平形成黑睛斑翳。

四、明确辨证要点

（一）辨明时机

辨明时机，分清主次。如早期风热未尽时，则以疏风清热为主，辅以退翳药；如果斑翳已久，风热尽解，则应以退翳为主，辅以活血化瘀，若仍有余热辅以清热之药。宿翳治疗困难，一般翳薄而早治，可望减轻或消退；若年久翳老，用药多难奏效，做到心中有数，明确预后。

（二）辨别虚实

若患者仍有口干咽痛，舌质红，舌苔薄黄，脉浮数者为表证未尽。若患者仍有胁痛，口苦咽干，溺黄；舌红，苔黄，脉弦数，为肝胆火炽余邪未尽。久病体虚者，在辨证的前提下明确阴阳、气血、脏腑亏虚。

五、确立治疗方略

退翳明目为治疗的总则，但在退翳时应掌握时机，分清主次，如风热盛时，则以疏风清热为主，略加退翳药；风热稍减就应以退翳为主，略加祛风清热药。脏腑热盛时，清热疏肝为主，退翳为辅；脏腑热减时，清热疏肝为辅；久病多虚者，当辨别阴阳、气血、脏腑之亏虚，辨证施治给予健脾益气、滋阴养血、补益肝肾等治法，配合应用退翳明目之药。切忌单用或过用清热药，否则正气受损，翳必不退；治宜内外结合，在内服调理的同时给予外用退翳明目的药物，关于黑睛宿翳的治疗，有许多传统和现代外用制剂颇有疗效。

六、辨证论治

1. 阴虚津伤证

（1）抓主症：黑睛疾病后期，红退痛止，黑睛上有白色翳障，形状不一，厚薄不等，部位不定，但表面光滑，边缘清楚，视物昏朦。

（2）察次症：眼内干涩不适，可无全身症状。

（3）审舌脉：舌红脉细。

（4）择治法：养阴退翳。

（5）选方用药思路：本证为阴虚津伤斑翳遗留所致，方用滋阴退翳汤以养阴退翳。方中知母、生地、玄参、麦冬清热养阴；蒺藜、菊花、木贼、菟丝子、蝉蜕、青葙子清肝明目退翳。

（6）据兼症化裁：若风邪未尽者，加羌活、防风、荆芥祛风发散退翳；仍有轻微红赤，余热未尽者，可加黄芩清热退翳；若翳障较厚，可加乌贼骨、蒲公英以增退翳明目之功效。

2.气滞血瘀证

（1）抓主症：黑睛宿翳日久，赤脉伸入翳中，视力下降，翳障边界清楚，表面光滑。

（2）察次症：可有气滞血瘀之症状或无全身症状。

（3）审舌脉：舌红苔薄白，脉缓。

（4）择治法：活血退翳。

（5）选方用药思路：本证为气滞血瘀，气机不畅所致，方用桃红四物汤治疗。方中桃仁、红花活血化瘀；熟地、当归以滋阴补肝，养血和血；芍药以养血和营；川芎活血行气，调畅气血。全方共奏化瘀生新，调畅气机之功。

（6）据兼症化裁：若见舌淡脉弱，脾气虚弱者，可加太子参、白术、茯苓健脾益气；肾阴不足者合杞菊地黄丸，亦可改用开明丸、拨云退翳散等丸散剂内服，逐渐调理，缓以图功；翳障深厚者，可加入木贼、蝉蜕、谷精草、密蒙花退翳明目之品，以活血化瘀明目退翳。

七、外治法

外治以退障消翳为主。

（1）滴眼药水：障翳散滴眼液，每日2～3次；乙基吗啡眼液，浓度自1%开始，渐增至5%，以消除或减薄角膜瘢痕。但对聚星障引起者不用，以免引起复发。

（2）散剂点眼：退云散、八宝眼药、荸荠退翳散、障翳散，点于眼角结膜囊内，每日2～3次。

（3）手术治疗：若翳障厚且遮挡瞳孔，可考虑角膜移植手术。

（4）激光治疗：若翳表浅，可行准分子激光治疗。

八、中成药选用

拨云退翳丸：适用于风热未尽，翳障新成证。组成：密蒙花、蒺藜、菊花、木贼、蝉蜕、蛇蜕、荆芥穗、蔓荆子、薄荷、当归、川芎、黄连、地骨皮、花椒、天花粉、甘草、楮实子。用法：每次1丸，每日2次，口服。

九、单方验方

（1）谷精草、防风等份为末，每次3～5g，每日3次，米饮服之。

（2）白菊花、蝉蜕等份为末，每次10～15g，入蜜少许，水煎服。

十、中医特色技术

（一）针刺疗法

采用眼周围与远端循经取穴方法。以睛明、承泣、健明为主穴，太阳、合谷、翳明为配穴，每次主、配穴各一，交替轮取。

（二）埋线疗法

以球结膜下埋线为主，先常规消毒、表面麻醉和局部麻醉后，用 0 号丝线或 0-1 号羊肠线埋入球结膜下，环绕角膜 1 周，离角膜 2～3mm 远，线头不结扎，也不可外露，紧贴结膜剪断，涂以消炎眼膏，眼垫封盖1～2 日。多用于凝脂翳引起的宿翳。

十一、预防调护

角膜白斑的预防，关键是预防导致本病发生的角膜疾病。

（1）平时注意劳动保护，防止黑睛外伤。如有外伤，须及时就诊。

（2）临床剔除角膜异物时，严格无菌操作，给予抗生素滴眼液滴眼。次日复诊。不要自行用脏手巾、脏衣物等乱加揉擦，千万不要用脏东西挑取异物。复诊时主要注意有无感染邪毒的现象。

（3）如素有漏睛者，应及时处理漏睛，消除增加黑睛感染的潜在病灶。

（4）已经患有角膜疾病的患者，应早期诊断，早期治疗。尽量减少角膜瘢痕的遗留。护理上要及时给药、点药，洗眼时动作要轻巧。饮食要注意清淡，少食辛热炙煿，保持大便通畅。平素要注意锻炼身体，保持七情和畅，饮食调理适宜，以使体内阴阳气血相对协调。增强机体的抵抗力。

（5）如有感冒等热性病发生，在发热期或发热后，须注意眼部病情，做到早期发现，早期治疗。导致本病的角膜疾病常在机体抵抗力下降的情况下发生，故增强体质、保持正气存内是防止本病的根本措施。

十二、各家发挥

1. 王淑秀等临床经验

王淑秀应用中药制剂消蒙膏Ⅰ号、Ⅱ方治疗对角膜白斑、斑翳、云翳均有效，无明显差异。对营养不良性、外伤性和炎症性角膜瘢痕，也均有效，而以营养不良性为最好。

2. 李红等临床经验

李红、张作明、杨新光等应用中草药制剂退翳眼液与乙基吗啡眼液对照实验，观察对兔角膜瘢痕的疗效，并结合病理学和电镜结构变化，行比较研究。结果：退翳眼液效果明显优于乙基吗啡眼液。组织病理学显示退翳眼液治疗组角膜基质层细胞和胶原纤维排列较乙基吗啡眼液治疗组规则。角膜瘢痕厚度较对照组、乙基吗啡眼液治疗组明显减小。电镜观察：退翳眼液治疗组，细胞数少，体积小，胞质不多，胶原原纤维直径及间距一致，所形成膜板互相成一定角度，乙基吗啡眼液组胶原纤维粗细及间距不等，排列紊乱，失去正常的膜板结构。结论：退翳眼液能有效抑制胶原形成细胞的增殖及胶原的合成，是一种有效的治疗角膜瘢痕的药物。

3. 吕文仁临床经验

吕文仙采用球结膜下埋线加内服中药蝉花无比散，治疗角膜瘢痕（包含角膜白斑），具有疗程短，显效快，操作简单的特点。中医学认为，角膜（黑睛）属五轮中的风轮，在脏属肝，故角膜疾患多与肝经关系比较密切。黑睛疾患遗留之"宿翳"，治宜退翳明目，但在退翳时应掌握时机，分清主次，如风热正盛时，则以疏风清热为主，略加退翳药；风热稍减就应以退翳为主，略加祛风清热药，切忌单用或过用清热药，否则阳气受损，翳必不退；后期风热已退，遗留翳膜者，须在退翳基础上，酌加扶脾或滋养肝肾的药物。因翳起于风轮，因此凡是清肝、平肝、疏肝的药物，都有退翳的作用，可在所用方剂中酌加。在治疗角膜瘢痕中，我们采用蝉花无比散（《太平惠民和剂局方》）。功用清肝祛风，退翳明目。药味组成：蝉蜕、蛇蜕、川芎、炙甘草、白茯苓、防风、赤芍、羌活、苍术、当归、石决明、白蒺藜。方解：蝉蜕、蛇蜕退翳除障；石决明、白蒺藜清肝明目；防风、羌活、川芎祛风邪清头目；当归、赤芍和血养肝；苍术、白茯苓、炙甘草健脾和中。加减方法：手术当天，可酌加金银花、菊花、蒲公英等清热解毒之品，眼部刺激症状消退后，可服原方。同时应用球结膜埋线方法。

（李　伟）

第七章　葡萄膜疾病

葡萄膜疾病以葡萄膜炎为例，详述如下。

葡萄膜炎是常见眼病，也是主要致盲眼病之一，据统计在我国其患病率占眼病的 5.7%～8.2%，致盲率达 1.1%～9.2%，葡萄膜炎的诊治在防盲致盲中占有重要地位。葡萄膜炎的病因较为复杂，除外伤、手术、感染等因素外，绝大多数属于内源性，是一种自身免疫性疾病。葡萄膜炎的分类方法有多种，按病因可分为结核性、梅毒性、病毒性、结节性、钩端螺旋体性、晶状体皮质过敏性等；按病程可分为急性、亚急性、慢性及陈旧性；按性质可分为化脓性与非化脓性，后者又可分为肉芽肿性与非肉芽肿性。但临床上常按解剖部位分为前部、中间、后部及全部葡萄膜炎。前部葡萄膜炎即炎症累及虹膜及睫状体冠以前的睫状体组织；中间葡萄膜炎即炎症累及睫状体扁平部、周边部视网膜、玻璃体基底部；后部葡萄膜炎即炎症累及脉络膜、视网膜，前、中、后均发生炎症则称全葡萄膜炎，简称葡萄膜炎。

葡萄膜属中医眼科之黄仁，黄仁属广义瞳神范畴，目为肝窍，瞳神属肾，故黄仁病与肝肾关系密切。当急性虹膜睫状体炎出现瞳孔缩小时，中医学称为"瞳神紧小"；当虹膜与晶状体粘连出现瞳孔参差不齐如梅花、锯齿状时，称为"瞳神干缺"；当虹膜与晶状体全部粘连又有机化膜形成时，称为"金花内障"；当后部葡萄膜发炎而致视物模糊时，称为"视瞻昏渺"；当炎性渗出物进入玻璃体而眼前出现暗影浮动时，中医学又将其概括在"云雾移睛"内。

一、临床诊断要点与鉴别诊断

（一）前葡萄膜炎

前葡萄膜炎是葡萄膜炎中最常见的种类，指虹膜、虹膜睫状体和前部睫状体的炎症，临床上两者多同时存在，故又称虹膜睫状体炎。据统计我国本病的患病率是整个葡萄膜炎的50%～60%，男性多见，多发于 20～50 岁成年人，可单眼发病，亦可双眼同时或先后发病。急性前葡萄膜炎多发生于 HLA-B27 阳性个体，且具有遗传倾向。

1. 诊断标准

（1）患者多伴有全身疾病，如慢性关节炎、类风湿关节炎、强直性脊柱炎、Reiter 综合征、Behcet 病、银屑病或免疫功能失常等病史。相应的辅助检查，如 HLA-B27、风湿系列、抗核抗体测定等帮助确诊。

（2）症状：起病急，患者可出现眼红痛、畏光、流泪、眼睑痉挛及视力下降等自觉症状。

（3）眼部检查

1）视力不同程度下降。

2）睫状充血或混合充血。

3）眼痛、睫状压痛，虹膜睫状体的三叉神经末梢受到毒性刺激，睫状肌的收缩和肿胀压迫产生疼痛，可反射至眉弓，睫状体部有明显压痛，夜间痛甚。

4）角膜后沉着物（KP）：尘状或中等大小 KP，是由中性粒细胞、淋巴细胞和浆细胞构成，见于非肉芽肿性炎症；羊脂状 KP 是由单核-巨噬细胞、类上皮细胞构成，见于肉芽肿性炎症。

5）房水闪辉：房水中蛋白使正常透明光束成为灰白色半透明带。虹膜血管壁有血-房水屏障功能，正常时房水内蛋白质含量极少。当炎症时血-房水屏障功能破坏，血管通透性增加，大量蛋白质或者纤维素性成分的渗出物及炎性细胞等渗出进入房水中，造成房水混浊不清。用裂隙灯显微镜观察房水时，见光束增强，呈灰白色混浊，似阳光透过有灰尘的空气，称为房水闪辉，是炎症活动期的重要标志。

6）前房细胞：如房水中渗出物含纤维蛋白较多，在前房内呈絮状或胶样状团块，形成纤维素性渗出；有时大量渗出的炎性细胞可沉积在前房角下部形成水平面，形成前房积脓；若虹膜血管扩张或者破裂，红细胞进入前房，形成前房积血。

7）虹膜改变：虹膜出现水肿、纹理不清、虹膜结节；虹膜与晶状体前表面的纤维蛋白渗出和机化，使虹膜与晶状体黏附在一起，形成"虹膜后粘连"，如后粘连广泛，后房水不能流向前房，虹膜被向前推移而呈膨隆状，形成"虹膜膨隆"。也可出现虹膜周边前粘连、新生血管、眼压升高等改变。

8）瞳孔改变：瞳孔因睫状肌痉挛和瞳孔括约肌的持续性收缩，引起瞳孔缩小；散瞳后若虹膜后粘连不能完全拉开，瞳孔出现梅花状、梨状、不规则状等多种外观。如果虹膜在 360°范围粘连，则称为"瞳孔闭锁"，如果纤维膜覆盖整个瞳孔区，则称为"瞳孔膜闭"。

2. 并发症

（1）晶状体改变：前葡萄膜炎可使虹膜色素沉积于晶状体表面，当虹膜后粘连被拉开时，晶状体前表面会遗留虹膜色素或色素环。

（2）反复发作控制不及时，可并发性白内障、继发性青光眼，甚至眼球萎缩。

3. 鉴别诊断

（1）急性结膜炎：呈急性发病，有异物感、烧灼感，分泌物多，检查见眼睑肿胀，结膜充血，这些表现与急性前葡萄膜炎的畏光、流泪、视物模糊、睫状充血及前房炎症反应有明显不同。

（2）急性闭角型青光眼：呈急性发病，视力突然下降，头痛、恶心、呕吐、角膜上皮水肿、角膜雾状混浊、前房浅、前房闪辉等，但无前房炎症细胞，瞳孔呈椭圆形散大，眼压增高，与急性前葡萄膜炎的角膜可透明、大量 KP、前房深度正常、房水大量炎症细胞、瞳孔缩小、眼压正常或偏低等易于鉴别。

（3）眼内肿瘤：一些原发性眼内肿瘤或转移瘤，可引起前房积脓等改变，但从病史、临床表现、双眼及附属器彩超、双眼眶部 CT 及双眼眶部 MRI 检查等可资鉴别。

（4）与能引起前葡萄膜炎的全葡萄膜炎相鉴别：一些类型的葡萄膜炎，如 Behcet 病、Vogt-小柳原田综合征，不但可引起前葡萄炎，还引起眼后段炎症。因此在诊断时要注意鉴别。

（二）中间葡萄膜炎

中间葡萄膜炎（intermediate uveitis）是一组主要累及睫状体平坦部、玻璃体基底部、周边视网膜和脉络膜的炎症性和增殖性疾病，典型的表现为睫状体平坦部的雪堤样病变。此病的病因尚不完全清楚，已发现一些感染因素和疾病与其发生有关，但在多数患者找不到病因和不能确定有无全身性疾病。以往所称的睫状体平坦部炎、后部睫状体炎、玻璃体炎、基底部视网膜脉络膜炎、周边渗出性视网膜炎和中间葡萄膜炎等，现统一使用中间葡萄膜炎这一名称。中间葡萄膜炎多见于30岁以下的年轻人，常累及双眼，可同时或先后发病，多属肉芽肿性炎症，特点是眼底周边部有胶样渗出物，进程缓慢，容易引起机化性改变。病因不明，由于其炎症部位隐蔽，发病隐匿，常被忽视。其发病率较高，在我国达11%。

中间葡萄膜炎属于中医学"云雾移睛""视瞻昏渺"范畴。

1. 诊断标准

（1）双眼发病，起病缓慢，早期表现为眼前黑影，视力疲劳。

（2）前房闪光弱阳性，眼底周边视网膜血管炎，血管周围炎，血管旁白鞘或血管闭塞成白线，病情严重时出现黄斑水肿。

（3）眼底渗出物增多时，可在眼底下方形成雪堤样改变。

（4）辅助检查：荧光素眼底血管造影：可发现眼底毛细血管通透性增加，或黄斑囊样水肿。

2. 鉴别诊断

（1）多发性硬化伴发的葡萄膜炎：多发性硬化是一种进展性的复发和缓解交替存在的神经系统脱髓鞘疾病，可引起视神经炎、视网膜血管炎、血管周围炎、慢性前葡萄膜炎和中间葡萄膜炎等多种类型。这些患者的中间葡萄膜炎发生率为3.3%～26.9%。此种眼部炎症本身没有特异性，所以仅根据眼部炎症难以确诊为多发性硬化。虽然葡萄膜炎偶尔可出现于神经系统病变之前，但在多数患者，神经系统病变出现于葡萄膜炎之前。患者出现或以往曾有眩晕、共济失调、视力减退、感觉障碍、虚弱、括约肌功能失调等都提示多发性硬化存在的可能性，对这些患者应请神经科医生检查并进行磁共振检查，以明确诊断。

（2）类肉瘤病性葡萄膜炎：类肉瘤病是一种病因尚不完全清楚的多系统的慢性肉芽肿性疾病，在眼部主要引起葡萄膜炎。类肉瘤病在黑种人中常见，在我国相当少见。此病多引起前葡萄膜炎，也可引起后葡萄膜炎、中间葡萄膜炎和全葡萄膜炎。葡萄膜炎往往发生于全身病变之后，全身病变特别是皮肤病变（结节性红斑、冻疮样狼疮、斑丘疹和肉芽肿结节）、肺门淋巴结核、表浅淋巴肿大等对诊断有很大帮助，特别是血清血管紧张素转化酶水平升高等对诊断有重要价值。

（3）Lyme病伴发的葡萄膜炎：Lyme病是由蜱传播的疏螺旋体病，表现为多系统的炎症性病变。患者通常处在森林地区，有蜱咬伤病史，表现为游走性红斑、游走性关节炎，可伴有脑神经麻痹和周围神经病变、慢性脑膜炎、心肌炎、心包炎、心律失常等全身病变，在眼部通常引起肉芽肿性虹膜炎、虹膜睫状体炎、中间葡萄膜炎、弥漫性脉络膜炎、视神经炎、渗出性视网膜脱离等。上述全身病变强烈提示伯氏疏螺旋体感染。血清学检查特别是利用酶联免疫吸附试验（ELISA）发现特异性抗体有助于诊断，但由于抗体的产生需要一定时间，所以在疾病早期不一定能查到特异性抗体。早期抗生素的应用也可影响抗体的产生，造成假阴性结果。此种检查还可产生假阳性结果。除上述方法外，间接免疫荧光测定、免疫印迹技术、聚合酶链反应（PCR）测定特异性的 DNA 等技术均有助于此病的诊断。

（4）梅毒性葡萄膜炎：梅毒是由梅毒螺旋体引起的一种全身性疾病，在眼部主要表现为前葡萄膜炎、中间葡萄膜炎、后葡萄膜炎、全葡萄膜炎、脉络膜视网膜炎、视网膜血管炎等，单眼或双眼受累。此病往往有典型的皮肤病变，如原发性下疳、继发性梅毒斑丘疹或丘疹鳞屑、后期梅毒结节。

（三）后葡萄膜炎

后葡萄膜炎（posterior uveitis）是一组累及脉络膜、视网膜、视网膜血管和玻璃体的炎症性疾病，多为肉芽肿性炎症。临床上包括脉络膜炎、脉络膜视网膜炎、视网膜色素上皮炎、视网膜炎、视网膜脉络膜炎、神经视网膜炎、视网膜血管炎及视网膜血管周围炎等多种类型。后葡萄膜炎主要表现为脉络膜、视网膜、视网膜血管及玻璃体的炎症性改变、巩膜后葡萄膜炎。但在一些患者可出现前房闪辉、房水少量炎症细胞等表现，此是后段炎症向前"溢出"的结果，应被视为是一种继发性改变，而不应被视为是全葡萄膜炎。相关研究提示，后葡萄膜炎占葡萄膜炎发病的 17.2%，其病因复杂，致病机制尚未完全明确，是一种严重的致盲性眼病。

根据其发病特点，属于中医之"云雾移睛""视瞻昏渺"等范畴。

1. 诊断标准

（1）飞蚊症和（或）视力下降，单眼或双眼患病。

（2）玻璃体混浊。

（3）眼底可见灰白色病灶，晚期则色素增多。

2. 鉴别诊断

（1）中心性浆液性视网膜脉络膜病变：是由于视网膜色素上皮屏障功能受损和脉络膜毛细血管通透性增加所致，好发于青少年，其发病机制尚不十分清楚。患眼视物模糊，并有视物变小、变形，视力下降一般较轻，黄斑区水肿环，视网膜下可见黄白色渗出物，有自限倾向但易复发。

（2）急性视网膜坏死综合征：主要特征是急性葡萄膜炎伴有视网膜血管炎，由此而发生视网膜坏死、脱离、视功能严重受损。

（3）孔源性视网膜脱离：视网膜神经上皮层与色素上皮层分离，并有裂孔形成称孔源性视网膜脱离。患眼有闪光感或眼前黑影飘动，视力下降，眼底检查可见视网膜隆起，视网膜裂孔。

二、中医辨病诊断

（一）前葡萄膜炎

1. 诊断依据

（1）症状：患者出现眼红、眼痛、畏光、流泪、视力下降等。

（2）体征：前节检查见睫状充血、KP、房闪、房水浮游物、前玻璃体混浊；虹膜纹理不清，或有虹膜结节；瞳孔变小，对光反射迟钝；晶体前色素。

（3）全身性辅助检查：HLA-B27、风湿系列、抗核抗体测定、骶髂关节 X 线检查等有助于查找病因。

2. 类证鉴别

（1）起病较急，抱轮红甚，眼珠坠痛拒按，痛连眉棱，视物模糊，羞明流泪，舌红苔黄，脉弦数者，为肝胆火炽，多见于瞳神紧小、绿风内障等病。治宜清泻肝胆。瞳神紧小见瞳神缩小，黑睛后壁有灰白色细小或如羊脂状物附着，或黑睛之后或见血液沉积，或有黄液上冲，神水混浊，黄仁晦暗，纹理不清；绿风内障见眼痛如劈，黑睛呈雾状混浊，瞳神散大，瞳内呈淡绿色，眼珠变硬，甚至胀硬如石。

（2）起病较急或缓，抱轮红赤，眼珠胀闷而疼，常伴头重胸闷，肢节酸痛，肢节肿胀白睛结节，舌苔白厚或腻，脉濡数者，多为风湿热邪攻目，多见瞳神紧小、火疳等病。治宜祛风除湿清热。火疳见白睛局限性红赤，白睛结节，色较鲜红，周围有赤丝牵绊，黑睛透明。瞳神紧小视物昏矇，或黑花自见，神水混浊，黄仁纹理不清。

（二）中间葡萄膜炎

1. 诊断依据

（1）症状：自觉眼前黑影茫茫，或如蛛丝飘浮，或似蚊蝇飞舞等，随眼珠转动而动荡。

（2）体征

1）轻者不影响视力，重者视力可有不同程度减退。

2）前节检查所见：部分患者无前节炎症表现，也可出现黑睛内壁有白色尘状或羊脂状物附着，抱轮红赤，黄仁色暗，纹理模糊，瞳神缩小，展缩失灵。黄仁之瞳神缘易与其后之晶珠黏着。若用三面镜检查可见睫状体平坦部雪堤样改变。

3）检眼镜下可见神水内呈厚薄不等的白色雪球样或絮状、块状之弥漫性混浊，并可见到视网膜出血性病变、黄斑水肿等视衣炎症改变。

（3）眼局部特殊检查

1）双眼及附属器彩色多普勒超声检查：评价由葡萄膜炎引起的玻璃体混浊、增殖机化、视网膜脱离、脉络膜及球壁厚度等变化。

2）超声生物显微镜（UBM）：可见睫状体平坦部出现血堤样渗出物。

（4）全身性辅助检查：胸部 X 线片、血沉、类风湿因子、HLA-B27 抗原等检查有助于查找原因。

2. 类证鉴别

（1）眼前如蛛丝飘浮，或似蚊蝇飞舞等，为肝肾亏虚，见于瞳神紧小、云雾移睛、生理性飞蚊症，治宜滋补肝肾。生理性飞蚊症是由于玻璃体中胚胎残余细胞或血细胞行经视网膜血管时，投影在视细胞层所致，对视力无影响。由于残余细胞很小，用检眼镜不易查见混浊物，不属眼病。

（2）眼前黑花飞舞，视力缓降或急降，全身常见头晕耳鸣，心烦少寐，口燥咽干，舌红少苔，脉弦细数。为肝肾阴虚，虚火上炎，见于瞳神紧小、云雾移睛、血灌瞳神病。治宜滋养肝肾，清热泻火，血灌瞳神者兼以凉血，止血化瘀。

（三）后葡萄膜炎

1. 诊断依据

（1）症状：眼前似有阴影漂浮或有闪光感、视力减退或视物变形。

（2）体征

1）眼前段大多无改变，如炎症波及睫状体时，偶见少量角膜后沉着物。

2）玻璃体呈尘状或絮状混浊，由炎性细胞及渗出物进入玻璃体所致。

3）急性期眼底呈局灶性或弥漫性边界不清的黄白色渗出灶，病灶位于视网膜血管之下。晚期形成瘢痕病灶，眼底出现色素或脱色素区。

4）视网膜血管炎者，可出现血管鞘、闭塞和出血等。

5）可见黄斑水肿，甚至可发生渗出性视网膜脱离、增殖性视网膜病变和玻璃体积血。

（3）眼局部特殊检查

1）眼底荧光素血管造影：可见脉络膜视网膜屏障破坏，有明显的荧光素渗漏，后期视网膜呈普遍强荧光。

2）眼底吲哚青绿血管造影：有助于发现脉络膜新生血管、渗漏等。

3）光学相干断层成像技术：评价葡萄膜炎引起的视盘水肿、黄斑水肿、黄斑下脉络膜新生血管膜（CNV）形成、黄斑及网膜神经上皮脱离等。

4）双眼及附属器彩色多普勒超声检查：评价由葡萄膜炎引起的玻璃体混浊、增殖机化、视网膜脱离、脉络膜及球壁厚度等变化。

2. 类证鉴别

（1）初起眼无不适，或自觉眼前有蚊蝇飞舞、云雾飘动，继而一眼或双眼视力骤然下降，甚至失明，全身症可伴有头晕耳鸣，烦热口干，舌红少苔，脉弦细数，为虚火灼络，见于瞳神紧小、暴盲、血灌瞳神病。治宜滋阴清热为主，血灌瞳神、暴盲者兼以凉血，止血化瘀。

（2）本病尚需与视瞻有色相鉴别。视瞻有色是指外眼无异常，唯视物昏朦不清，中心有灰暗或棕黄色阴影遮挡，或视物变形的内障眼病。本病多见于青壮年男性，具有自限性，且病程绵长，易反复发作。眼底见黄斑区水肿环，视网膜下可见黄白色渗出物。

三、审析病因病机

（1）肝经风热或肝胆火邪攻目。

（2）外感风湿，郁久化热；或素体阳盛，内蕴热邪，复感风湿，致风湿与热搏结于内，必犯清窍。

（3）劳伤肝肾或病久伤阴，虚火上炎。

总之，气血为本，神水为目上润泽之水，神膏为目内包涵膏液，司滋养构成瞳神，真精为目中精汁，由肾胆所聚之精华构成瞳神，明鉴万物。神水、神膏、真睛均须气血滋养，诚所谓："血养水，水养膏，膏护瞳神，气为运用，神则维持。"气血失常，则精血不足，目窍失养。火热为标，葡萄膜炎的常见病因为外感六淫之邪，其中以风、湿、火最常见，它们多数兼夹为病，如风湿、风火、湿热等。风为六淫之首，善行数变，在本症，虹膜属肝，肝为风木之脏，主风，风气通于肝，所以容易招致风邪。且风能生火，火性炎上，因而风火每相夹为病。此外，湿热郁蒸或痰湿内蕴，湿热痰浊上扰目窍。肝火盛克脾土，则脾失运化而多见于湿热内蕴，浊气上泛。肝脾肾为枢，肝火盛灼伤神水而发病。疾病初期多见此种证型表现。肝火盛克脾土，则脾失运化而多见于湿热内蕴，如本病常伴有关节炎、湿疮等。瞳孔为水轮属肾，所以从脏腑主病来看，葡萄膜炎多与肝肾有关。肾为肝之母，子盗母气，久病缠绵不愈，正虚邪不盛，湿热之邪留而不去，暗耗精气，致真精亏损，肾虚水泛，水不涵木，肝阳上亢，虚火上炎。所以可以认为湿热内蕴、肝肾阴虚是本病的潜在传变之势。七情所伤，最易伤肝，导致肝气郁结、气火偏盛，这也是本病好发病因。故本病的病变与五脏、六腑皆有关，又以肝、脾、肾关系最为密切。

四、明确辨证要点

（一）辨虚实

早期、急性病例，如舌质红苔黄燥、黄腻，脉弦数或洪大的，为实证、热证；对久病、慢性病例，多为虚证或虚实夹杂之证，如舌红、脉细数为阴虚火旺，治以滋阴降火；舌淡、脉细弱为血虚或气虚，或气阴两虚，可分别予以补血、补气或益阴补气之剂。对陈旧病变，为提高视力，防止复发，皆以补虚为主。

（二）辨脏腑

本病的发病多因肝肾阴虚，火旺于上或病久伤阴，邪热未除，熏蒸灼伤黄仁所致。本病病变与五脏、六腑皆有关，又以肝、脾、肾的关系最为密切。虹膜为风轮属肝，瞳孔为水轮属肾，所以从脏腑主病来看，葡萄膜炎症多与肝肾有关。肾为先天之本，脾为后天之本，乙癸同源，肝肾之病，多波及脾。早期肝经风热，或肝胆湿热，上攻于目，症见发热恶风，头痛身痛或口苦咽干，烦躁不眠，便秘溺赤，口舌生疮；中期风湿热邪，流窜经络，上犯清窍，症见头晕身重，骨节酸痛、或小便不利，或短涩灼痛；晚期肝肾阴亏，虚火上炎，灼伤瞳神，或脾肾阳虚，精气难于上承，目失涵养，症见头晕耳鸣，口燥咽干，五心烦热，失眠多梦。此外，还应审其阴阳气血之偏虚，详加辨别，分清主次。

（三）辨阴阳

瞳神属肾主水，属阴，而瞳神内有神水充盈，故为实阴，此病又多因外感风热或火热内炽，燔灼黄仁，属强阳，强阳与实阴相搏，致瞳仁缩小发病。

（四）辨湿热

本病虽同属风湿热邪为患，其风热偏重者，往往发病较急，眼症表现较剧；热邪不盛，风湿偏重者，一般发病迟缓，眼部赤痛诸症时轻时重，易反复发作，黄仁晦暗，瞳神多偏缺不圆。

五、确立治疗方略

本病治疗方案中强调祖国医学之整体观念，通过望闻问切，四诊合参，辨证施治，使其在治疗上具有其独特性，急性期以实证、湿证、热证为主，病变多责之于肝。实证常用疏风清热、清泻肝胆、祛风除湿、活血化瘀等法；虚证一般多从滋养肝肾、补血益精着手；虚实夹杂证则需补虚泻实，以滋阴降火、健脾利湿、益气活血等法。慢性期或反复发作者则以阴虚为主，多为肝脾肾同病。在急性期与慢性期均伴有不同程度之血脉瘀阻征象。在立法处方时，须注意兼顾血瘀，随证型变化而酌加祛瘀之品，标本兼治，以提高疗效。另外，葡萄膜炎是一类复杂的疾病，以辨证的思维去认识和治疗葡萄膜炎之类的疾病可以从总体上把握此类疾病的本质，也可以正确指导葡萄膜炎的治疗。

六、辨证论治

1. 肝经风热证

（1）抓主症：起病急骤，视物模糊，羞明流泪，眼珠坠痛、抱轮红赤，角膜后壁附有炎性渗出物，神水混浊，黄仁晦暗，纹理不清，瞳神缩小；或见玻璃体混浊呈点状、絮状或团块状；眼底可无明显异常，或有视神经乳头轻度充血，或者仅见黄斑区暗红，有渗出物及色素沉着，小血管弯曲，中心凹反光不清等病变。

（2）察次症：全身症可见头痛发热，口干。

（3）审舌脉：舌红，舌苔薄白或薄黄，脉浮数。

（4）择治法：祛风散邪，清泻肝胆。

（5）选方用药思路：本证多见于前葡萄膜炎急性期，风热交攻，邪循肝经上壅于目，故眼痛视昏，羞明流泪，抱轮红赤。热邪煎熬致神水变混。黄仁属肝，其色晦暗，纹理不清，瞳神紧小，皆因肝经风热上攻，血随邪壅，黄仁肿胀纵弛，展而不缩所致。应选用新制柴连汤（《眼科纂要》）。方中以柴胡、荆芥、防风、蔓荆子疏风清热散邪；龙胆草、黄连、黄芩清肝泻热；赤芍、栀子清热凉血，活血止痛；甘草清热和中。诸药合用，共奏疏风散邪、清肝泻热、退赤止痛之功。研究表明新制柴连汤具有增强患者机体免疫功能的作用。

（6）据兼症化裁：若头痛发热，口干舌红较甚者，加车前子、黄菊、半边莲、生地入药，加强清肝疏解功效。

（7）据变证转方：若睫状充血明显，眼痛严重，加生地、丹皮以凉血；若目珠赤痛较甚，可选加生地、丹皮、丹参、茺蔚子发挥凉血活血，增强退赤止痛的作用；若前房积脓者，加石膏、知母以清阳明胃火。

2. 肝胆火炽证

（1）抓主症：头目剧痛、瞳神甚小，黄仁肿胀，珠痛拒按，痛连眉棱、颞颥，抱轮红甚，神水混浊，黑睛之后或见血液沉积，或有黄液上冲；或见玻璃体混浊呈点状、絮状或团块状；眼底可无明显异常，或有视神经乳头轻度充血，或者仅见黄斑区暗红，有渗出物及色素沉着，小血管弯曲，中心凹反光不清等病变。

（2）察次症：全身症多有口苦咽干，烦躁易怒，恶心，呕吐。

（3）审舌脉：舌红苔黄，脉弦数。

（4）择治法：祛风散邪，清泻肝胆。

（5）选方用药思路：目为肝窍，眉棱、颞颥分属肝、胆，肝胆实火上攻，热盛血壅，故珠痛拒按，痛连眉棱、颞颥，抱轮红甚。神水受灼，遂变混浊，或为黄液上冲。若火入血络，逼血外溢，则黑睛之后可见血液沉积。口干苦，烦躁易怒，舌红苔黄，脉弦数等全身症，亦由肝胆火炽所致，应选用龙胆泻肝汤（《医方集解》）。方中龙胆草既能清利肝胆实火，又能清利肝经湿热；泽泻、车前子、木通清利湿热，引火下行；黄芩、栀子苦寒泻火，燥湿清热；生地黄、当归养血滋阴；柴胡舒畅肝经之气，引诸药归肝经；甘草调和诸药。诸药合用，共奏清泻肝胆之火之功。

（6）据兼症化裁：若大便秘结，加芒硝、大黄以通便泻火。若口苦、头重痛、苔黄而腻者，可加茵陈、石菖蒲。

（7）据变证转方：若眼赤痛较甚，或黑睛之后有血液沉积，可选加丹皮、赤芍、蒲黄以凉血活血或止血。

3. 风热夹湿证

（1）抓主症：发病或急或缓，瞳神紧小或偏缺不圆，目赤痛，眉棱、颞颥闷痛，视物昏朦，或黑花自见，神水混浊，黄仁纹理不清；或见玻璃体有尘状或点状混浊；眼底可无明显异常，或见视网膜、脉络膜有边界模糊之黄白色渗出斑，或仅见黄斑区水肿、渗出，中心凹反光不清等。眼症常缠绵不愈。

（2）察次症：全身症可见头重胸闷，肢节酸痛。

（3）审舌脉：舌苔黄腻，脉弦数或濡数。

（4）择治法：祛风清热除湿。

（5）选方用药思路：风湿与热相搏，阻滞于中，清阳不升，湿浊上泛，故致目赤痛，头昏重，眉棱、颞颥闷痛，视物昏朦，黑花自见。湿热上蒸神水，则神水黏浊；熏蒸黄仁，则黄仁肿胀，纹理不清，展而不缩；黄仁瞳神缘与晶珠黏着，则偏缺不圆。全身所见之胸脘满闷，肢节酸痛，舌红苔黄腻，脉弦数或濡数等，均由风湿热邪所致，应选用抑阳酒连散（《原机启微》）。方中独活、羌活、防己、白芷、防风、蔓荆子祛风除湿；黄连、黄芩、栀子、黄柏、寒水石清热泻火；黄芩、黄连用酒制，可引导诸药直达病所；生地、知母滋阴抑阳；甘草和中，调和诸药，共奏祛风除湿、清热抑阳之功。

（6）据兼症化裁：若胸脘痞闷，加厚朴、薏苡仁、茯苓；若关节红肿疼痛加忍冬藤、桑枝。

（7）据变证转方：若用于风湿偏盛，热邪不重，脘闷苔腻者，宜减去知母、黄柏、寒水石等寒凉泻火药物，酌加厚朴、白豆蔻、茯苓、薏苡仁宽中利湿，或改用三仁汤加减。若角膜后 KP 日久不消，伴纳差、乏力，加党参、白术、茯苓。

4. 阴虚火旺证

（1）抓主症：以患病日久，反复发作，眼内干涩，视物昏朦，睫状充血较轻，角膜后 KP 不消退，玻璃体混浊，或眼动时玻璃体动荡明显；眼底可无明显异常，或见脉络膜视网膜病灶色素沉着，病变比较陈旧，或夹杂新的渗出斑，或黄斑区轻度水肿，有渗出物及色素沉着。

（2）察次症：心烦失眠，五心烦热，口燥咽干。

（3）审舌脉：舌红少苔、脉细数。

（4）择治法：滋阴降火。

（5）选方用药思路：本证多见于病势较缓或病至后期，眼症时轻时重及反复发作等，属正虚而邪不盛，正邪相搏，互有进退的表现。因素体阴虚或病久肝肾阴亏，阴精不能上濡于目，以致眼干涩不适，视物昏花，瞳神干缺。火炎于上，故目赤头晕。火扰心神则失眠。阴虚水不制火，故五心烦热，口燥咽干，舌红少苔，脉细数，应选用知柏地黄汤（《医宗金鉴》）。方中以六味地黄丸为基础，滋养肝肾之阴，壮水制火；知母、黄柏增强滋阴清热的作用。

（6）据兼症化裁：若头痛发热，口干舌红较甚者，加车前子、黄菊、半边莲、生地入药，加强清肝疏解功效。

（7）据变证转方：若眼内干涩较甚，口干不欲饮，加石斛、玉竹、菊花。角膜后 KP 日久不消，伴纳差、乏力，加党参、白术、茯苓。

七、外治法

（1）睫状肌麻痹：眼前段炎症明显的要行散瞳治疗，如球结膜下注射等。

（2）激光光凝：在缓解期对视网膜缺血坏死、萎缩部位做激光光凝，防治视网膜脱离及增殖性病变的发生。

（3）玻璃体手术：对视网膜脱离或玻璃体混浊有牵引形成时应进行玻璃体手术治疗。

八、中成药选用

（1）龙胆泻肝丸：适用于肝胆风热证。组成：龙胆、柴胡、黄芩、栀子（炒）、泽泻、木通、车前子（盐炒）、当归（酒炒）、地黄、炙甘草。用法：口服。每次1~2丸，每日2次。

（2）开光复明丸：适用于肝胆风热证。组成：栀子、黄连、黄芩、黄柏、大黄、泽泻、玄参、红花、龙胆、赤芍、当归、菊花、防风、生地、石决明、蒺藜、羚羊角粉、冰片。用法：口服。每次1~2丸，每日2次。

（3）熊胆丸：适用于肝胆风热证。组成：龙胆、泽泻、地黄、当归、栀子、菊花、车前子、决明子、柴胡、防风、黄芩、木贼、黄连粉、薄荷脑、大黄、冰片、熊胆，辅料为淀粉。用法：口服。每次4粒，每日2次。

（4）黄连羊肝丸：适用于肝胆风热证。组成：黄连、胡黄连、黄芩、黄柏、龙胆、柴胡、青皮（醋炒）、木贼、密蒙花、莞蔚子、决明子（炒）、石决明（煅）、夜明砂、鲜羊肝。用法：口服。每次1丸，每日1~2次。

（5）防风通圣丸：适用于风湿化火证。组成：防风、荆芥穗、薄荷、麻黄、大黄、芒硝、栀子、滑石、桔梗、石膏、川芎、当归、白芍、黄芩、连翘、甘草、白术（炒）。包衣辅料为滑石粉。用法：口服。每次1袋（6g），每日2次。

（6）知柏地黄丸：适用于阴虚火旺证。组成：知母、熟地黄、黄柏、山茱萸（制）、山药、牡丹皮、茯苓、泽泻。用法：口服。每次1丸，每日2~3次。

（7）石斛明目丸：适用于阴虚火旺证。组成：石斛、熟地黄、枸杞子、决明子（炒）、青葙子、蒺藜（去刺盐炙）、人参、天冬、菊花、黄连等。用法：口服。每次6g，每日2次。

（8）石斛夜光颗粒：适用于阴虚火旺证。组成：石斛、熟地黄、枸杞子、菟丝子、牛膝、菊花、蒺藜（盐炒）、青葙子、决明子、水牛角浓缩粉、羚羊角、甘草、人参、山药、茯苓、肉苁蓉、地黄、五味子、天冬、麦冬、苦杏仁、防风、川芎、枳壳（炒）、黄连。用法：用开水冲服，每次2.5g，每日2次。

（9）丹红化瘀口服液：适用于痰瘀互结证。组成：丹参、当归、川芎、桃仁、红花、柴胡、枳壳。用法：口服，每次1~2支，每日3次，用时摇匀。

（10）血府逐瘀口服液：适用于痰瘀互结证。组成：桃仁、红花、当归、川芎、地黄、赤芍、牛膝、柴胡、枳壳、桔梗、甘草。用法：口服，每次1支，每日3次，或遵医嘱。

（11）二陈丸：适用于痰瘀互结证。组成：陈皮、半夏、茯苓、甘草。用法：口服，每次9~15g，每日2次。

（12）杞菊地黄丸：适用于肝肾阴虚证。组成：枸杞子、菊花、熟地黄、酒萸肉、牡丹皮、山药、茯苓、泽泻。辅料为蜂蜜。用法：口服，大蜜丸每次1丸，每日2次。

九、单方验方

（1）石决明散（出自《中医眼科临床经验》）：石决明25g（先煎），草决明25g，青葙子

18g，赤芍 15g，荆芥 10g，麦冬 15g，木贼 15g，栀子 10g，蒲公英 25g。可以治疗瞳神紧小初期抱轮赤轻、神水微浑、黑睛内壁白色附着物不多。

（2）犀角地黄汤（出自《中医眼科临床经验》）：犀角（水牛角代）3g（先煎），生地 15g，丹皮 12g，白芍 15g，蒲公英 25g，败酱草 25g。可以治瞳神紧小，热在血分，白睛血丝紫红，黄膜上冲，其色深黄，眼痛甚，头痛欲裂，或血灌瞳神。

（3）通血丸（出自医学药典《世医得效方》）：生地 10g，赤芍 10g，生甘草 5g，川芎 10g，防风 10g，荆芥 10g，当归 10g，龙胆草 10g，蒲公英 10g，黄芩 15g，柴胡 10g，谷精草 5g。可以治疗白内障摘除人工晶体植入术引起的葡萄膜反应。症见肝郁气闭，以致血灌瞳仁，痛如锥刺，眼无瞬膜，视物不明者。

（4）独活寄生汤（出自《实用中医眼科学》）：独活 10g，桑寄生 10g，杜仲 10g，牛膝 10g，细辛 3g，秦艽 10g，茯苓 10g，肉桂 3g，防风 10g，川芎 10g，甘草 6g，当归 10g，芍药 12g，熟地黄 12g。可以治疗病久，耗气伤血，正气不足又易感外邪，引起反复。症见病势趋缓，赤痛减轻，仍感眼酸痛，不能久视，口燥咽干或肢困乏力。

（5）葡明汤（出自《辽宁中医杂志》）：枸杞子、楮实子、玄参、蛇床子、石斛、生地、当归、黄芪、金银花、桔梗等，本方针对病因病机补肝肾、益气血为主，滋阴清热、凉血为辅。方中枸杞子、楮实子滋补肝肾，精血得生为君药；当归、黄芪助君药补益气血为臣；石斛、生地养阴清热；玄参、金银花、蛇床子清热凉血为佐；桔梗为使，引药上行。

（6）苍术白虎汤加减（出自《湖北中医杂志·陆绵绵治疗葡萄膜炎的经验》）：生石膏 20g，薏苡仁 20g，知母 10g，苍术 10g，猪苓 10g，茯苓 10g，葛根 10g，益母草 15g，黄连 3g，生甘草 3g，黄芩 6g。可以治视物模糊，视力下降，角膜后有沉着物（KP），或前房积脓、或渗出，兼胸闷烦热，口渴，舌质红，苔黄微腻。

（7）三黄二陈汤加减（出自《湖北中医杂志·陆绵绵治疗葡萄膜炎的经验》）：黄连 3g，蔻仁 3g，黄芩 6g，川朴花 6g，陈皮 10g，法半夏 10g，地肤子 10g，汉防己 10g，焦楂曲各 10g，车前子 15g（包），用于治疗患者视物模糊，前房有纤维素性渗出或角膜后有羊脂状 KP，或病情反复发作，口干，舌苔腻。

十、中医特色技术

1. 中药熏洗

（1）中成药熏药治疗：利用超声波原理将中成药物（炎琥宁、喜炎平、清开灵等）震荡细小颗粒，便于角膜及虹膜吸收，每日 1 次，一般 10～15 次为 1 个疗程，疗程之间休息 3～5 日。

（2）中药汤剂局部熏洗。

2. 中药眼部电离子导入

中药眼部电离子导入指药物以一定的速度通过完整的皮肤在组织内被吸收进入血液循环从而产生药效的一类制剂和方法。根据患者病情需要，给予活血化瘀中药制剂，如苦碟子注射液、银杏叶提取物注射液、川芎嗪注射液、丹参注射液等行眼部中药电离子导入。通过皮肤给药达到治疗局部和全身疾病。方法：患者取卧位，将纱布和衬垫用药液浸湿，放置于眼部，将布套浸湿，罩住电极板放在衬垫上，再覆盖上塑料布，用纱布、绷带妥善固定。开启输出程序，手控模式进行控制，根据病情、年龄调节机器工作状态、方式、时间、强度和热度等。治疗过程中，随时根据患者的反应及时调解电流量，治疗的时间一般为 20 分钟。

3. 针刺治疗

针刺具有清肝泻火、扶正祛邪、疏通气血、调节免疫等作用，运用补泻原则，急性期针刺穴位主要以具有清热、泻肝火穴位为主，行针手法上多用泻法。慢性期针刺穴位主要以具有补益正气穴位为主，行针手法上多用补法，长期疗效观察，对虹膜睫状体炎有一定治疗作用。虹膜睫状体炎在急性期与慢性期均伴有不同程度之血脉瘀阻征象。传统针灸理论中的经脉气血运行、营卫循环、脉气流经等概念，实际也是中医对人体气血运行规律的一种表达，与西医的血液循环，气血交换之间有很多相通、相似之处。故在针刺治疗过程中应重视局部及远端取穴，改善血液循环，从而加强疗效。

十一、预防调护

（1）重视体育锻炼，增强体质，避免过度劳累，防止感冒。
（2）眼部有不适感或眼痛时应及时到医院眼科就诊。
（3）注意合理和正确使用糖皮质激素及皮质激素滴眼液。
（4）注意清淡饮食，忌食辛辣刺激性食物。

十二、各家发挥

（一）从肝论治

清代名医叶天士在《临证指南医案·肝风》中曰："肝为风木之脏，因为相火内寄，体阴而用阳，其性刚，主动主升。"七情所伤，最易伤肝，肝气郁结，郁而化火，气火偏盛。虹膜属肝，肝为风木之脏，肝主风，风气通于肝，所以容易招致风邪。病变多责之于肝，因风热外侵，内侵于肝，循经上犯，黄仁受灼，或因肝胆湿热蕴结，交蒸上犯清窍，或风湿入侵，流连关节，流窜经络，与热相结上扰目窍，治疗以清热泻火、祛火除湿为主。

孙河根据 40 多年的临床经验，发现"肝胆火炽证型居多"。运用祖国医学的清泻肝胆法（自拟方——双连明目饮）治疗葡萄膜炎，疗效显著，双连明目饮是以《医宗金鉴》经方化坚二陈丸为基础方加减而成，药物为半枝莲、黄连、半夏、陈皮、茯苓、僵蚕、甘草，具有降火化湿、疏肝利胆、清肝明目之功，药少而力专。临证时加减化裁，疗效确切。

（二）刘静霞临床经验

刘静霞基于多年临床实践经验对葡萄膜炎提出了"多因热、湿、毒、瘀、阴虚为患"的中医病因病机理论，并根据中医药传统理论和现代药理研究成果，总结出经验方"复方目炎宁"，基本方药有水牛角、连翘、黄芩、黄柏、白花蛇舌草、赤芍、桃仁、知母、黄精等，诸药相伍，使热湿毒瘀皆祛，标本兼顾，脏腑兼治，祛邪而不伤正。本方具有清热化湿、解毒行瘀、扶正祛邪之功。临床中，采用复方目炎宁随证加减，灵活运用中西医结合方法治疗各种葡萄膜炎，提高了临床综合疗效和远期疗效，对东北地区的复发性葡萄膜炎患者取得了显著的临床疗效。急性期侧重凉血解毒散瘀，前房有纤维素性渗出，苔腻者，加陈皮、半夏；前房积脓加大黄；中晚期可酌加滋阴降火行瘀之品，如生地黄、地骨皮、茺蔚子等；恢复期则宜滋养肝肾，扶正祛邪，可合用杞菊地黄汤化裁加减。通过临床实验研究表明，中药复方目炎宁具有双向调节免疫，降低急性时相蛋白，调控炎症介质释放的功效，能够有效提高前葡萄膜炎患者的视功能，控制眼部炎症反应，消除局部和全身症状体征，联合激素治疗复发性葡萄膜炎疗效确切，可增强激素治疗作用，减免其毒副作用，缩短疗程，提高远期疗效，降低复发率，与单纯西药治疗比较具有明显优势，对白塞病、Vogt-小柳原田综合征等全身系统疾病导致的葡萄膜炎同样具有显著疗效。

（三）从湿热论治

此类医家认为，六淫中，以风、湿、火三因为多见，它们多数兼夹为病，如风火（热）、风湿、湿热等。风为六淫之首，善行而数变，在本病，虹膜属肝，肝为风木之脏，肝主风，风气通于肝，所以容易招致风邪。且风能生火，火性炎上，因而风火常相夹而为病。在于湿，湿郁化热，合并风邪，多见风湿与湿热，导致黄仁被灼而瞳孔紧小，邪热煎熬而神水混浊，伴有关节炎、黄疸、湿疮等病者多由这些病因引起。

（四）陆南山——从"湿热"论治

陆南山在治疗前葡萄膜炎时通过应用现代检查仪器，对病变的观察更为直接和客观，形成以局部辨证为主，结合全身辨证的理论。其认为房水混浊应归为热证，观察全身症状区分虚热还是实热。角膜后壁沉着物为炎性渗出物，应为痰湿。故本病水湿为本，得热为痰，病机为湿热痰。根据局部与全身辨证判断三者中的偏盛，需辨证准确，用药得当。

（五）庞赞襄——滋阴降火法治疗前葡萄膜炎

庞赞襄中医治疗前葡萄膜炎以滋阴降火法为主，认为葡萄膜为血管分布密集的区域，中医称"脉络"，属血分病变。体质较好者，病属外感六淫病邪直接侵入营血所致；脏腑偏盛者系火从内生，或久郁化火，上炎于脉络。病之初起风轮混浊，神水黏腻，黄仁污秽，抱轮暗红，为湿热；泪痛胞肿如风，风邪入里化热，湿热不解，蕴而成脓，表现为血分热毒。伤及阴津则见阴虚血热证候。"壮水之主，以制阳光"，以滋阴降火为法。

（六）祁宝玉诊治经验

祁宝玉认为在本病急性期，常因风湿与热邪相搏，湿热蒸灼神水及黄仁，故其治当祛风除湿清热，可用抑阳酒连散为基础方，再辅以辨病论治。抑阳酒连散出自《原机启微》，由生地黄、独活、黄柏、防风、知母、蔓荆子、前胡、羌活、白芷、生甘草、黄芩、寒水石、栀子、黄连、防己组成，原方系治素体阴虚，加之风湿夹热，循经上行伤于黄仁瞳神紧小者，即"强阳转实阴"之病，其治法当为抑阳缓阴之法，故方名为抑阳酒连散。葡萄膜炎若失治误治，常迁延不愈，进入慢性期。祁老认为若炎症明显消退，则可去苦寒药物，酌加补气滋阴软坚之品，如玄参、石斛、生黄芪、浙贝母、夏枯草、天花粉等；若肝肾阴虚、虚火上炎，可治以滋阴降火，方用知柏地黄丸加减；正气虚衰，脾肾阳虚者，治以温中扶阳，方用附子理中汤加减。

（张丹丹）

第八章 青 光 眼

　　青光眼是以视力障碍和视野缺损为共同特征，以病理性眼内压增高为主证的眼病。其最典型和突出的表现是视神经乳头萎缩和视野的特征性缺损。青光眼是高致盲眼病。青光眼分为原发性青光眼、继发性青光眼和先天性青光眼。本章我们主要阐述的是原发性青光眼，包括闭角型青光眼和开角型青光眼。

　　原发性青光眼类似中医学的五风内障：绿风内障、青风内障、黑风内障、黄风内障、乌风内障。本章阐述绿风内障，青风内障。

第一节　原发性闭角型青光眼

　　原发性房角关闭所导致的急性或慢性眼压升高，伴有或不伴有青光眼性视盘改变和视野损害称为原发性闭角型青光眼。根据临床表现可分为急性和慢性两种类型，属于中医学"绿风内障"范畴。

一、临床诊断要点与鉴别诊断

　　（一）诊断要点

1. 急性闭角型青光眼的诊断要点

　　眼胀、眼痛、虹视、视力减退、同侧偏头痛及眼眶和鼻根部胀痛等典型症状，伴有眼前节改变，如结膜充血，角膜上皮水肿，前房浅及瞳孔半开大，眼压升高，房角关闭等。

　　急性闭角型青光眼的临床分期（2014年《我国原发性青光眼诊断和治疗专家共识》）：

　　（1）临床前期：具有浅前房、窄房角、短眼轴的解剖结构特点。该眼尚未发生青光眼，而另一眼有急性闭角型青光眼发作病史；或有明确的闭角型青光眼家族史；暗室及俯卧试验阳性，是为临床前期，有急性发作的潜在危险。

　　（2）先兆期：在精神刺激、或情绪波动、或过度劳累后，特别是较长时间在暗环境中或近距离阅读后，有眼胀、头痛、鼻根发酸、虹视等现象，眼压在30～50mmHg，发作间隔逐渐频繁。最后可导致急性发作。

　　（3）急性期

　　1）发作前多有精神刺激、或情绪波动、或过度劳累等诱因，或较长时间在暗环境中或近距离阅读后，突发性剧烈眼胀痛、反射性头痛、恶性呕吐等。

2）视力急剧下降，以至无光感，或伴有虹视。

3）眼压突然升高，眼压可达 40mmHg 以上，严重者可达 100mmHg 以上。

4）球结膜睫状充血或混合性充血，严重者合并结膜及眼睑水肿。

5）角膜毛玻璃样水肿，大泡性改变，失去正常透明而光滑的表面。

6）瞳孔对光反应消失，瞳孔散大。

7）虹膜节段性萎缩。

（4）缓解期：此期诊断很重要，眼压虽属正常，局部无充血，但青光眼没有治愈，仍有再发可能，其诊断要点：

1）有急性发作史，常有 1～2 次典型发作，经治疗或休息后缓解。

2）或角膜轻度水肿。

3）瞳孔对光反应迟钝或消失。

4）急性发作后，前房角都会遗留一些虹膜周边前粘连及色素残留，青光眼三联征（角膜后色素沉着；虹膜有节段性萎缩及色素脱失；晶状体前囊下点片状灰白色混浊）部分或全部出现。

5）眼压波动或正常。

（5）慢性期

1）由急性发作期转变而来，眼压呈中度持续性升高，自觉症状较轻。

2）房角广泛粘连关闭。

3）眼底有视杯扩大，盘沿变窄，视野缺损，视神经纤维层变薄，视力逐渐下降。

4）青光眼三联征出现。

（6）绝对期：急性发作后视力完全丧失，眼压持续升高，因长时间高眼压，眼组织发生一系列变性改变，瞳孔散大，晶体混浊，虹膜新生血管，眼内出血，视神经纤维层薄变显著。

2. 慢性闭角型青光眼的诊断要点

（1）具备发生闭角型青光眼的眼部解剖特征（浅前房、窄房角、短眼轴）。

（2）有反复轻度至中度眼压升高的症状或无症状。

（3）房角狭窄，高眼压状态下房角关闭。

（4）进展期至晚期可见类似原发性开角型青光眼视盘及视野损害。

（5）眼前段不存在急性高眼压造成的缺血性损害体征。

（二）鉴别诊断

1. 闭角型青光眼急性发作期与急性虹膜睫状体炎

闭角型青光眼在急性发作时，有典型表现者，其诊断并不困难，但如果表现不够典型，检查又不细致，常把青光眼的急性发作误诊为虹膜睫状体炎。两者均有眼痛、头痛、白睛红赤的特点，而两者的治疗完全相反，如诊断错误，治疗不当，可造成严重后果，故应注意鉴别。

主要鉴别点是前房深度、瞳孔、眼压。闭角型青光眼前房浅，瞳孔散大，眼压升高；而急性虹膜睫状体炎前房深度正常，瞳孔缩小，或有后粘连，瞳孔呈不规则形，眼压正常或偏低。此外，急性虹膜睫状体炎角膜内皮有较多灰白色沉着物，房水混浊，闪辉征阳性；而急性闭角型青光眼，角膜内皮可有少量色素性沉着物，角膜水肿及大泡性病变。

2. 慢性闭角型青光眼与窄角性开角型青光眼

两者均中央前房变浅，房角狭窄。

（1）两者均可眼压升高，若高眼压状态下房角关闭则为慢性闭角型青光眼；若房角虽然狭窄但高眼压下完全开放，又有视野缺损及视神经的损害，则为窄角性开角型青光眼。

（2）房角检查或超声生物显微镜房角检查有助于鉴别诊断。慢性闭角型青光眼有房角关闭，而窄角性开角型青光眼房角虽窄但不会关闭。

3. 全身其他系统疾病

因闭角型青光眼急性发作时，或因剧烈头痛、恶心、呕吐而忽视了眼部检查，以致把青光眼误诊为内科疾病，如脑血管疾病或胃肠系统疾病，忽略了眼部的检查而延误青光眼的治疗，造成严重后果甚至失明。应详细询问病史，想到可能是青光眼，只要做必要的眼部检查，不难做出正确诊断。

（1）急性闭角型青光眼与胃痉挛：大多闭角型青光眼急性发作和内科疾病的胃痉挛均有恶心呕吐的症状，胃痉挛胃痛剧烈，首选阿托品解除痉挛。而闭角型青光眼会有明显的视力障碍、眼胀、头痛等，绝对禁用阿托品，否则会引起瞳孔散大，眼压更高，要用毛果芸香碱缩瞳，拉开房角，降低眼压。

（2）急性闭角型青光眼与脑血管病：两种疾病均可有头痛、恶心呕吐、或伴有视力障碍。脑血管疾病球结膜不充血，没有角膜水肿，眼压正常；急性闭角型青光眼眼压显著升高，球结膜睫状或混合性充血，角膜水肿。

二、中医辨病诊断

（一）诊断依据（急性发作期）

（1）发病急骤，眼珠胀痛欲脱，头痛如劈，常伴同侧头痛，全身有恶心呕吐或发热恶寒等症状。

（2）视力骤降，严重者仅有指数或光感，或伴虹视。

（3）白睛抱轮红赤或混赤，黑睛呈雾状混浊。

（4）前房浅，房角闭塞。

（5）瞳神散大，展缩失灵，瞳色呈青绿色。

（6）眼珠胀硬，甚至胀硬如石。眼压急剧升高（40mmHg 以上，甚至 100mmHg 以上）。

（二）类证鉴别

白睛暴赤是绿风内障（急性闭角型青光眼急性期）较典型的眼症。同样也有这种症状的眼病有天行赤眼（流行性出血性结膜炎）、瞳神紧小（急性虹膜睫状体炎），需进行鉴别（表 8-1）。

表 8-1　绿风内障与瞳神紧小、天行赤眼的鉴别诊断

鉴别要点	绿风内障	瞳神紧小	天行赤眼
病史	或有家族史；每因情志刺激或劳累而发	与风湿、痹证、历节风等全身病有关	有感冒史，有流行病史或接触史
眼痛	眼胀痛欲脱，头痛如劈	患眼坠痛，痛连眉骨	患眼灼热疼痛，或痛痒交作，碜涩不适
视觉	视力骤降，甚至仅存光感，虹视	或有视力减退	视力正常，一过性虹视

续表

鉴别要点	绿风内障	瞳神紧小	天行赤眼
白睛	抱轮红赤或白睛混赤	抱轮红赤或白睛混赤	白睛红赤
黑睛	雾状混浊	黑睛内皮有灰白色沉着物	透明，或黑睛表层生星翳
前房	浅，或房水混浊	正常，房水混浊	正常
黄仁	晦暗，纹理不清	纹理不清，或后粘连	正常
瞳神	散大，展缩失灵，瞳色呈淡绿	紧小或干缺不圆，甚至闭锁或为白膜封闭	正常
眼珠硬度	变硬如石	正常或偏低	正常
他症	恶心、呕吐	或头痛、或关节痛	无

三、审析病因病机

（1）肝胆火邪亢盛，热极生风，风火攻目。

（2）情志过伤，肝失疏泄，气机郁滞，化火上逆。

（3）脾湿生痰，痰郁化热生风，肝风痰火，流窜经络，上扰清窍。

（4）劳神过度，真阴暗耗，水不制火，火炎于目或水不涵木，肝阳失制，亢而生风，风阳上扰目窍。

（5）肝胃虚寒，饮邪上逆。

绿风内障是五风内障之一，古人以"风"命名，说明其变化迅速，来势急骤，症状剧烈，且严重害目，是眼科疾病中不可逆性的高致盲眼病。肝失疏泄在病理机制中是关键的环节。肝主疏泄，在调畅人体气机中有重要作用，肝开窍于目，只有肝气的充和条达，眼才能辨色视物。肝失疏泄，可直接影响肝的生理功能；又会横逆克脾，造成脾失健运，痰热上扰；肝失疏泄，郁久化火，又可耗血伤阴，造成真阴暗耗，风阳上扰于目窍；肝失疏泄，气机不畅，阻遏阳气的升发，造成肝胃虚寒，饮邪上逆。

四、明确辨证要点

（一）辨脏腑

本病的病理机制是肝失疏泄，造成肝胆火炽；或横逆克脾，造成脾失健运，痰热上扰；或化火耗血伤阴，风阳上扰，致目中玄府闭塞；或阻遏阳气生发，肝胃虚寒，饮邪上逆。

（1）眼部症状伴有烦躁、口苦、口干、胁痛，舌红苔白厚，脉弦者，病位在肝胆，为肝胆火炽。

（2）眼部症状伴体型偏胖、头重如裹、动辄眩晕，舌红胖大齿痕，苔黄，脉弦滑，病位在脾，为脾失健运，痰热上扰。

（3）眼部症状伴有口干、身热面赤、眩晕、便秘，舌红苔黄，脉弦细数，病位在肝肾，为阴虚阳亢，风阳上扰。

（4）眼部症状伴有巅顶头痛、四肢厥逆、呕吐痰涎，舌苔白滑，脉弦，病位在肝胃，为肝胃虚寒，饮邪上逆。

（二）辨虚实

本病有实证，或由实致虚，或虚实夹杂之证。由于肝失疏泄，致肝胆火炽，上扰清窍，为实热证；肝失疏泄，横逆克脾，导致脾失健运，痰浊中阻，郁久化热，痰热上扰，为湿热证，也属实证；肝失疏泄，肝郁化火，耗血伤阴，致肝肾阴虚，阴不制阳，风阳上扰，此为本虚标实之证；肝失疏泄，气机不畅，阻遏阳气生发，致肝胃虚寒，饮邪上逆，为真实假虚证，此证并不是阳气虚，而是由于肝调畅气机失司，致阳气不能升发、散布、温煦。临证时，要辨明虚实，以求其本。

（三）辨瞳神

此处瞳神指瞳孔。本病在高眼压作用下，瞳孔多为散大不收，瞳孔是否能够缩回，对病的转归及预后有重要意义。如《证治准绳·杂病·七窍门》对瞳神散大就强调："病既急者，以收瞳神为先。瞳神但得收复，目即有生意。"瞳孔的回缩，可有效控制眼压。因此，临证时，要注意瞳孔的状态，积极内外兼治，回缩瞳孔。

五、确立治疗方略

青光眼的治疗由两部分组成，缺一不可，即视神经保护与控制眼压。

绿风内障是眼科急症，眼压急剧升高，若不能迅速控制眼压，解除肝郁，则会严重损毁视功能，甚至导致不可逆性失明。病既急者，当标本兼治，中西医结合，内外兼用，辨证准确，精准治疗。当急性期过后，应以调养为主，疏肝调肝养肝、益气养阴、健脾和胃、通窍明目。

六、辨证论治

1. 肝胆火炽证

（1）抓主症：发病急剧，头痛如劈，眼珠胀痛欲脱，连及目眶，视力急降，抱轮红赤或白睛混赤浮肿，黑睛呈雾状混浊，前房极浅，瞳神散大，展缩不灵，瞳内呈淡绿色，眼珠变硬，甚至胀硬如石。

（2）察次症：情志不舒，胸闷嗳气，恶心呕吐，口干口苦，耳鸣，胁痛，便秘等。

（3）审舌脉：舌红苔黄，脉弦数。

（4）择治法：疏肝清热，通窍明目。

（5）选方用药思路：本证是由于肝郁气滞，郁久化火，或暴怒伤肝，致肝胆火炽，气机不畅，经脉不利，致目中玄府闭塞。故选用丹栀逍遥散（《内科摘要》）。本方以柴胡为主药疏肝解郁；牡丹皮、栀子清肝泻火；当归、白芍养血柔肝；白术、茯苓、甘草、生姜理脾渗湿，和胃止呕；薄荷辅助主药，疏散条达肝气。

（6）据兼症化裁：眼胀痛，头痛剧烈者，酌加川芎、郁金、龙胆草、车前草疏肝解郁，调畅气机，行气祛风止痛；胸闷胁肋胀甚者，加枳壳、香附疏肝理气；口干、口苦、便秘甚者，加生地、玄参滋阴清热，润肠通便。

2. 痰热上扰证

（1）抓主症：发病急剧，头痛如劈，眼珠胀痛欲脱，连及目眶，视力急降，抱轮红赤或白睛混赤浮肿，黑睛呈雾状混浊，前房极浅，瞳神散大，展缩不灵，瞳内呈淡绿色，眼珠变硬，甚至胀硬如石。

（2）察次症：体型偏胖，身热面赤，头重如裹，动辄眩晕，恶心呕吐。

（3）审舌脉：舌红胖大齿痕，苔黄腻，脉弦滑数。

（4）择治法：疏肝理脾，降火逐痰。

（5）选方用药思路：本证是由于肝失疏泄，横逆克脾，脾失健运，痰热上扰，致玄府闭塞。故选用将军定痛丸（《审视瑶函》）加柴胡、牡丹皮、茯苓。方中柴胡、牡丹皮、茯苓疏肝理脾；重用大黄为主药，配黄芩、礞石、陈皮、半夏、桔梗等，大力降火逐痰；以白僵蚕、天麻合礞石平肝息风；白芷协助主药，定头风目痛；薄荷辛凉散邪，清利头目。此方用于本证，使上壅之痰火得降，诸症方能缓解。

（6）据兼症化裁：若动辄眩晕、呕吐甚者，加天竺黄、竹茹、藿香等以清火化痰、降逆止呕。若加丹参、泽兰、车前子更增活血通络、祛痰利水之功。

3. 风阳上扰证

（1）抓主症：发病急剧，头痛如劈，眼珠胀痛欲脱，连及目眶，视力急降，抱轮红赤或白睛混赤浮肿，黑睛呈雾状混浊，前房极浅，瞳神散大，展缩不灵，瞳内呈淡绿色，眼珠变硬，甚至胀硬如石。

（2）察次症：口干、身热面赤、眩晕、便秘，恶心呕吐，或恶寒发热，溲赤便结。

（3）审舌脉：舌红苔黄，脉弦数。

（4）择治法：滋阴清热，凉肝息风。

（5）选方用药思路：本证是由于肝失疏泄，郁久化火，耗血伤阴，真阴暗耗，风阳上扰于目窍，致玄府闭塞。故选用绿风羚羊饮（《医宗金鉴》）加柴胡、牡丹皮。本方以滋阴清热为重，方中重用羚羊角（山羊角代）、玄参、知母滋阴清热、平肝息风，为主药；柴胡、牡丹皮疏肝理气；黄芩、大黄清热泻火，凉血活血，泻热通腑，导热下行；车前子、茯苓清热利水，导热由小便出；防风助主药搜肝风，散伏火；桔梗清热利窍；细辛开窍明目，治头风痛。诸药组方，共呈清热泻火，凉肝息风，利窍明目之功。

（6）据兼症化裁：加丹参、赤芍、地龙等，则更增凉肝息风之力；头痛剧烈且有眩晕者加钩藤、菊花；头痛不甚者，将羚羊角剂量酌减；恶心呕吐甚者，加陈皮、竹茹健脾清热止呕；口渴引饮者加天花粉；眼球赤甚者加蒲公英、赤芍；大便难解者加枳实。

（7）据变证转方：对于热极动风，阴血已伤之证，则宜以凉肝息风为主，用羚羊钩藤汤加减。方中羚羊角（山羊角代）、钩藤、桑叶、菊花清热平肝息风；生地、白芍滋阴凉血养肝；贝母、竹茹、甘草清热化痰；茯苓宁心安神。若加丹参、泽兰、泽泻，用于本证则更增通络行滞，利水开窍的作用。

4. 饮邪上泛证

（1）抓主症：发病急剧，头痛如劈，眼珠胀痛欲脱，连及目眶，视力急降，抱轮红赤或白睛混赤浮肿，黑睛呈雾状混浊，前房极浅，瞳神散大，展缩不灵，瞳内呈淡绿色，眼珠变硬，甚至胀硬如石。

（2）察次症：巅顶头痛，四肢厥逆，呕吐痰涎，或见食少神疲。

（3）审舌脉：舌苔白滑，脉弦。

（4）择治法：疏肝降逆，温中散寒。

（5）选方用药思路：本证是由于肝失疏泄，阻遏阳气升发，肝胃虚寒，饮邪上逆，上扰清窍，导致玄府闭塞。故选用吴茱萸汤（《审视瑶函》）。方用吴茱萸大辛大热，温中散寒，下气止痛，直入厥阴；生姜辛温，散逆止呕，使胃浊随吴茱萸而下泄；大枣、人参甘温以益气和中，振奋阳气。诸药合用共奏温降开胃，补中泄浊之功。

（6）据兼症化裁：头痛甚者，加藁本祛风止痛；畏寒肢冷，食少神疲者，加干姜、白术温中散寒；干呕或泛吐清水者，加旋覆花降逆和胃。

七、外治法

（一）滴眼液

（1）缩瞳剂：局部滴 1%～2% 毛果芸香碱滴眼液，急性发作时每 3～5 分钟滴 1 次，共 3次；然后每 30 分钟滴 1 次，共 4 次；以后改为每小时滴 1 次，待眼压下降至正常后改为每日3～4 次。

（2）β-肾上腺素受体阻滞剂：可以抑制房水生成，但患有心传导阻滞、窦房结病变、支气管哮喘者忌用。如局部滴 0.25%～0.5% 马来酸噻吗洛尔或盐酸倍他洛尔，每日 2 次。

（3）碳酸酐酶抑制剂：如局部滴 1% 布林佐胺滴眼液，每日 2～3 次，全身副作用较少。

（二）全身用药

（1）高渗脱水剂：可选用甘露醇、山梨醇及甘油等，如用 20% 甘露醇溶液静脉快速滴注。

（2）碳酸酐酶抑制剂：能抑制房水分泌，可选用乙酰唑胺（醋氮酰胺）或醋甲唑胺等口服，注意磺胺类过敏，肾功能及肾上腺皮质功能严重减退者禁用。

（三）手术治疗

经上述治疗后，根据眼压恢复情况及房角粘连的范围来选择手术方式。若眼压恢复至正常范围内，房角开放或粘连不超过 1/3 者，可行周边虹膜切除术或 YAG 激光虹膜切开术；若眼压不能恢复到正常范围，房角广泛粘连者，可行小梁切除术或其他滤过性手术。

八、中成药选用

（1）龙胆泻肝丸：适用于痰火郁结证，组成：龙胆草、黄芩、栀子、车前子、泽泻、木通、当归、地黄、柴胡、甘草。用法：水丸每次 3～6g，每日 2 次口服。

（2）丹栀逍遥丸：适用于肝郁化火证，组成：牡丹皮、栀子（炒焦）、柴胡（酒制）、白芍（酒炒）、当归、茯苓、白术（土炒）、薄荷、甘草（蜜炙）。用法：水丸每次 6～9g，每日2 次口服。

（3）石斛夜光颗粒（丸）：适用于肝肾两亏，阴虚火旺证，组成：石斛、天冬、麦冬、生地黄、熟地黄、枸杞子、肉苁蓉、菟丝子、五味子、牛膝、人参、山药、茯苓、甘草、水牛角浓缩粉、羚羊角、黄连、决明子、青葙子、菊花、蒺藜（盐炒）、川芎、防风、苦杏仁、枳壳（炒）。用法：颗粒剂，每次 2.5g，每日 2 次开水冲服；水蜜丸，每次 6g，每日 2 次口服。

（4）石斛明目丸：适用于肝肾两亏，阴虚火旺证，组成：石斛、天冬、麦冬、生地黄、熟地黄、枸杞子、肉苁蓉（酒炙）、菟丝子、五味子（醋炙）、牛膝、人参、山药、茯苓、甘草、水牛角浓缩粉、石膏、黄连、磁石（煅、醋、淬）、决明子（炒）、青葙子、菊花、蒺藜（去刺、盐炒）、川芎、防风、苦杏仁（去皮炒）、枳壳（麸炒）。用法：每次 6g，每日 2次口服。

（5）黄连羊肝丸：适用于风火攻目证，组成：黄连、龙胆、胡黄连、黄芩、黄柏、密蒙花、木贼、茺蔚子、夜明砂（炒）、决明子（炒）、石决明（煅）、柴胡、青皮（醋炒）、鲜羊肝。用法：每次 1 丸，每日 1~2 次。

（6）复明片：适用于肝肾阴虚证，组成：山茱萸、枸杞子、菟丝子、女贞子、熟地黄、生地黄、石斛、决明子、木贼、夏枯草、黄连、菊花、谷精草、牡丹皮、羚羊角、蒺藜、石决明、车前子、木通、泽泻、茯苓、槟榔、人参、山药。用法：每次 5 片，每日 3 次，口服。

（7）知柏地黄丸：适用于肝肾两亏，虚火上炎证或阴虚阳亢证，组成：知母、黄柏、熟地黄、山茱萸（酒制）、牡丹皮、泽泻、山药、茯苓。用法：每次 2 丸，每日 2 次，口服。

九、单方验方

（1）防治青光眼验方（谢培仁自拟方）：取牛胆 1~2 只，将 100g 黑豆装进牛胆内，然后用小绳扎紧牛胆口，放置在阴凉处晾 20 日左右，待黑豆吸干牛胆汁即可，再将黑豆蒸熟，每日吃 3 次，每次吃黑豆 5~7 粒。

（2）谢地福自拟方：芦荟、丁香、牵牛子各 50g，磁石 100g。共研细末，混匀装入空心胶囊内，早晚饭后 1 小时服用，每次 5 粒。服完一料为 1 个疗程。

（3）镇青汤（谢渊自拟方）：龙胆草、草决明、石决明、槟榔、生白芍、刺蒺藜、泽泻、王不留行、丹参。肝肾阴虚加桑叶、黑芝麻、熟地，伴恶心呕吐加法半夏、黄芩。五剂诸证若失，继续以上方加桑叶、黑芝麻、山萸肉共 30 剂。

（4）平肝健脾汤（陈恩自拟方）：石决明 15g，菊花 9g，泽泻 9g，陈皮 3g，桂枝 3g，茯苓 12g，苍术 6g，白术 6g，猪苓 6g，柴胡 10g。若发病急剧，有眼胀、头痛剧烈、视力急降症状，伴恶心呕吐、口苦咽干、舌红，加黄芩、大黄、羚羊角、钩藤；若呕吐严重，可酌加半夏降逆止呕。

（5）明目汤（夏向军，李进自拟方）：柴胡 10g，栀子 9g，丹皮 10g，当归 10g，川芎 10g，灯盏细辛 10g，黄芪 10g，刺蒺藜 10g，葛根 10g，银杏 10g，丹参 10g，红花 10g，防风 3g。

（6）益损退翳颗粒方（陈小娟、陈俊等自拟方）：熟地 12g，当归 12g，川芎 6g，白芍 12g，女贞子 15g，旱莲草 12g，菊花 12g，决明子 12g，防风 12g，蝉蜕 6g，车前子 10g，甘草 3g。

（7）抗青汤（武祯、魏富荣自拟）：当归 10g，白芍 15g，柴胡 10g，生地 15~30g，茯苓 15~30g，车前子 30~45g，泽泻 18g，菊花 30g，羚羊角 1~3g，茺蔚子 15g，夜明砂 15g，甘草 6g。眼胀痞疼痛甚者加夏枯草 15~30g、香附 6~10g、僵蚕 15~30g；患眼视物模糊，视野缩小加女贞子 15g、桑椹子 30g、丹参 15g、五味子 15g、枸杞子 15g；恶心头疼、呕吐痰涎者，加天麻 10g、半夏 10g、竹茹 15g。

（8）羊肝治青光眼（出自中国中医药报《治青光眼验方》）：羊肝 100g，谷精草、白菊花各 15g，煮服，每日 1 剂。

（9）槟榔治青光眼（出自中国中医药报《治青光眼验方》）：槟榔 9~10g，水煎服，服后轻泻为度，若不泻可稍大用量。如有呕吐腹痛等为正常反应。

（10）向日葵治青光眼（出自中国中医药报《治青光眼验方》）：向日葵 3~4 朵。水煎，一半内服，一半熏洗眼部。

（11）羌活治青光眼（出自中国中医药报《治青光眼验方》）：羌活 15～25g。水煎服，粟米适量。共煮粥服食。

（12）猪肝苍术治青光眼（出自中国中医药报《治青光眼验方》）：猪肝 1 具，苍术 15g，粟米适量。共煮粥服食。

（13）决明子治青盲与夜盲（出自中国中医药报《治青光眼验方》）：决明子 10g。研末，米汤饮服。

（14）菊花治青光眼（出自中国中医药报《治青光眼验方》）：菊花 15g，夏枯草 15g，黄芩 10g。水煎服，每日 2 次。

（15）水牛角治青光眼（出自中国中医药报《治青光眼验方》）：水牛角 60g，白菊花 30g。水煎服，每日 2～3 次。

十、中医特色技术

1. 针刺疗法

（1）体针：主穴：睛明、球后、窍明、太阳、风池、百会、三阴交、行间等。配穴：风火攻目证选用曲池、外关；气火上逆选太冲；痰火郁结证选丰隆、足三里等；恶心呕吐时可配内关、胃俞。以上均是泻法，得气后留针 40 分钟。

（2）耳针可取耳尖、眼等穴。

2. 放血疗法

若头眼疼痛严重者可于大敦、合谷、角孙、太阳等穴位点刺放血。

十一、预防调护

（1）本病重在早发现、早治疗，对于疑似患者应追踪观察。

（2）避免脑力及目力过劳，避免长时间应用电子产品，避免久处暗室内，以防激发绿风内障。

（3）修身养性，情志安和，避免抑郁和暴怒，起居有常，劳逸得当，营养均衡，对于预防和护理都具有积极的意义。

（4）切记不可误点散瞳药或使用某些抗癫痫类药品，避免引起绿风内障的急性发作。

十二、各家发挥

笔者提出肝郁是绿风内障发病的根本病因，玄府闭塞是发病的病理机制，肝失疏泄是绿风内障病机的关键。

绿风内障是由于肝郁气滞，郁久化火，或暴怒伤肝，致肝胆火炽，风火上扰于目，肝失疏泄，气机不畅，经脉不利，气滞血瘀，致目中玄府闭塞，神水瘀积，酿成本病。笔者曾做过 76 例绿风内障的辨证分析的研究，绿风内障在急性发作期，肝郁气滞、肝胆火旺者占 91%。笔者发现青光眼患者大多是交感神经偏亢型体质，即中医所说肝胆火热，风火上攻证，发作时有口苦、口干、耳鸣、便秘的表现，这是一组交感神经偏亢的症状。通过疏肝通窍法治疗，能够缓解或消除肝郁症状，有较好的视神经保护作用。经过 20 余年临床与试验研究，验证了此学说的科学性。

（孙　河）

第二节　原发性开角型青光眼

具有前房角开放，病理性眼压增高，发生视盘损害和视野缺损的眼病称为原发性开角型青光眼，包括高眼压型、正常眼压型和高眼压症。原发性开角型青光眼类似于中医学"青风内障"。

一、临床诊断要点与鉴别诊断

（一）临床诊断要点

1. 原发性开角型青光眼高眼压型

（1）早期无明显症状，视力逐渐减退，可有轻度眼胀不适，头晕头痛，眉棱骨、前额、眼眶胀痛，视力疲劳。

（2）早期中心视力不受影响，但视野逐渐缩窄。早期视野表现为生理盲点扩大和视野缺损、中心外暗点等；晚期视野缩窄，甚至呈管状，最后中心视力完全丧失。

（3）前房角为开角。

（4）眼底检查：视盘有青光眼特征性改变（色淡或苍白、盘沿窄、生理凹陷大且深、血管偏鼻）；视网膜神经纤维层缺损。

（5）病理性高眼压（一般 24 小时眼压峰值超过 21mmHg），或 24 小时眼压波动≥8mmHg。

2. 正常眼压性青光眼

正常眼压性青光眼诊断标准：前房角开放，虽然 24 小时眼压峰值不超过正常值上限（眼压≤21mmHg），但眼底有青光眼的特征性损害（色淡或苍白、盘沿窄、生理凹陷大且深、血管偏鼻；视网膜神经纤维层缺损）；或视野出现青光眼性损害。

3. 高眼压症

高眼压症诊断标准：房角开放，角膜厚度正常，眼压＞25mmHg，但眼底无青光眼特征性损害，需定期随访，并需要给予降眼压治疗。

（二）鉴别诊断

开角型青光眼与某些头部占位性病变、或乙醇中毒性视神经萎缩等均有视力逐渐下降、视神经萎缩的特点，应加以鉴别。

1. 头部占位性病变

头部占位性病变对视觉的影响，多见于蝶鞍区占位，眼压正常，患者视力逐渐下降。视野检查可见象限性同侧或对侧缺损，头部蝶鞍区 CT 或磁共振检查可发现占位。

2. 乙醇中毒性视神经萎缩

乙醇中毒性视神经萎缩表现为视力下降，无其他不适反应，眼压正常，视功能受损多较为严重。眼底视盘色苍白，有酗酒史，每当大量饮酒，会引发视力明显减退。

二、中医辨病诊断

（一）诊断依据

本病诊断依据同"临床诊断要点"。

（二）类证鉴别

青风内障型的特点是视力逐渐下降，甚至盲无所见，而其他症状不显。有一些眼病均表现为视力的逐渐下降，甚至盲无所见，如高风内障。高风内障是遗传性眼病，眼压正常，十几岁或二十几岁发病，视力逐渐下降，甚至盲无所见。高风内障视力下降，以夜盲为主，视野向心性缩小，眼底主要表现为视网膜色素变性，视盘蜡黄色，血管细。

三、审析病因病机

（1）肝郁气滞，肝失疏泄，目中经脉不利，神水瘀滞。

（2）素体脾肾阳虚，脾失健运，则痰湿内生，阻遏气机，目中经脉不利，神水瘀滞；肾阳虚，则温煦无力，水谷精微不能滋养于目，而致神光渐泯。

（3）青风内障日久，肝肾亏虚，目系失养，神光渐泯。

以上因素皆可导致气血失和，脉络不利，神水瘀滞，酿成青风内障。

青风内障的病机，一方面是因脏腑虚损，生化不利，精血不足，目系失养；另一方面是因虚致瘀，温煦推动无力，阳气不得敷布，阻遏气机，致目中经脉不利，神水瘀滞，失治误治可导致神光泯灭。

四、明确辨证要点

（一）辨虚实

青风内障以虚证为主，虚实夹杂，也有实证。虚证有偏阳虚者，有偏肝肾不足者。多为素体阳虚，或久病虚损。实证如肝郁气滞，虽为实证，但该病患者与绿风内障相比，很少化火，肝郁证表现的相对较缓，视力损害多为慢性过程。

（二）辨脏腑

青风内障主要涉及肝、脾、肾。因情绪波动，情志不舒，视力渐降，伴善太息，心烦，脉沉弦，为肝郁气滞，肝失疏泄；素体阳虚，纳呆，畏寒，肢冷，神光渐泯，舌淡苔薄，脉沉弱，为脾肾阳虚；久病或失治误治，盲不见物，失眠健忘，腰膝无力，舌红少苔，脉沉细，为肝肾不足。

（三）辨视觉

青风内障视力渐降，不能仅依中心视力来评判疾病的轻重，往往中心视力尚好，而视野损害已很严重了，视野损害往往同时伴有视神经纤维层的缺损，更能客观地反映视神经损害的情况。所以，青风内障对于视功能的评定，除中心视力的检测外，定期检测视野及视神经纤维层非常重要。早期视野缺损表现为旁中心暗点、弓形暗点及与生理盲点相连的阶梯状暗点；进展期视野缺损表现为环状暗点、扇形暗点等；晚期视野缺损表现为管状视野，甚至仅存颞侧视岛，最终有可能视野完全缺损。

五、确立治疗方略

青风内障是相对慢性视力损害的过程，高眼压仍然是视力损害的因素之一，但即使眼压得到有效的控制，仍会有视力、视野的损害，视神经保护的治疗就显得尤为重要。辨证施药，辨证施针有良好的视神经保护作用。

由于本病为肝郁气滞，肝失疏泄，目中经脉不利，或脾肾阳虚，脾失健运，则痰湿内生，阻遏气机，或目中经脉不利，或青风内障日久，肝肾亏虚，神水瘀滞，目系失养，神光渐泯。治疗应疏肝通窍、温阳化痰、补益肝肾，并通过针灸疏通经络，五脏六腑之精微通过经络输送至眼，温煦濡养目系。

青风内障的房角是开放的，但房水的滤过仍然不好，眼压升高。应尽量用一种眼药水控制眼压，必要时可用两种以上，少数情况下，眼药水不能控制眼压，需要加用口服药物降压。中医辨证论治，可稳定患者的情绪，纠正体质的偏颇，有助于控制眼压。如果药物不能很好地控制眼压，也可以手术治疗。治疗方法：点眼药水法；内服西药法；中药内服，疏肝通窍、温阳化痰、补益肝肾。

六、辨证论治

1. 肝郁气滞证

（1）抓主症：情绪波动后或劳倦后，头目胀痛，瞳神略有散大，视物昏朦，或眼前白雾，或有虹视，眼珠胀硬。

（2）察次症：情志不舒，胸胁满闷，食少神疲，心烦口苦。

（3）审舌脉：舌红苔薄，脉沉弦。

（4）择治法：疏肝解郁，通窍明目。

（5）选方用药思路：本证肝郁气滞，肝失疏泄，目中经脉不利，神水瘀滞。故选用逍遥散（《太平惠民和剂局方》）加香附、路路通。本方重用柴胡、香附疏肝解郁，使肝气得以调达，为君药；当归甘辛苦温，养血和血；路路通通窍明目；白芍酸苦微寒，养血敛阴，柔肝缓急为臣药；白术、茯苓健脾祛湿，使运化有权，气血有源；炙甘草益气补中，缓肝之急，为佐药。用法中加入薄荷少许，疏肝郁遏之气，透达肝经郁热；烧姜温胃和中，为使药。

（6）据兼症化裁：原方意在疏肝解郁，若用于肝郁而阴血亏虚较甚者，可加熟地、女贞子、桑椹子以助归、芍滋阴养血。若用于肝郁而化火生风者，可去薄荷、生姜，选加夏枯草、菊花、钩藤、山羊角、赤芍、地龙等以增清肝息风、通络行滞之力。

2. 痰湿泛目证

（1）抓主症：劳累后视物昏朦，或瞳神稍大，眼珠胀硬。

（2）察次症：头昏眩晕，食少痰多，胸闷恶心，欲呕。

（3）审舌脉：舌淡苔白腻，脉缓。

（4）择治法：温阳化痰，利水渗湿。

（5）选方用药思路：素体脾肾阳虚，脾失健运，则痰湿内生，阻遏气机，目中经脉不利，神水瘀滞；肾阳虚，则温煦无力，水谷精微不能滋养于目，而致神光渐泯。故选用温胆汤（《三因极一病证方论》）合五苓散（《伤寒论》）。方中桂枝、白术、半夏温阳化痰；陈皮、茯苓、猪苓、泽泻健脾利水渗湿；枳实行气以助化湿；竹茹降逆止呕；甘草调和诸药。

（6）据兼证化裁：若头目胀痛，加川芎、蔓荆子行气通络止痛；若胸胁痞满，加瓜蒌壳、薤白、厚朴以宽胸理气开郁。

3. 肝肾两亏证

（1）抓主症：病久盲无所见，瞳神渐散，眼珠胀硬。

（2）察次症：全身症有头晕耳鸣，失眠健忘，腰膝酸软。

（3）审舌脉：舌红少苔，脉沉细无力。

（4）择治法：补益肝肾。

（5）选方用药思路：青风内障日久，肝肾亏虚，目系失养，神光渐泯。故选用杞菊地黄汤（《医级》）加菟丝子、车前子。枸杞、菊花、菟丝子平补肝肾明目；六味地黄汤滋阴补肾；车前子利水明目。

（6）据兼证化裁：视力日减，视野缩窄者，加党参、白芍、当归以益气血；眼珠胀硬较甚，伴头痛，加蔓荆子、藁本、川芎、柴胡以疏肝活络，去头风。

（7）据变证转方：若见面白肢冷，畏寒，精神倦怠，小便清长，舌淡苔白，脉沉弱，则为肾阳虚证，肾气丸加减。

七、外治法

1. 滴眼液

（1）β-肾上腺素受体阻滞剂：可以抑制房水生成，但患有心传导阻滞、窦房结病变、支气管哮喘者忌用。如局部滴 0.25%～0.5%马来酸噻吗洛尔或盐酸倍他洛尔，每日 2 次，滴眼。

（2）α2-肾上腺素受体激动剂：常用药物有 0.2%酒石酸溴莫尼定滴眼液，每日 2 次，滴眼。主要副作用为乏力、口干、眼部不适等。

（3）碳酸酐酶抑制剂：如局部滴 1%布林佐胺滴眼液，每日 2～3 次，滴眼。全身副作用较少。

（4）前列腺素衍生物：拉坦前列腺素、他伏前列腺素、曲伏前列腺素、贝美前列腺素等滴眼液，每日 1 次，滴眼。主要副作用为色素沉着、睫毛增长、结膜充血。

2. 全身用药

（1）高渗脱水剂：可选用甘露醇、山梨醇及甘油等，如用 20%甘露醇溶液静脉快速滴注。不可久用，注意肾功能变化。多用于术前快速降低眼压。

（2）碳酸酐酶抑制剂：能抑制房水分泌，注意磺胺类过敏者，肾功能及肾上腺皮质功能严重减退者禁用。醋甲唑胺片，每次 25～50mg，每日 2 次口服。

3. 手术治疗

经上述治疗后，若眼压控制不理想，多种药物联合应用仍不能稳定眼压，视功能持续减退，可考虑手术治疗。

八、中成药选用

（1）参苓白术丸：适用于痰湿上犯兼有脾虚证，组成：白扁豆、白术、茯苓、甘草、桔梗、莲子、人参、砂仁、山药、薏苡仁。用法：水丸每次 6～9g，每日 3 次口服。

（2）五苓胶囊：适用于痰湿上犯证，组成：茯苓、猪苓、泽泻、白术（炒）、桂枝。用法：每次 3 粒，每日 2 次口服。

（3）杞菊地黄丸：适用于肝肾亏虚证，组成：枸杞子、杭菊花、熟地黄、酒萸肉、牡丹皮、山药、茯苓、泽泻。用法：水蜜丸每次 6g，每日 2 次口服。

（4）丹栀逍遥丸：适用于肝郁气滞证，组成：牡丹皮、栀子（炒焦）、柴胡（酒制）、白芍（酒炒）、当归、茯苓、白术（土炒）、薄荷、甘草（蜜炙）。用法：水丸每次 6～9g，每日 2 次口服。

（5）血府逐瘀胶囊：适用于血瘀水停证，组成：桃仁（炒）、红花、赤芍、川芎、枳壳（麸炒）、柴胡、桔梗、当归、地黄、牛膝、甘草等。用法：每次 6 粒，每日 2 次口服。

九、单方验方

（1）口服茯苓合剂：茯苓 15g，当归 9g，法半夏 12g，水煎取汁，再浓缩至 10ml，1 次口服。

（2）绿风安：芦荟、丁香、黑牵牛子各 50g，磁石 100g。共研细末，混匀装入胶囊，每日早晚饭后 1 小时服 3～5 粒（2～4g）。

十、中医特色技术

（1）针刺治疗：主穴同绿风内障。配穴：痰湿泛目证选脾俞、肺俞、丰隆；肝郁气滞证选丰隆、内关或太冲；肝肾亏虚选肝俞、肾俞、太溪等根据虚实选用补泻手法，每日 1 次，留针 40 分钟，1 个月为 1 个疗程。

（2）中药离子导入：丹参注射液 4ml，每日 1 次，离子导入机导入。

十一、预防调护

青风内障起病隐匿，许多患者一眼已失明仍未发觉，另一只眼视觉已严重障碍才发现，所以是世界上第一位的不可逆性致盲眼病。而早期发现，及时控制眼压，同时进行视神经保护的治疗，定期复查，终生可保存有用视力。

1. 早期发现是保存有用视力的关键

掌握青风内障的相关知识，一旦出现不能解释的视疲劳及不明原因的视力下降，特别是戴镜或频换眼镜仍感不适者；家族中有本病患者，而本人兼有不明原因的视力下降或其他可疑症状者；一眼已患本病者之"健眼"及视神经乳头或视野出现可疑变化者；在 24 小时内眼压波动幅度大于 1.07kPa（8mmHg），或眼压高于 3.2kPa（21mmHg）者，应在眼科作进一步青光眼排查，明确诊断，非常重要。

2. 定期复查

如果已确定为青光眼患者，要遵医嘱定期复查，监测眼压、视野等，及时控制眼压，并定期做视神经保护治疗。

3. 健康生活方式

避免脑力、目力的过劳，调整好情绪，尽量保持心平气和，营养均衡，适度锻炼，增强体质。

十二、各家发挥

（一）张怀安临床经验

张怀安以疏肝解郁、疏散风热为主的方剂回光汤（山羊角、玄参、知母、龙胆草、荆芥、防风、制半夏、僵蚕、菊花、细辛、川芎、茯苓、车前子）治疗各种类型的青光眼，可清肝热，散风火，使湿热去目窍通而目光回复。

（二）陆南山临床经验

陆南山采用平肝健脾利湿法，用石决明、茯苓、白术、苍术、猪苓、泽泻、楮实子、菊花、桂枝、陈皮等治疗本病，对眼压较高者口服醋氮酰胺，局部用缩瞳剂，证明对早期病例疗效显著持久。

（三）杨爱玲临床经验

杨爱玲眼周穴位按摩，在睛明穴、瞳子髎穴、太阳穴、攒竹穴及四白穴进行按揉，进而使患者的局部经络得以有效疏通，使眼部的邪气能够宣泄，起到对眼部的气血进行调节的作用。在研究中发现，对局部的穴位进行相应的刺激能够让微循环调节产生改变，可使患者毛细血管的通透性及血流量不断增加，紧张度减少，使视网膜自由基的损伤减少，使溶解性发生转变，进而增加视神经的递质，使视觉信息的传递增强，对视功能进行有效的保护。

（四）张广义临床经验

张广义自拟泻肺行水法，随证加减，能控制眼压、保持视力、稳定视野。以葶苈大枣泻肺汤为主，佐以平肝安神、淡渗利水药，使气行水行，气降水运。

（五）彭清华临床经验

彭清华采用活血利水法，自拟青光安颗粒剂（主要由黄芪、生地、茯苓、地龙、红花等组成），研究对实验性高眼压大鼠视网膜神经节细胞代谢的作用和对抗青光术后患者视功能的保护作用，以及对慢性高眼压兔视网膜超微组织结构的影响。发现该颗粒剂具有保护和改善急性高眼压后大鼠视网膜细胞色素氧化酶（CO）活性节细胞的作用，有提高抗青光眼术后患者视功能的作用，并可改善血液流变学、血栓素和前列腺素等指标，对慢性高眼压兔视网膜超微组织结构有明显的保护作用。

（六）孙河临床经验

孙河创立疏肝通窍法，自拟通窍明目IV号，以柴胡、牡丹皮、当归、路路通、茯苓等药，自拟以疏肝通窍法为治则的针刺组穴：球后、窍明、风池、百会、光明、行间等穴，用于青光眼视神经保护治疗。提出肝郁是青光眼发病的根本病因，玄府闭塞是发病的病理机制。以疏肝通窍法为治疗方略，针药并用，用于青光眼视神经保护治疗。

前期临床研究表明，以疏肝通窍法为治则的"通窍明目4号"多年来在临床上广泛使用，临床疗效良好。经过治疗，患者的视力提高、视野平均光敏度增加、视觉诱发电位振幅提高、RNFL 厚度增加，血流动力学改善；针刺前后视觉诱发电位的变化，提示可能对纹状旁区有即时影响，增强视觉中枢生物电活动，经过长期治疗，可改善视神经传导功能，促进视神经再修复，起到增加视力提高视功能的作用。

前期实验研究表明：疏肝通窍法能有效保护高眼压下的视神经，通过减轻视网膜、视神经超微结构损伤，减少、阻断或防止视网膜神经节细胞的凋亡，减轻 NO、Glu 对视网膜神经节细胞毒性作用，上调视网膜抗凋亡基因 *Bcl-xL* 和神经营养因子 BDNF 的表达来保护视神经。实验研究还表明：针刺对视网膜和视神经超微结构的损伤均有一定的保护作用。有扩张血管，改善微循环，减低渗出，加速吸收，减少组织坏死，阻止部分坏死的视网膜神经节细胞的凋亡，减低细胞凋亡率等作用。

近期实验研究了肝郁证慢性高眼压大鼠视网膜 miRNAs 表达特征及疏肝通窍法对其表达的影响，发现肝郁证慢性高眼压大鼠特异性致病 miRNA 为 miR-133b-5p 和 miR-1b，发现 miR-133b-5p 为通窍明目4号治疗肝郁证慢性高眼压大鼠的特异性 miRNA，有可能揭示青光眼体质特征的病理基础、致病靶基因及相关通路，有可能预测疏肝通窍法治疗青光眼、视神经保护作用的靶基因及通路。

（孙　河）

第九章 视网膜病

第一节 视网膜静脉阻塞

视网膜静脉阻塞（RVO）是一种常见的视网膜血管性眼病，其并发症黄斑水肿（ME）是导致视网膜静脉阻塞患者视力丧失的重要原因，严重或长期的黄斑水肿会造成永久的视力损害。其发病率仅次于糖尿病视网膜病变，多发于中老年人，分支阻塞患者平均年龄大于总干阻塞，男性稍多于女性，常单眼发病，左右眼无差别，双眼发病者少见。在中医学中，视网膜静脉阻塞属于"视瞻昏渺""络瘀暴盲"范畴。

一、临床诊断要点与鉴别诊断

（一）诊断标准

1. 症状

患者的自觉症状多为突然不同程度的视力下降，轻者眼前有黑影。

2. 分类

视网膜中央静脉阻塞因病情轻重分为缺血型和非缺血型。

（1）缺血型、出血型或完全型阻塞

1）早期：大多数患者有视物模糊、视力明显减退，严重者视力降至仅能辨别手指数或手动，合并动脉阻塞者可降至仅有光感，可有浓密中心暗点的视野缺损或周边缩窄。眼底检查可见视盘高度水肿充血，边界模糊并可被出血掩盖。

2）晚期：一般在发病6～12个月后进入晚期，视盘水肿消退，颜色恢复正常或变淡，其表面或边缘常有睫状视网膜侧支血管形成，呈环状或螺旋状，比较粗大；或有新生血管形成，呈卷丝状或花环状，比较细窄，有的可突入玻璃体内，在眼底漂浮。黄斑水肿消退，有色素紊乱，或花瓣状暗红色斑，提示以往曾有黄斑囊样水肿。严重者视网膜胶质增生，成纤维细胞聚集，形成继发性视网膜前膜，或掺杂有色素的瘢痕形成，视力严重受损。

（2）非缺血型、高渗透型或部分性阻塞：自觉症状轻微或全无症状，根据黄斑受损的程度，视力可以正常或轻度减退，视野正常或有轻度改变。

1）早期：视盘正常或边界轻度模糊、水肿。黄斑区正常或有轻度水肿、出血。动脉管径正常，静脉迂曲扩张，沿着视网膜 4 支静脉有少量或中等量火焰状和点状出血，没有或偶见棉絮状斑，视网膜有轻度水肿。荧光血管造影视网膜循环时间正常或稍延长，静脉管壁轻度荧光素渗漏，毛细血管轻度扩张及少量微血管瘤形成。黄斑正常或有轻度点状荧光素渗漏。

2）晚期：经过 3～6 个月后视网膜出血逐渐吸收，最后完全消失。黄斑区恢复正常或有轻度色素紊乱；少数患者黄斑呈暗红色囊样水肿，荧光血管造影呈花瓣状荧光素渗漏，最后形成囊样瘢痕，可致视力下降。部分患者视盘有睫状视网膜血管侧支形成，形态如瓣状或花圈状，静脉淤滞扩张减轻或完全恢复，但有白鞘伴随。没有或偶有少量无灌注区，没有新生血管形成，视力恢复正常或轻度减退。部分轻型视网膜中央静脉阻塞患者可发生病情恶化，转变为重症缺血型静脉阻塞。

（3）FFA 显示：视网膜动、静脉充盈时间延长，视网膜循环时间延长，阻塞静脉血管迂曲怒张、血管管壁荧光渗漏、出血区遮蔽荧光，部分病例出现视网膜新生血管、黄斑囊样水肿等。

3. 视网膜分支静脉阻塞

视网膜分支静脉阻塞多突然视力下降或有部分视野缺损，一般为单眼发病，年龄多在 50～79 岁，好发于颞上支，其次是颞下支及鼻侧。视网膜神经纤维层出血沿阻塞的分支静脉分布，出血的范围一般不超过水平线。阻塞位置距视盘越近阻塞面积越大，静脉血管迂曲扩张，受累网膜水肿，有散在的棉絮斑。FFA：早期受阻的静脉充盈迟缓，迂曲扩张。晚期受累静脉管壁着色。慢性期可见大片毛细血管无灌注区及侧支循环形成，并有新生血管。黄斑区可见弥漫性强荧光。

（二）鉴别诊断

1. 静脉淤滞性视网膜病变（venous stasis retinopathy）

由于颈内动脉阻塞或狭窄，导致视网膜中央动脉灌注减少，致中央静脉压降低，静脉扩张，血流明显变慢。眼底可见少量出血，偶可见有小血管瘤和新生血管。与视网膜静脉阻塞不难鉴别，后者静脉压增高，静脉高度迂曲扩张，视网膜出血多，症状更重。

2. 糖尿病性视网膜病变

糖尿病性视网膜病变一般为双侧，视网膜静脉扩张迂曲，但不太严重，且视网膜静脉压不增高，散在出血，不如静脉阻塞量多，常有硬性渗出，血糖增高，有全身症状，可以作为鉴别诊断的依据，但糖尿病患者也容易患视网膜静脉阻塞，应加以重视。

3. 高血压性视网膜病变

高血压性视网膜病变者病变常为双眼对称，视网膜出血表浅稀疏，多位于后极部，静脉虽然扩张但不迂曲发暗。常见棉絮状斑和黄斑星芒状渗出。而视网膜静脉阻塞患者常有高血压，多为单眼发病，静脉高度迂曲扩张，视网膜出血多。

4. 视盘血管炎

视盘血管炎多发生于青年人，视力下降轻，FFA 检查显示视盘强荧光、荧光素渗漏可以鉴别。与眼后部缺血综合征鉴别，视盘血管炎是由颈内动脉狭窄或阻塞，眼动脉灌注压低而产生的一系列眼底改变。

二、中医辨病诊断

（一）诊断依据

（1）起病眼部无不适，或自觉眼前有黑花飘动，或视物呈现红色，一眼或双眼视力骤然下降，甚至失明。

（2）检查眼底，可见视网膜中央血管阻塞眼底改变。若玻璃体大量积血者，瞳孔对光反射减弱或消失，眼底不能窥清。有条件时，应作眼底荧光血管造影等特殊检查。

（二）类证鉴别

络瘀暴盲与消渴目病两者鉴别：两者均有视衣出血，后期可见视衣新生血管。消渴目病多因消渴病引起，常发生于双眼，视力多缓慢下降，视网膜呈斑点状或大片出血、水肿、渗出、增生膜，视网膜血管早期有微血管瘤，部分毛细血管闭塞，后期可见新生血管形成；络瘀暴盲多因血管硬化、高血压等病变引起，多为单眼发病，视力多突然下降；视网膜静脉扩张迂曲明显，沿血管走形呈火焰状出血、渗出，后期亦可出现新生血管形成。

三、审析病因病机

（1）七情内伤，如暴怒惊恐，气机逆乱，血随气逆；或情志抑郁，肝失调达，气滞血瘀，以致脉络阻塞。

（2）饮食不节，嗜食烟酒，恣食肥甘，痰热内生，上壅目窍。

（3）外感内伤，如外感热邪，内传脏腑，致邪热内炽，上攻于目，或肝肾阴亏，阳亢动风，风阳上扰；或阴虚火旺，上扰清窍。

总之，本病是因多种原因致眼底脉道瘀阻，血溢脉外的一种眼底出血性疾病。本病多由七情内伤，饮食不节，外感内伤而致目络瘀阻，血不能循其道而行，故溢于脉外，而致视网膜出血。

四、明确辨证要点

中医对视网膜静脉阻塞的治疗方法以分型辨治和分期辨治为主。分型辨治以脏腑辨证为主，根据患者的不同症状及体征，分为不同的证型；分期辨治以疾病为主，根据病变发生的不同时间和病程的长短分为不同的时期，根据不同时期出血的新鲜程度及眼底的不同表现归纳为不同的分期。临床上分期与分型辨治相结合也较为常见，在病变相同的时期，可以出现不同的脏腑分型，疾病的分期辨治与分型辨治是同时存在的。辨病与辨证相结合。

五、确立治疗方略

视网膜静脉阻塞属中医"暴盲"范畴。本病的起因可由于七情郁结日久，致脏腑功能失调，气血不和，气滞血瘀；或因肝肾阴虚，肝阳上亢，迫血妄行；或虚火上炎，血不循经，溢于脉外；或脾气虚弱，生化之源不足，心血亏损，气滞血行不畅致脉络阻塞。目中血脉属于手少阴心经，故本病证属手少阴心经目病，活血化瘀是本病的主要治则。本病早期表现为血热妄行，治疗当以止血凉血为主；中期形成瘀血则当以活血化瘀、行气通络为主；后期瘀血已祛，但组织已受损，故当以养血扶正、滋养肝脾为主。用药力求活血通络而不伤正，止血宁血而不留瘀。辨证时应按起病缓急，病程长短，局部与整体情况，察病灶，审病因，全面辨证以遣药拟方。根据发病机理，出血早期（出血期）止血是第一要务，但止血应不留瘀，正如《血证论》所说："凡治血者必先驱瘀为要。"因此，此期治疗原则是止血兼以活血，宁血汤凉血止血，活血化瘀，止血不留瘀，为出血期首选方剂，方中生蒲黄、仙鹤草、茜草、旱莲草、生地、白茅根等凉血止血化瘀，辅以三七、丹皮等活血，力争止血不忘瘀，止血不留瘀。中期（瘀血期）活血化瘀是首要任务，但大剂量使用活血化瘀药物会使再出血概率增加。因此，瘀血期治疗原则是活血为重，兼顾收摄，以血府逐瘀汤为主方治疗，重在活血化瘀，同时加以生地等凉血止血之品，做到活血不出血。后期（痰瘀互结期），正气已伤，痰瘀共存，虚实夹杂，故此期的治疗原则是扶助正气，软坚散结，散瘀化痰，方用桃红四物汤合二陈汤散瘀化痰，并增加海藻、昆布、三棱、莪术等软坚散结之品，党参、白术等扶正之品，驱实不忘正虚，攻补兼施。

六、辨证论治

1. 热瘀脉络证

（1）抓主症：视力急剧下降、视神经乳头水肿及视网膜广泛火焰状出血。

（2）察次症：口苦咽干、烦躁易怒、口渴喜饮、便结溲赤。

（3）审舌脉：舌质红，苔黄，脉弦数。

（4）择治法：清热凉血，祛瘀止血。

（5）选方用药思路：本证因血热出血所致，应以凉血止血为主，应选用蒲黄汤（《中医眼科六经法要》）。方中以生蒲黄、墨旱莲、藕节、栀子清热凉血；丹参、丹皮、生地、川芎活血祛瘀；郁金、荆芥炭止血散瘀；甘草调和诸药，共奏清热凉血，祛瘀止血之功。

（6）据兼症化裁：病变初期，眼底出血色鲜红者，可加茜草、丹皮、白茅根以凉血止血；视网膜水肿明显者，加泽泻、泽兰、车前子等以利水消肿；病至中期，可加菟丝子、丝瓜络、丹参、地龙以通络行瘀；病至后期，出血开始吸收而有渗出者，可加生龙牡、生荷叶、昆布、浙贝母等以软坚散结；吸收缓慢，视力恢复欠佳者，可加枸杞子、女贞子、楮实子等益肾明目之品以助视功能恢复。

2. 阴虚火旺证

（1）抓主症：视力急剧下降、视神经乳头水肿及视网膜出血。

（2）察次症：头晕耳鸣、失眠多梦、口干咽燥、五心烦热。

（3）审舌脉：舌红，少苔，脉细数。

（4）择治法：滋阴清热，凉血止血兼活血。

（5）选方用药思路：本证因虚火灼伤血络而出血，应以滋阴凉血为主。应选宁血汤（《中医眼科学》）。方中生地黄、栀子炭、白茅根、侧柏炭、墨旱莲、仙鹤草、白蔹凉血止血；白芍、白及收敛止血；阿胶滋阴止血。

（6）据兼症化裁：气滞血瘀者，加香附、茺蔚子、生麦芽；阴虚阳亢者，去柴胡、川芎，加钩藤、石决明、女贞子；失眠多梦者，宜加珍珠母、夜交藤、酸枣仁以宁心安神；潮热口干者明显者可加知母、黄柏、麦冬、女贞子以滋阴降火。

3. 脾气虚弱证

（1）抓主症：视力突然下降、视网膜出血、视神经乳头水肿。

（2）察次症：面色萎黄、神疲乏力。

（3）审舌脉：舌质淡，苔薄白，脉细。

（4）择治法：健脾益气，止血活血。

（5）选方用药思路：本证因脾失统摄而出血，应以健脾益气止血为主，应选用四君子汤（《太平惠民和剂局方》）合桃红四物汤（《医宗金鉴》）。方中桃仁、红花、川芎活血化瘀；熟地补血养阴，改为生地可加强活血作用；当归补血养肝，活血止痛；白芍敛阴养肝，缓急止痛。本方活血养血，以活血为主，行中有补，则行而不泄；补中有行，则补而不滞。诸药共奏活血化瘀消肿止痛之功。

（6）据兼症化裁：气虚血瘀者，去郁金、桔梗、牛膝、柴胡，加党参、黄芪、白术、茯苓；失眠者，加琥珀粉、远志以宁心安神。

4. 气滞血瘀证

（1）抓主症：初起视力突然下降，而后病情渐趋稳定，病程迁延 20 余日，视神经乳头充血水肿、视网膜静脉迂曲扩张、视网膜出血色暗红、有视网膜渗出水肿。

（2）察次症：胸肋胀痛。

（3）审舌脉：舌暗，苔白，脉弦或涩。

（4）择治法：行气止血，活血通络。

（5）选方用药思路：本证因气滞而出血，应以行气止血为主，应选血府逐瘀汤（《医林改错》）。方中桃仁、红花、川芎活血祛瘀为主药；当归、赤芍养血活血，牛膝祛瘀通脉并引血下行，三药助主药以活血祛瘀为辅药；生地黄配当归养血和血，使祛瘀而不伤阴血；柴胡、枳壳、桔梗宽胸中之气滞，治疗气滞兼证，并使气行血亦行，共为方中佐药；甘草协调诸药为使。合而用之，使血行瘀化诸症向愈。

（6）据兼症化裁：心烦易怒者，宜加黄连、栀子、淡豆豉以清心除烦；若胸胁满闷不舒者，可加瓜蒌、郁金以宽胸理气。

5. 痰瘀互结证

（1）抓主症：视力突然下降，视神经乳头充血水肿，视网膜静脉迂曲扩张，视网膜出血色暗红，有视网膜渗出水肿。

（2）察次症：胸闷、呕恶。

（3）审舌脉：舌淡或有瘀点苔白腻，脉弦滑。

（4）择治法：祛痰化瘀。

（5）选方用药思路：本证因痰瘀而出血，应以祛痰化瘀为主，应选用温胆汤（《三因极一病证方论》）合桃红四物汤（《医宗金鉴》）。本方证多因素体胆气不足，复由情志不遂，胆失疏泄，气郁生痰，痰浊内扰，胆胃不和所致。胆为清净之府，性喜宁谧而恶烦扰。若胆为邪扰，失其宁谧，则胆怯易惊、心烦不眠、夜多异梦、惊悸不安；胆胃不和，胃失和降，则呕吐痰涎或呃逆、心悸；痰蒙清窍，则可发为眩晕，甚至癫痫。治宜理气化痰，和胃利胆。方中半夏辛温，燥湿化痰，和胃止呕，为君药。臣以竹茹，取其甘而微寒，清热化痰，除烦止呕。半夏与竹茹相伍，一温一凉，化痰和胃，止呕除烦之功备；陈皮辛苦温，理气行滞，燥湿化痰；枳实辛苦微寒，降气导滞，消痰除痞。陈皮与枳实相合，亦为一温一凉，而理气化痰之力增。佐以茯苓，健脾渗湿，以杜生痰之源；煎加生姜、大枣调和脾胃，且生姜兼制半夏毒性。以甘草为使，调和诸药。

（6）据兼症化裁：若眼底出血难以消散、渗出较多者，可加浙贝母、昆布、瓦楞子等以软坚散结；若形体肥胖，痰多难咳出者，可加竹茹、天竺黄、半夏等以化痰散结。

（7）据变证转方：若心热烦甚者，加黄连、山栀、豆豉以清热除烦；惊悸者，加珍珠母、生牡蛎、生龙齿以重镇定惊；呕吐呃逆者，酌加苏叶或梗、枇杷叶、旋覆花以降逆止呕；眩晕，可加天麻、钩藤以平肝息风；癫痫抽搐，可加胆南星、钩藤、全蝎以息风止痉。

6. 气虚血瘀证

（1）抓主症：病程多在两个月以上，视力明显下降，或经治疗已有一定恢复，视网膜出血部分吸收。

（2）察次症：面色少华，神疲乏力，气短，纳差。

（3）审舌脉：舌淡边有瘀斑，苔薄白，脉沉细或涩。

（4）择治法：益气活血，软坚散结。

（5）选方用药思路：本证因气虚而出血，应以益气为主，应选用补阳还五汤（《医林改错》）。本方证由中风之后，正气亏虚，气虚血滞，脉络瘀阻所致。正气亏虚，不能行血，以致脉络瘀阻，筋脉肌肉失去濡养，故见半身不遂、口眼㖞斜；气虚血瘀，舌本失养，故语言謇涩；气虚失于固摄，故口角流涎、小便频数、遗尿失禁；舌暗淡，苔白，脉缓无力为气虚血瘀之象。本方证以气虚为本，血瘀为标，即王清任所谓"因虚致瘀"。治当以补气为主，活血通络为辅。本方重用生黄芪，补益元气，意在气旺则血行，瘀去络通，为君药；当归尾活血通络而不伤血，用为臣药；赤芍、川芎、桃仁、红花协同当归尾以活血祛瘀；地龙通经活络，力专善走，周行全身，以行药力，亦为佐药。

（6）据兼症化裁：若心悸失眠者，加酸枣仁、柏子仁、夜交藤、远志以养心宁神；若腰膝酸软、视盘色淡者，宜加枸杞子、楮实子、菟丝子、女贞子等益肾明目。本方生黄芪用量独重，但开始可先用小量（一般从30～60g开始），效果不明显时，再逐渐增加。原方活血祛瘀药用量较轻，使用时，可根据病情适当加大。若半身不遂以上肢为主者，可加桑枝、桂枝以引药上行，温经通络；下肢为主者，加牛膝、杜仲以引药下行，补益肝肾；痰多者，加制半夏、天竺黄以化痰；偏寒者，加熟附子以温阳散寒；脾胃虚弱者，加党参、白术以补气健脾。

（7）据变证转方：日久效果不显著者，加水蛭、虻虫以破瘀通络；语言不利者，加石菖蒲、郁金、远志等以化痰开窍；口眼㖞斜者，可合用牵正散以化痰通络。

七、外治法

（1）激光光凝术：对于视网膜静脉阻塞的患者，发现虹膜或房角新生血管者必须及时进行全视网膜光凝；确定为非缺血性，但未查及新生血管者应密切随访，如无条件随访可行全视网膜光凝。

（2）玻璃体切割术：玻璃体积血持续不吸收、视网膜脱离影响或威胁黄斑区及牵拉合并孔源性视网膜等情况是玻璃体切割术的适应证。

（3）玻璃体内注药术：多种抗-VEGF 药物（雷珠单抗、贝伐单抗等）玻璃体内注射，不仅可以用于治疗视网膜静脉阻塞患者的黄斑水肿，提高视力，促进解剖复位，而且，还可用于抑制眼内新生血管。

八、中成药选用

（1）和血明目片：适用于血热妄行证。组成：蒲黄、地黄、丹参、墨旱莲、女贞子、黄芩、赤芍、牡丹皮、茺蔚子、菊花、决明子、车前子等。用法：每次 5 片，每日 3 次口服。

（2）五苓散胶囊：适用于痰瘀互结证。组成：茯苓、泽泻、猪苓、肉桂、炒白术。用法：每次 3 粒，每日 2 次口服。

（3）龙胆泻肝丸：适用于肝郁化火证。组成：龙胆草、黄芩、车前子、泽泻、木通、当归、地黄、柴胡、甘草。用法：每次 3～6g，每日 2 次口服。

（4）知柏地黄丸：适用于阴虚阳亢证。组成：知母、黄柏、熟地黄、山茱萸、牡丹皮、山药、茯苓、泽泻等。用法：每次 8g，每日 3 次口服。

（5）复方血栓通胶囊：适用于气虚血瘀证。组成：三七、黄芪、丹参、玄参粉。用法：每次 3 粒，每日 3 次口服。

（6）依据患者证型还可选用葛根素注射液静脉滴注，丹参注射液静脉滴注，川芎嗪注射液静脉滴注以活血化瘀。

九、单方验方

（1）瘀血灌睛方（韦企平自拟方）：生地 20g，焦栀子 10g，当归尾 10g，赤芍 10g，炒荆芥 3g，龙胆草 3g，黄芩 5g，黄连 3g，炙甘草 3g，白芷 5g，槐花 10g。此方适用于邪热偏盛者。

（2）滋阴降火四物汤（韦企平自拟方）：炒知母 9g，炒黄柏 9g，元参 15g，丹参 10g，黄芩 9g，生地 15g，赤芍 10g，当归 9g，川芎 6g，淡竹叶 5g，木通 5g。此方适用于阴虚邪不盛者。

（3）活血通脉汤（沈丽珍自拟方）：桃仁 10g，红花 6g，当归 10g，赤芍 10g，川芎 10g，生地黄 10g，地龙 15g，葛根 15g，三七粉 10g（吞服），泽兰 10g，茯苓 10g，丹参 15g。治疗视网膜静脉阻塞。

（4）活血利水明目汤（罗建国等自拟方）：丹参 30g，葛根 100g，茯苓 15g，泽泻 10g，白术 10g，薏苡仁 30g，黄芪 80g，车前子 15g，枸杞子 20g，草决明 15g。

十、中医特色技术

（1）刺疗法：针灸具有通经活络、调和气血、活血化瘀的作用。常用穴：睛明、攒竹、球后、承泣、瞳子髎、太阳、风池、翳明、合谷、外关等。每次局部取 2 穴，远端取 2 穴，中刺激，不留针。

（2）中药离子导入：采用中成药葛根素注射液、丹参注射液、川芎嗪注射液等药物进行局部离子导入治疗，内外兼治，多途径活血化瘀，促进眼底出血的吸收。

十一、各家发挥

（一）分型辨治

陈向东等将视网膜光凝术后缺血型视网膜静脉阻塞辨证为肝阳上亢、气滞血瘀、脾虚气弱、肝郁血热4型。肝阳上亢证治以平肝潜阳，化瘀止血，方药为天麻钩藤饮加减；气滞血瘀证治法以理气解郁，化瘀止血，方药为血府逐瘀汤加减；脾虚气弱证治以补脾益气，摄血止血，方药为补中益气汤加减；肝郁血热证治以疏肝解郁，凉血化瘀，方药为丹栀逍遥散加减。李学源以血府逐瘀汤为主方，气滞血瘀者酌加郁金、香附；气虚血瘀者去枳壳加黄芪、党参；阴虚阳亢者重用生地黄，酌加知母、麦冬、钩藤、石决明；肝胆火炽者酌加龙胆草、焦栀子；痰浊瘀阻者酌加半夏、茯苓、浙贝母。

（二）分期辨治

郑伟将本病分为出血期、瘀血期和痰瘀互结三期进行治疗。出血期治以止血散瘀，方用宁血汤加减；瘀血期治以活血化瘀，方用血府逐瘀汤加减；痰瘀互结期治以除痰化瘀，方用桃红四物汤合二陈汤加减。翁文庆等根据病程和眼底表现，将视网膜静脉阻塞分为初期、中期、后期。初期以犀角地黄汤加减，中期以血府逐瘀汤加减，后期治以知柏地黄丸加减。通过分期治疗，综合考虑视网膜静脉阻塞在不同阶段的邪正虚实关系，分期分阶段辨证治疗，止血不留瘀，活血不动血，祛邪不忘扶正，从而取得较好疗效。

（三）以法论治

络瘀暴盲是一种眼科的血证。根据孙河的临床经验，认为络瘀暴盲的血证也应分早、中、晚三期治疗。早期出血以清热凉血止血为主；中期因离经之血多为瘀血，治当加大活血化瘀之力；后期，患病日久，正气多虚，应在活血化瘀药之中酌加扶正益气之药。故治疗络瘀暴盲的主要治法为补气养阴、凉血止血、活血化瘀明目。在整个治疗过程中还是以凉血止血、补气养阴药物为主，佐以活血化瘀药物，慎用破血逐瘀药物以防破血太过引起再次出血。同时瘀血证贯穿始终。所以，将化瘀止血法则恰当地运用于络瘀暴盲的治疗中，是本病治疗成败的关键。活血与止血药物的应用极为微妙，在治疗络瘀暴盲时，须注意根据病症演化，在立法处方时，须注意兼顾血瘀，随证型变化而酌加祛瘀之品，调整"扶正"与"祛瘀"之缓急轻重，标本兼治，以提高疗效。辨证论治时既要重视全身主证，但也不可忽视眼局部的血瘀兼证。

（滕晓明）

第二节　糖尿病视网膜病变

糖尿病视网膜病变是糖尿病最为常见和严重的微血管并发症之一。临床表现为视网膜微血管瘤、出血、渗出、视网膜新生血管形成、视网膜增殖机化及视网膜脱离等。现代医学按是否发生新生血管这一标志，将糖尿病视网膜病变分为非增殖型和增殖型两类。非增殖型表现为静脉扩张、静脉串珠样改变、微血管瘤、视网膜出血、水肿及硬性渗出、视网膜内微血管异常、棉絮斑，病变没有突破内界膜。继续发展即为增殖型糖尿病视网膜病变，以新生血管形成、神经胶质增生及玻璃体积血、视网膜牵拉为特点。

糖尿病视网膜病变属于中医"消渴内障""消渴目病"范畴。张子和《儒门事亲·刘完素三消论》有："夫消渴者，多变聋盲、疮癣、痤痱之类。"《河间六书·宣明方论·消渴总论》记载"消渴一证，故可变为雀目或内障"。

一、临床诊断要点与鉴别诊断

（一）诊断标准

（1）糖尿病病史：包括糖尿病病程、既往血糖控制水平、用药史等。

（2）眼底检查可见：微血管瘤、点片状出血、硬性渗出、软性渗出、静脉串珠、黄斑水肿、新生血管、视网膜前出血、玻璃体积血及纤维增殖、或并发视网膜脱离。

（3）眼底荧光血管造影（FFA）可帮助确诊。

（4）分级标准：依据 2002 年全球糖尿病视网膜病变项目组制定的国际糖尿病视网膜病变及糖尿病性黄斑水肿分级标准（表 9-1、表 9-2）。

表 9-1　糖尿病视网膜病变国际临床分级

分级	病变严重程度	散瞳眼底检查所见
1	无明显视网膜病变	无异常
2	轻度非增生性糖尿病视网膜病变	仅有微动脉瘤
3	中度非增生性糖尿病视网膜病变	除微动脉瘤外，还存在轻于重度非增生性糖尿病视网膜病变的改变
4	重度非增生性糖尿病视网膜病变	出现以下任一改变，但无增生性视网膜病变的体征： 在 4 个象限中每一象限中出现多于 20 处视网膜内出血 在 2 个或以上象限出现静脉串珠样改变 至少有 1 个象限出现明显的视网膜内微血管异常
5	增生性糖尿病视网膜病变	出现下列一种或一种以上改变 新生血管 玻璃体积血或视网膜出血

表 9-2　糖尿病性黄斑水肿国际临床分级

程度	散瞳眼底检查所见
无	在后极部无明显视网膜增厚或硬性渗出
轻	后极部存在部分视网膜增厚或硬性渗出，但远离黄斑中心凹
中	视网膜增厚或硬性渗出接近但未累及黄斑中心凹
重	视网膜增厚或硬性渗出累及黄斑中心凹

（二）鉴别诊断

1. 静脉淤滞性视网膜病变

由于颈内动脉阻塞或狭窄，导致视网膜中央动脉灌注减少，致中央静脉压降低，静脉扩张，血流明显变慢。眼底可见少量出血，偶可见有小血管瘤和新生血管。与视网膜静脉阻塞不难鉴别，后者静脉压增高，静脉高度迂曲扩张，视网膜出血多，症状更重。

2. 视盘血管炎

视盘血管炎多发生于青年人，视力下降轻，FFA 检查显示视盘强荧光、荧光素渗漏可以鉴别。

3. 高血压性视网膜病变

高血压性视网膜病变病变常为双眼对称，视网膜出血表浅稀疏，多位于后极部，静脉虽然扩张但不迂曲发暗。常见棉絮状斑和黄斑星芒状渗出。而视网膜静脉阻塞患者常有高血压，多为单眼发病，静脉高度迂曲扩张，视网膜出血多。

二、中医辨病诊断

（一）诊断依据

（1）消渴病史。
（2）初期视力可正常，进一步发展可出现不同程度视力减退，眼前黑影飘动，或视物变形。
（3）眼底出血、渗出、水肿、增殖，晚期可致血灌神膏部、视衣脱离而致暴盲甚或失明。
（4）可并发乌风内障、青风内障及金花内障等内障眼病。

（二）类证鉴别

消渴目病与络瘀暴盲两者鉴别：两者均有视衣出血，后期可见视衣新生血管。消渴目病多因消渴病引起，常发生于双眼，视力多缓慢下降，视网膜呈斑点状或大片出血、水肿、渗出、增生膜，视网膜血管早期有微血管瘤，部分毛细血管闭塞，后期可见新生血管形成；络瘀暴盲多因血管硬化、高血压等病变引起，多为单眼发病，视力多突然下降，视网膜静脉扩张迂曲明显，沿血管走形呈火焰状出血、渗出，后期亦可出现新生血管形成。

三、审析病因病机

（1）消渴日久，久则耗气伤阴，或肝肾阴虚，虚火上炎，灼伤目络。
（2）气阴两虚，目失所养，或因虚致瘀，络脉不畅而成内障。
（3）饮食不节，脾胃受损，或情志伤肝，肝郁犯脾，致脾虚失运，痰湿内生，上蒙清窍。
总之，肝肾亏损，血瘀是本病的基本病机。病变类型有阴损及阳，致气阴两虚，或阴阳两虚。

四、明确辨证要点

消渴目病提示了随病证阴损及阳的转化，同时瘀血证贯穿始终，故将化瘀止血法则恰当地运用于消渴目病的治疗中，是关系到本病治疗成败的关键。活血与止血药物的应用极为微妙。辨证论治时既要重视全身主证，同时也不可忽视眼局部的血瘀兼证。糖尿病视网膜病变的主要病机由阴虚燥热、气阴两虚进而演化为阴阳两虚，同时瘀血证贯穿始终且渐趋严重化，其中气阴两虚、瘀血阻滞为多数患者的主要阶段证型。瘀血既是病理产物，又是致病因素，血瘀伴随本病整个发展过程且渐趋严重化，辨证论治时既要重视全身主证，但也不可忽视眼局部的血瘀兼证。

五、确立治疗方略

消渴目病是一种眼科的血证。应分早、中、晚三期治疗。早期出血以清热凉血止血为主；中期因离经之血多为瘀血，治当加大活血化瘀之力；后期，患病日久，正气多虚，应在活血化瘀药之中酌加扶正益气之药。故治疗消渴目病的主要治法为补气养阴、凉血止血、活血化瘀明目。在整个治疗过程中应以凉血止血、补气养阴药物为主，佐以活血化瘀药物，慎用破血逐瘀药物以防破血太过引起再次出血。因此在治疗糖尿病视网膜病变时，须注意谨守病机，因势利导，有常有变，侧重有别，补其不足，泻其有余，攻补兼施。消渴发病日久，"久病入络""久病伤血"，出血与瘀血是消渴目病病理中相互因果的两个重要因素。在治疗上，活血与止血药物的应用极为微妙，活血太过有引起出血之弊；止血太过有影响出血吸收之弊。因而，化瘀止血是治疗糖尿病视网膜病变的关键。此外，玻璃体混浊、眼底纤维增殖明显者可加软坚散结药物，肝肾亏虚明显加补肝肾药物，血虚明显还需加补血药物。瘀血既是病理产物，又是致病因素，血瘀伴随本病整个发展过程且渐趋严重化。如单纯活血化瘀容易造成眼底出血加重，变证丛生，如单纯止血，见血即止又恐关门留寇。故辨证施治时应因势利导，益气养阴以治本；化瘀止血、通络明目以治标，标本兼治。

六、辨证论治

1. 气阴两虚证

（1）抓主症：视力明显减退，或仅辨眼前指数，眼底除出血、渗出外可见新生血管及增殖性病变、玻璃体反复出血。

（2）察次症：神疲乏力，口渴心烦，少气懒言，自汗盗汗，大便干。

（3）审舌脉：舌红少津，脉虚无力。

（4）择治法：益气养阴，利水化瘀。

（5）选方用药思路：本证气阴两虚为重，应以益气养阴为主，应选用六味地黄丸（《小儿药证直诀》）合生脉散（《医学启源》）。方中熟地滋肾填精，为主药；辅以山药补脾固精，山萸肉养肝涩精，称为三补。又用泽泻清泻肾火，并防熟地黄之滋腻；茯苓淡渗脾湿，以助山药之健运，丹皮清泻肝火，并制山萸肉之温，共为经使药，谓之三泻。六药合用，补中有泻，寓泻于补，相辅相成，补大于泻，共奏滋补肝肾之效。

（6）据兼症化裁：见新生血管及增殖性病变，可加生龙牡、生荷叶、昆布、浙贝母等以软坚散结；吸收缓慢，视力恢复欠佳者，可加枸杞子、女贞子、楮实子等益肾明目之品以助视功能恢复。

2. 脾肾两虚证

（1）抓主症：视力下降，眼底微血管瘤，散在点、片状出血，点状或棉絮状渗出，动脉变细，静脉扩张迂曲，视网膜水肿。

（2）察次症：尿频量多，混浊如膏，腰膝酸软无力。

（3）审舌脉：舌淡胖，脉沉弱。

（4）择治法：温阳益气，利水消肿。

（5）选方用药思路：本证脾肾两虚为重，应以补益脾肾为主，应选用加味肾气丸（《济生方》）。方中熟地滋阴补肾；山药、山茱萸补益肝脾益精血；泽泻、茯苓、车前子利水渗湿；牡丹皮清热凉血；肉桂、炮附子温肾阳；川牛膝活血通经，引血下行。全方共奏温阳益气，利水消肿之效。

（6）据兼症化裁：病变初期，眼底出血色鲜红者，可加茜草、丹皮、白茅根以凉血止血；视网膜水肿明显者，加泽泻、泽兰、车前子等以利水消肿。

3. 瘀血内阻证

（1）抓主症：视力显著下降，视物昏矇，甚至失明，玻璃体积血、增殖机化条索物，眼底见视网膜新生血管，反复大片出血。

（2）察次症：胸胁胀闷刺痛，四肢麻木疼痛，口苦，口唇或肢端紫暗。

（3）审舌脉：舌质紫暗，有瘀斑，脉弦。

（4）择治法：化痰通络，活血祛瘀。

（5）选方用药思路：本证因瘀血出血，应以化瘀通络为主，应选用血府逐瘀汤（《医林改错》）。方中桃仁、红花、川芎活血祛瘀为主药；当归、赤芍养血活血，牛膝祛瘀通脉并引血下行，三药助主药以活血祛瘀为辅药；生地黄配当归养血和血，使祛瘀而不伤阴血；柴胡、枳壳、桔梗宽胸中之气滞，治疗气滞兼证，并使气行血亦行，共为方中佐药；甘草协调诸药为使。合而用之，使血行瘀化诸症治愈。

（6）据兼症化裁：病变初期，眼底出血色鲜红者，可加茜草、丹皮、白茅根以凉血止血；视网膜水肿明显者，加泽泻、泽兰、车前子等以利水消肿。

4. 痰瘀阻滞证

（1）抓主症：视力显著下降，视物昏矇，甚至失明，眼底见微血管瘤、出血、渗出、新生血管、玻璃体积血、增殖机化条索物。

（2）察次症：形体肥胖，头身沉重。

（3）审舌脉：舌紫有瘀斑，苔厚腻，脉弦滑。

（4）择治法：健脾燥湿，化痰祛瘀。

（5）选方药思路：本证因痰瘀出血，应以化痰祛瘀为主，应选用温胆汤（《三因极一病证方论》）。本方证多因素体胆气不足，复由情志不遂，胆失疏泄，气郁生痰，痰浊内扰，胆胃不和所致。胆为清净之府，性喜宁谧而恶烦扰。若胆为邪扰，失其宁谧，则胆怯易惊、心烦不眠、夜多异梦、惊悸不安；胆胃不和，胃失和降，则呕吐痰涎或呃逆、心悸；痰蒙清窍，则可发为眩晕，甚至癫痫。治宜理气化痰，和胃利胆。方中半夏辛温，燥湿化痰，和胃止呕，为君药。臣以竹茹，取其甘而微寒，清热化痰，除烦止呕。半夏与竹茹相伍，一温一凉，化痰和胃，止呕除烦之功备；陈皮辛苦温，理气行滞，燥湿化痰；枳实辛苦微寒，降气导滞，消痰除痞。陈皮与枳实相合，亦为一温一凉，而理气化痰之力增。佐以茯苓，健脾渗湿，以杜生痰之源；煎加生姜、大枣调和脾胃，且生姜兼制半夏毒性。以甘草为使，调和诸药。

（6）据兼症化裁：若心热烦甚者，加黄连、山栀、豆豉以清热除烦；病至后期，出血开始吸收而有渗出者，可加生龙牡、生荷叶、昆布、浙贝母等以软坚散结；吸收缓慢，视力恢复欠佳者，可加枸杞子、女贞子、楮实子等益肾明目以助视功能恢复。

七、外治法

（1）激光光凝术治疗：用于增殖期。做全视网膜光凝术，破坏缺血区视网膜，减少耗氧量，以防止新生血管形成，并使已形成的新生血管消退，防止病变继续恶化。对黄斑水肿和黄斑囊样水肿可行氪黄激光局灶或格栅光凝术，以减轻水肿。

（2）玻璃体切割术：玻璃体积血持续不吸收、牵拉性视网膜脱离，特别是即将或发生的黄斑部脱离，应行玻璃体切割术。术中同时行全视网膜光凝术，防止复发出血。

（3）抗 VEGF 治疗：近年采用玻璃体内注射抗 VEGF 药物治疗糖尿病性黄斑水肿或眼内新生血管取得了较好的疗效。

八、中成药选用

（1）芪明颗粒：适用于 2 型糖尿病视网膜病变非增殖型，肝肾不足证。组成：黄芪、葛根、地黄、枸杞子、决明子、茺蔚子、蒲黄、水蛭。用法：每次 1 袋，每日 3 次口服。

（2）生脉胶囊：适用于视网膜病变气阴两亏虚证。组成：红参、麦冬、五味子等。用法：每次 3 粒，每日 3 次口服。

（3）杞菊地黄丸：适用于糖尿病视网膜病变肝肾不足证。组成：熟地黄、山茱萸、山药、茯苓、牡丹皮、泽泻、枸杞子、菊花。用法：每次 8 丸，每日 3 次口服。

（4）知柏地黄丸：适用于糖尿病视网膜病变阴津不足，燥热内生证。组成：知母、黄柏、熟地黄、山茱萸、牡丹皮、山药、泽泻、茯苓等。用法：每次 8g，每日 3 次口服。

（5）六味地黄丸：适用于糖尿病视网膜病变肝肾亏虚证。组成：熟地黄、山茱萸、牡丹皮、山药、茯苓、泽泻。用法：每次 8 丸，每日 3 次口服。

（6）补中益气丸：适用于糖尿病视网膜病变脾失健运，水湿阻滞证。组成：炙黄芪、党参、炙甘草、白术（炒）、当归、升麻、柴胡、陈皮等。用法：每次 1 袋，每日 2～3 次口服。

（7）左归丸：适用于糖尿病视网膜病变肾阳不足，血瘀痰凝证。组成：熟地黄、菟丝子、牛膝、龟甲胶、鹿角胶、山药、山茱萸、枸杞子。用法：每次 9g，每日 2 次口服。

（8）糖脉康颗粒：适用于 2 型糖尿病及并发症糖尿病视网膜病变的中医辨证属气阴两虚血瘀型。组成：黄芪、黄精、生地黄、麦冬、赤芍、牛膝、丹参等。用法：每次 1 袋，每日 3 次口服。

（9）芪贞降糖颗粒：适用于非增殖期糖尿病视网膜病变肝肾阴虚型患者。组成：黄芪、黄连、人参、山茱萸、女贞子、五倍子。用法：每次 1g，每日 3 次口服。

此外，还可根据患者不同病证合参酌选葛根素、苦碟子注射液、银杏叶提取物进行静脉滴注治疗。

九、单方验方

（1）二至明目胶囊（女贞子、墨旱莲、丹皮、山萸肉、山药、葛根、红土茯苓、三七、泽泻等）治疗单纯型糖尿病视网膜病变。

（2）明目地黄汤（黄芪 30g，生地黄 20g，牡蛎 24g，浮小麦 15g，泽泻 15g，牡丹皮 15g，益母草 15g，山茱萸 15g，山药 15g，枸杞子 15g，茯苓 15g，葛根 15g，茺蔚子 15g，草决明 30g，丹参 15g，三七 15g）治疗糖尿病视网膜病变肝肾阴虚证。

（3）达明饮（生蒲黄、三七、黄芪、生地黄、黄精、川芎、柴胡等）治疗糖尿病视网膜病变。

十、中医特色技术

（1）针灸疗法：结合辨证论治采用滋阴清热、补气益精、理气通络、清肝明目等组穴补泻兼施，改善微循环障碍，增加视网膜组织的氧灌输量。针刺取穴在继承传统针刺基础上，重视循经取穴的重要性，根据病情以取手足三阳经、足厥阴肝经、足少阴肾经、手少阴心经穴位为主。针刺眼周穴及远端取穴，可疏通经络，调和阴阳，扶正祛邪。

（2）中药电离子导入：根据病情应用复方樟柳碱注射液、川芎嗪注射液、丹参注射液、丹红注射液或甲钴胺注射液等作离子导入。

十一、各家发挥

（一）以证论治

（1）段俊国等在十二五规划教材《中医眼科学》中将本病分为五个证型：肾阴不足、燥热内生证，以滋肾养阴、凉血润燥为主，方用玉泉丸合知柏地黄丸加减；气阴两虚、脉络瘀阻证，以益气养阴、化瘀利水为主，方用六味地黄丸合生脉散；脾肾气虚、水湿阻滞证，以补脾益气、利水消滞为主，方用补中益气汤加减；肝肾亏虚、目络失氧，以滋阴益肾、润燥生津为主，方用六味地黄丸或优糖明Ⅱ号方加减；阴阳两虚，痰瘀互结证，以阴阳双补、化痰祛瘀为主，方用左归丸或右归丸加减。

（2）李传课主编的《中医眼科学》将本病分为四个证型：阴虚燥热型，治疗以养阴清热、凉血散血为主，方用白虎加人参汤加减；气阴两虚型，治法以益气养阴、凉血化瘀为主，方用生脉散合玉女煎加减；肝肾阴虚证，治法以滋补肝肾、活血明目为本，方用杞菊地黄丸加减；脾虚气弱型，治法以健脾益气、化浊散瘀为主，方用升阳益胃汤加减。

（3）张梅芳等将本病分为六个证型：阴虚火热证，治法以滋阴降火、润燥化瘀为主，方用玉泉散合人参白虎汤加减；气阴两虚证，治法以益气养阴、化瘀为主，方用六味地黄汤合生脉散；脾肾两虚证，治法以滋阴温肾、健脾化瘀为主，方用金匮肾气丸合四君子汤加减；瘀血内阻，治法以正本清源、化瘀通络为主，方用自拟 1 方；脾肾湿困，痰浊阻络证，治法以健脾燥湿、痰浊阻络为主，方用温胆汤加味；肺胃燥热证，治法以滋阴清热、凉血止血为主，方用玉女煎加黄连、栀子、牡丹皮、三七末。

（4）彭清华等将本病分为五个证型：肾阴不足、燥热内生证，治以滋肾养阴、凉血润燥，方用玉泉丸合知柏地黄丸加减；气阴两虚、脉络瘀阻证，治以益气养阴、化瘀利水，方用六味地黄丸合生脉散加减；脾肾气虚、水湿阻滞证，治以补脾益肾、利水消滞，方用补中益气汤加减；肝肾亏虚、目络失养证，治以滋阴益肾、润燥生津，方用六味地黄丸加减；阴阳两虚、痰瘀互结证，治以阴阳双补、化痰祛瘀，方用左归丸或右归丸加减。

（二）以法论治

（1）补肾清肝、消瘀明目法：廖海红用补肾清肝、消瘀明目法治疗消渴目病。予中药方（三七 10g，羚羊角 15g，炒牡丹皮 30g，赤芍药 20g，墨旱莲 20g，密蒙花 20g，郁金 15g，蚕沙 15g，石斛 15g，丹参 30g，葛根 20g，川芎 20g，枸杞子 20g，茯苓 20g），研究结果表明，补肾清肝、消瘀明目法对糖尿病视网膜病变疗效确切，具有明显改善患者临床症状与眼底视网膜状况的作用。

（2）益气养阴通络法：周芸丽等运用益气养阴通络法治疗消渴目病气阴两虚、血瘀阻络证。予益气养阴通络方（主要有生地、丹参、黄芪、赤芍、决明子、枸杞子等）治疗后，有效改善视力及眼底病变，减少视网膜微血管瘤，促进眼底出血吸收，减轻毛细血管渗漏，能一定程度上延缓本病的发展。

（3）滋阴养气、活血化瘀法：姚学云等探讨滋阴养气、活血化瘀治疗糖尿病视网膜病变。予中药方（黄芪 30g，党参 30g，当归 20g，枸杞子 15g，熟地黄 15g，川芎 20g，山药 12g，菊花 15g，甘草 10g），研究结果表明，通过滋阴养气、活血化瘀治疗，具有通畅眼络、改善视网膜微循环的作用，同时可促进水肿、出血、渗出的吸收，且能保护视力。

（三）针刺治疗

针灸治疗作为祖国传统医学的特色疗法之一，对于消渴目病有确切疗效。

（1）刘学敏运用面部穴位不施手法，肢体穴位均采用平补平泻的方式，选用双侧睛明、太阳、神庭、曲池、血海、阴陵泉、足三里、太冲、太溪，配合服用中药镇蛆汤。

（2）李菊琦等运用耳针配合中药进行治疗，选取胰胆、胰腺点、肾、缘中、内分泌、丘脑、皮质下、口、眼、三焦等，每次选取 4 个穴位，采用捻入法将掀针刺入耳穴，贴上胶布稍加试压，并配合服用中药沙参、麦冬、三七、枸杞、郁金等养阴生津、活血化瘀之品。

（3）张智龙等采用调理脾胃针法治疗糖尿病视网膜病变，在予常规糖尿病治疗基础上，选取中脘、合谷、曲池、曲池、三阴交、足三里、阴陵泉、血海、太冲、地机，加用四白、风池、瞳子髎，治疗后发现调理脾胃针刺法可对一氧化氮及内皮素这两种血管活性物质起到良性调节作用，达到保护视网膜血管内皮细胞的作用，从而延缓视网膜病变的发生和发展。

（四）离子导入治疗

中药配合离子导入是利用电场作用和电荷同性相斥，异性相吸的特性，使无机化合物或有机化合物药物离子，带电胶体微粒经过眼睑皮肤和角膜而进入眼内，达到治疗的目的。离子透入的药物多选用活血化瘀类中药提纯液体。

（1）姜士军等选用具滋阴益气、化瘀通络功效的葛根素注射液，配合眼部电控川芎嗪离子导入的综合方法治疗消渴目病。

（2）王燕等用中药配合眼部直流电离子导入治疗消渴目病，结果表明此法能改善局部视网膜供血和视神经末梢纤维的代谢，并促使出血病灶的吸收，从而加快视功能的提高。

（五）针药并用

孙河应用电针背俞穴联合中药达明饮治疗非增殖性糖尿病视网膜病变气阴两虚、瘀血阻络证的患者，从中得出电针背俞穴联合达明饮能有效改善非增殖性糖尿病视网膜病变气阴两虚、瘀血阻络证患者的视力、眼底、临床症状及眼血流动力学异常。其作用机制可能为改善视网膜血流及微循环。

（滕晓明）

第三节　年龄相关性黄斑变性

年龄相关性黄斑变性（age-related macular degeneration，AMD）是指以黄斑区色素脱失或增殖，玻璃膜疣，黄斑区脉络膜新生血管，视网膜色素上皮脱离，黄斑区反复出血导致中心视力下降或丧失为特征的疾病。本病多起病于 50 岁以上，发病率随年龄增加而上升，亦称老年性黄斑变性，男性多于女性，常双眼先后发病，临床上根据有无视网膜下脉络膜新生血管的生成而分为萎缩型（干性）和渗出型（湿性）两种类型，前者发病相对较多，后者对视力的损害更为严重。本病是发达国家老年人致盲的首要眼病，我国的发病率正呈现逐年升高趋势。其发病可能和遗传、环境影响、慢性光损伤、营养失调、有毒物质侵害、免疫性和心血管疾病等有关，确切的发病机制尚不清楚，一般认为是多种原因复合作用而导致视网膜色素上皮代谢功能衰退，与氧化应激、炎症等因素相关，目前尚无特效疗法。

年龄相关性黄斑变性属于中医学"视瞻昏渺""视直如曲"或"暴盲"等范畴。

一、临床诊断要点与鉴别诊断

（一）诊断标准

参考 2013 年《中国老年性黄斑变性临床诊断治疗路径》、2015 年《中医临床诊疗指南释义·眼科疾病分册》及 2016 年《中成药临床应用指南·眼科疾病分册》。

1.临床症状

单眼或双眼中心视力减退，视物变形，中心视野发暗或暗影遮挡，严重者失明。

2.眼底检查

眼底检查可见黄斑区中心凹反射不清或消失，后极部簇样大小不一的玻璃膜疣，或伴黄斑区色素上皮增生或萎缩，呈棕褐或灰白相间的小点片样病灶，进一步病灶扩大出现地图样萎缩，称萎缩型；如黄斑区新生血管生长可见灰黄色病灶，或病灶区出血、渗出，后期机化形成灰白样瘢痕病灶，称渗出型。

（1）早期：黄斑区中心凹两个视盘直径内可见到 65～125μm 大小的玻璃膜疣，但无视网膜色素上皮（RPE）层异常。

（2）中期：黄斑区中心凹两个视盘直径内可见到至少有一个直径≥125μm 的大玻璃膜疣，以及任何 RPE 层异常（增生或萎缩）。

（3）进展期：萎缩型表现为累及黄斑中心凹或至少疑似累及黄斑中心凹的地图状色素上皮萎缩；渗出型表现为浆液性和（或）出血性盘状脱离，严重者视网膜内出血，视网膜下血肿，玻璃体积血。

（4）晚期（瘢痕期）：盘状瘢痕。

3. 其他检查

（1）荧光素眼底血管造影（FFA）：可见黄斑区有透见荧光（窗样缺损）或弱荧光，或视网膜下新生血管样荧光渗漏，出血者有遮蔽荧光。典型性脉络膜新生血管（CNV）早期即显出边界清晰的颗粒状或网状荧光，很快出现荧光素渗漏，后期形成片样强荧光；隐匿性CNV显影不完全，新生血管边界模糊，仅为部分边界不清的斑驳荧光，中后期荧光逐渐增强，晚期显现荧光渗漏。

（2）吲哚青绿眼底血管造影（ICG）：对渗出型年龄相关性黄斑变性具有诊断价值。表现为异常粗大的脉络膜血管、强荧光；浆液性色素上皮脱离区可呈弱荧光。典型黄斑区CNV早期出现明确强荧光点或区域，晚期荧光增强或扩大，为能确定边界的强荧光区。瘢痕组织染色。

（3）光学相干断层扫描（OCT）：如临床眼底检查和（或）荧光血管造影检查显示CNV和渗漏的征象时，患者应接受此检查。该项检查方法能够清晰地显示CNV的形态、部位、大小，以及神经上皮层、色素上皮层及脉络膜的病变情况，可作为视网膜下和视网膜内液体是否存在的确定诊断方法，并对治疗前后的液体量进行动态观察比较。典型的黄斑区CNV表现为RPE及复合体层的高反射带局限性结构不清；反射断裂隆起下方呈高反射。出血在OCT上表现为视网膜下或色素上皮层下中等反射，渗出表现为视网膜层间高反射；同时CNV渗漏可引起视网膜内或视网膜下水肿，OCT表现为视网膜增厚或隆起。

注：①有早期眼底改变但视力正常，为可疑患者，应定期观察。②注意病史，排除其他黄斑病变。③视力下降者应排除屈光不正和屈光间质混浊。

（二）鉴别诊断

1. 中心性渗出性脉络膜视网膜病变

此病又名特发性脉络膜新生血管（特发性CNV），为发生于黄斑区的孤立的渗出性脉络膜视网膜病变，伴有视网膜下新生血管和出血，黄斑周围和另一眼多无玻璃膜疣存在和色素的改变。多为中青年发病，好发于年轻女性，单眼发病居多。

2. 高度近视性黄斑病变

高度近视性黄斑病变患者有高度近视病史，视力下降，伴有黄斑区色素改变和CNV，同时伴有高度近视的典型特征，如视盘斜入、后巩膜葡萄肿、豹纹状眼底及漆纹样裂纹、无玻璃膜疣。

3. 脉络膜肿瘤

年龄相关性黄斑变性的出血性脱离呈暗黑色或蓝灰色，易误诊为脉络膜肿瘤，通过眼底荧光素血管造影检查可以鉴别，前者出血始终未被荧光遮蔽，而脉络膜肿瘤先见滋养血管，继之为斑点状荧光，后期发展为融合的强荧光。

二、中医辨病诊断

（一）诊断依据

（1）病史：本病多见于50岁以上老年人，部分有高血压病史和家族史。

（2）临床症状：眼外观端好，单眼或双眼视物昏矇，视物扭曲变形，中心视野发暗或暗影遮挡（阿姆斯勒表检查中心注视区），视力缓慢或急剧下降，严重者失明。

（3）眼底检查：可见后极部视网膜玻璃膜疣、色素脱失或增殖，黄斑区出现浆液性和（或）出血性盘状脱离，重者视网膜内出血，视网膜下血肿，玻璃体积血。晚期病变瘢痕形成。

（4）结合荧光素血管造影、吲哚青绿脉络膜血管造影及光学相干断层扫描等检查确诊。

（二）类证鉴别

视瞻昏渺与视瞻有色均表现为视物昏朦及自视眼前有阴影遮挡，两者均属内障眼病，病名均见于《证治准绳·杂病·七窍门》，书中明确记载了两者的表现特点。如："若人五十以外而昏者，虽治不复光明，盖时犹月之过望，天真日衰，自然目渐光谢。"其描述了视瞻昏渺病证的发病年龄及随年龄增长而视力渐降终至失明的特点。而"视瞻有色证，非若萤星、云雾二证之细点长条也，乃目凡视物有大片，甚则通行（有色阴影）"，则指出了视瞻有色病证视物出现固定有色阴影且视力下降的特征。

两者的不同之处在于：视瞻昏渺者以 50 岁以上中老年多见，常双眼患病，初期视力轻度下降，后期明显下降不能矫正，眼底黄斑区可见出血、水肿、机化物或玻璃膜疣样改变，FFA可见玻璃膜疣或有视网膜下新生血管。而视瞻有色者以青壮年多见，多为单眼发病，有自限性和复发性，眼前阴影呈淡黄色或灰色，形状多为椭圆形或圆形，并有色觉异常，视力中度下降且可部分矫正，眼底黄斑区呈现水肿、渗出、中心凹反射消失，FFA 见色素上皮及神经上皮脱离征象。

三、审析病因病机

（1）饮食不节，脾虚失运：脾为后天之本，气血生化之源，与目关系密切，黄斑属脾。本病患者早期多因素体脾胃虚弱或饮食不节伤及脾胃，脾失健运，则精微不化，升清降浊失司，湿浊潴留，久酿成痰，痰湿积聚，上泛蒙蔽清窍，则致黄斑部及其周围形成较多的玻璃膜疣，出现视物模糊，甚至视物变形。若脾失统摄，则致血溢络外，遮蔽神光；若脾虚气弱，可致气虚血瘀，视物昏朦。

（2）年老体弱，肝肾亏虚：依据五轮辨证，黄斑位居瞳神，归属于肾水。肾为先天之本，主藏精，精充则目明；肝为血海，主藏血，目受血而能视；肝肾同源，精血互生互化。本病患者多年老体衰，随年龄增长，肾精日渐衰败，肾精亏虚，日久脉络空虚、元气推动无力，则视物日渐不明，精虚则血必亏，肝血亏虚，则瞳神失养，肝肾两虚，精亏血少，则目失濡养；若素体阴虚，或劳思竭视耗伤阴精，肝肾阴虚，虚火上炎，灼烁津液，灼伤目络，则致视物昏朦，神光暗淡。

（3）肝郁脾虚，痰瘀互结：眼为肝窍，若情志内伤，肝失疏泄，肝郁气滞，横克脾土，致脾失健运，气机阻滞，血行瘀滞，津液凝聚，痰湿蕴结。若痰湿之邪蕴结目络，致视网膜色素上皮-玻璃膜-脉络膜毛细血管复合体痰湿聚集，则发生本病。本病眼底多以痰湿、瘀血为特点。痰湿多由肝郁脾虚，健运失司，湿浊久滞，瘀而成痰。而"痰瘀同源"，痰湿与瘀血均属病理产物，痰易致气血凝滞，从而形成痰瘀互结，阻闭清窍，致目视不明。

总之，年龄相关性黄斑变性的病位在瞳神，发病主要涉及肝、脾、肾三脏，基本病因病机与精气血亏损有关，随病程发展，肝郁、痰浊、湿热、瘀血显现，构成年龄相关性黄斑变性虚实夹杂的病理特性。干性年龄相关性黄斑变性以虚证多见，湿性年龄相关性黄斑变性则多见本虚标实证。年老体衰，肝肾阴精亏虚，阴虚火旺，脾胃虚损，气血不足，是为本虚；瘀血内阻，痰湿阻络，局部表现的黄斑出血、水肿、渗出等则属因虚致实，是为标实。脾虚失运是年龄相关性黄斑变性的病变基础；肝肾亏虚是年龄相关性黄斑变性的病本；痰瘀互结是年龄相关性黄斑变性的病理特征。然本病临证过程中有虚有实，须结合局部与全身辨证全面把握，具体甄辨。

四、明确辨证要点

（一）辨虚实

本病有虚实之分，或虚实夹杂。因虚致病者，多以肝肾两虚、脾虚气弱、精血不足为主；因实致病者，多为肝郁气滞、气滞血瘀、痰湿上泛、痰瘀互结；虚实夹杂者，则多见肝郁脾虚、阴虚火旺、气虚血瘀、阴虚夹湿热。

在本病漫长的发展过程中，早期多以虚证为主，起病较缓，视力下降相对缓慢，眼底病变程度相对较轻。而后因虚致实，多痰、湿、瘀、热常夹杂为病，形成本虚标实的病证，发病较急，眼底玻璃膜疣、渗出、出血及水肿等病变程度均明显加重，视力急剧下降，甚者失明。

（二）辨脏腑

本病脏腑辨证主要当辨脾虚、肝郁、肝肾亏虚。脾虚者，症见视物昏暗，眼易疲劳，头昏神疲，倦怠乏力，食少纳呆，便溏腹胀等；肝郁者，症见视物模糊，情志不舒，胸胁或少腹胀满窜痛，善太息，口苦咽干或见咽部异物感等；肝肾亏虚者，症见视物昏朦，眼目干涩，头晕耳鸣，腰膝酸软，失眠多梦。

此外，尚需结合五行生克制化关系，审辨脏腑兼证及阴阳气血津液之偏，标本虚实，分清主次。如阴虚火旺、肝郁脾虚、湿热上犯、痰湿内蕴、气血两虚、气血瘀滞、痰瘀互结等。

（三）辨黄斑区病变

本病可针对黄斑区组织病理改变特征进行局部辨证。

（1）玻璃膜疣：出现于本病早期，多为精气亏虚。

（2）神经上皮/色素上皮浆液性脱离、水肿与渗出：多为肝气犯脾，水湿停聚；若水肿消退，遗留渗出物，多为气血瘀滞；若新旧渗出物混杂，多为阴虚火旺；若渗出物较为陈旧，多为肝肾不足；若黄斑水肿经久不消，多属脾肾阳虚，气化不利，水湿停滞。

（3）出血：多为思虑过度，劳伤心脾，脾不统血；或热灼脉络；或阴虚火旺，络伤血溢。

（4）新生血管：初期多为脾虚、肝肾亏虚；晚期出现典型脉络膜新生血管及其出血者，多为痰湿、血瘀、肝郁等虚实夹杂证。

（5）萎缩、机化瘢痕：萎缩多为肝肾不足或气血虚弱；若出现机化瘢痕，则多为气血瘀滞兼夹痰湿，痰瘀凝结。

（6）色素沉着或黄斑囊样变性：多为肝肾不足；或脾肾阳虚，痰湿上泛，痰瘀互结。

五、确立治疗方略

《证治准绳·杂病·七窍门》言及本病主要因"神劳、血少、元气弱、元精亏"而致，并提出"当培其本，而光自发"的治疗原则。《审视瑶函·目昏·瞻视昏渺症》中记载以滋阴降火、补益肝肾、益血镇肝之法治疗本病。惟《银海精微·视物不真》中提出了养血祛风除湿之方治疗本病。通过现代眼科诊查手段，本病眼底病变复杂多样，结合全身辨证，则有虚有实，因而不可一味从虚论治。如肝肾精血亏虚，血滞成瘀或虚火灼络而致络破出血，先期需滋阴降火、清热凉血，止血不留瘀。尚需兼顾"阳中求阴""阴中求阳"，防助火耗阴动血之弊，不宜过用活血化瘀。因痰、瘀同为机体和眼底组织的病理产物，互为因果。肝郁则气滞血瘀，脾虚则痰湿不化，痰凝血瘀日久，须燥湿化痰、疏肝健脾、理气和中、化瘀通络、软坚散结并用方可治之，但需注意切勿伤正。基于现行《眼科中医诊疗方案》及《中医临床诊疗指南释义》，本病治疗当以标本兼治、扶正祛邪为主要治则，以补益肝肾、健脾利湿、滋阴降火、凉血止血、化瘀止血、活血明目、疏肝健脾、化痰祛湿、软坚散结等为主要治法。

六、辨证论治

1. 脾虚气弱证

（1）抓主症：视物模糊，或视物变形，眼前暗影，眼底后极部有渗出性浅脱，或反复发生黄斑部出血。

（2）察次症：头昏乏力，神疲倦怠，眼易疲劳，纳呆便溏。

（3）审舌脉：舌淡苔白，脉弱。

（4）择治法：健脾益气，滋养肝目。

（5）选方用药思路：本证为脾气虚弱，健运失司，气血不足，清阳不升，目窍失养，应选用补中益气汤（《脾胃论》）。方用黄芪、人参、白术甘温补中，益气健脾，升举阳气；当归补血行血；陈皮理气和中；升麻、柴胡协诸药共助清阳之气上升；炙甘草既甘温补中，又调和诸药。诸药合用，共奏补中益气，升阳举陷之功。

（6）据兼症化裁：若少气懒言，气虚明显者，可加山药、大枣以健脾益气养血；若面色㿠白无华，眩晕心悸，血虚明显者，可加黄精、制何首乌、阿胶以滋补精血；若黄斑区水肿渗出明显者，应加茯苓、泽泻、薏苡仁、砂仁健脾利湿；新鲜出血者，可加生蒲黄、藕节以增凉血止血之力；若反复出血机化物形成，加鸡内金、山楂、昆布、僵蚕等化瘀散结。

（7）据变证转方：若形瘦神疲，食少便溏，病后虚弱，此为心脾不足，气血两亏，应补益气血，予人参养荣汤加减。若脾不统血，血溢黄斑，应健脾益气，养血活血，予归脾汤加减。若黄斑出血、水肿、渗出，兼见头重如裹，食少纳呆，便溏，舌淡苔白腻或黄腻，脉弦，此为脾虚湿困，应健脾利湿，予参苓白术散加减。

2. 肝肾亏虚证

（1）抓主症：视物模糊，或眼前固定暗影，眼目干涩，眼底黄斑区域性色素上皮萎缩，或渗出前期或瘢痕期病变。

（2）察次症：可伴眼目干涩、头晕耳鸣、腰膝酸软、失眠多梦。

（3）审舌脉：舌质红、苔少，脉细。

（4）择治法：滋补肝肾，养肝明目。

（5）选方用药思路：本证多为年老体衰或久病致虚，肝肾不足，精血亏虚，目失濡养，应选用驻景丸加减方（《中医眼科六经法要》）。方用楮实子、菟丝子、枸杞子阴阳双补，益精强阴，补肝滋肾，益精明目；五味子敛耗散而助金水；车前子利水而泻肝肾邪热；茺蔚子补肝肾，通血脉，养阴明目；木瓜补脾养肺，固肾益精；紫河车补益肝肾，填精补髓；寒水石清热泻火，利窍，消肿，以抑紫河车之温性；生三七散瘀血，止血而不留瘀，对出血兼有瘀滞者更为适宜。全方共奏补益肝肾，益精明目之功。

（6）据兼症化裁：若五心烦热，失眠盗汗，为虚火上炎，加知母、黄柏、地骨皮以降虚火；渗出、瘢痕较多者，为脾失健运，加山楂、鸡内金、昆布、僵蚕等健脾散结消积；头痛头晕，为阴虚阳亢，加石决明以平肝潜阳；失眠多梦者，为心失所养，加当归、首乌藤、酸枣仁以养心安神；若阳气偏虚，可去车前子、寒水石。

（7）据变证转方：若眩晕、耳鸣、目涩畏光、视物昏花，为肝肾阴亏，可用杞菊地黄丸滋肾养肝；兼见迎风流泪，用明目地黄丸以滋肾、养肝、明目。若症见口干、潮热盗汗、五心烦热，属肝肾两亏，阴虚火旺，予石斛夜光丸。若头晕目眩，腰酸腿软，遗精滑泄，自汗盗汗，口燥舌干，舌体瘦而色淡红，脉沉细尺弱，或舌红脉细数，属真阴不足证，可予左归丸滋阴补肾，填精益髓。若腰膝酸软，耳鸣脱发，牙齿松动，精神不振，畏寒肢冷，阳痿遗精，便溏，尿频而清，舌淡胖润或有齿痕，脉沉细尺弱，属肾阳不足，命门火衰，可改予右归丸以温肾壮阳，填精止遗。

3. 痰湿蕴结证

（1）抓主症：视物变形，视物发暗，黄斑区色素紊乱，玻璃膜疣形成，中心凹反光消失，或黄斑出血、渗出及水肿。

（2）察次症：全身可伴胸膈满闷，眩晕心悸，肢体乏力。

（3）审舌脉：舌苔厚腻或黄腻，脉沉滑或弦滑。

（4）择治法：化痰祛湿，益气健脾。

（5）选方用药思路：本证为脾虚失运，水湿不化，湿聚成痰，痰湿蕴结，浊气上犯，应选用二陈汤（《太平惠民和剂局方》）合参苓白术散（《太平惠民和剂局方》）。方用制半夏、陈皮、茯苓、炙甘草燥湿化痰，理气和中，标本兼顾，燥湿理气祛已生之痰，健脾渗湿杜生痰之源；人参、白术、茯苓益气健脾渗湿；山药、莲子肉健脾益气，兼能止泻；白扁豆、薏苡仁助白术、茯苓以健脾渗湿；砂仁醒脾和胃，行气化滞；桔梗宣肺利气，通调水道，又能载药上行，培土生金；炙甘草既健脾和中，又调和诸药。综观全方，补中气，渗湿浊，行气滞，使脾气健运，痰湿得去，则诸症自除。

（6）据兼症化裁：若舌苔黄腻，酌加黄芩、黄柏以清热燥湿；若痰热较重者，可酌加制半夏、茯苓、胆南星、车前子等清热利湿、化痰散结之品；若黄斑区出现浆液性盘状脱离，可加泽兰、猪苓、益母草等活血通络、利水消肿之剂。

（7）据变证转方：若眼沉头重，后极部视网膜渗出污秽、边界不清，全身兼见胸脘满闷，纳呆，体乏，舌苔黄腻，脉滑数者，为湿热蕴结证，可用三仁汤加减以利湿清热。若视物变形，视力下降，病程日久，眼底见瘢痕形成及大片色素沉着，全身症见倦怠乏力，胸闷，纳呆，口唇紫暗，舌淡，苔薄白腻，脉弦滑，为痰瘀互结证，治当化痰软坚，予化坚二陈汤加减或大黄䗪虫丸。

4. 阴虚火旺、络伤出血证

（1）抓主症：多见湿性年龄相关性黄斑变性。突然一眼视物模糊或视物变形；黄斑出血、渗出和水肿。

（2）察次症：伴口干欲饮，潮热面赤，五心烦热，盗汗多梦，腰膝酸软。

（3）审舌脉：舌质红、苔少，脉数。

（4）择治法：滋阴降火，化瘀止血。

（5）选方用药思路：本证为阴虚血滞，瘀阻目络或虚火上炎，灼迫血络而致血溢脉外，应选用生蒲黄汤（《中医眼科六经法要》）。方用生地黄、牡丹皮凉血止血；墨旱莲滋阴止血；荆芥炭入血分止血；生蒲黄、郁金、丹参、川芎活血化瘀，消散离经之血。诸药合用，共奏滋阴降火，化瘀止血之功。

（6）据兼症化裁：若小便短赤不畅者，可加白茅根、车前草以清热导赤；出血初期，为血热妄行，可酌加白茅根、三七以凉血止血；出血停止后为血热瘀滞，可加丹参、郁金、赤芍、炒麦芽、茺蔚子等以活血行气；出血日久者，加山楂、浙贝母、鸡内金等活血消滞；血不养心，心悸失眠者，可加远志、合欢花、夜交藤、酸枣仁、磁石以养心宁神。

（7）据变证转方：若潮热盗汗，口干咽痛，耳鸣遗精，小便短赤，阴虚火旺证候明显者，改予知柏地黄汤加减。若心肾不足，阴虚火旺较重的心烦失眠，舌红苔燥，脉细数者，可用黄连阿胶汤加减以育阴清热、滋阴降火。

七、外治法

本病可局部滴用施图伦滴眼液，每日 3 次。另外，可根据眼底病变情况酌情采用雷珠单抗玻璃体腔内注药，或眼底激光、经瞳孔温热疗法（TTT）、光动力疗法（PDT）等治疗手段。

八、中成药选用

（1）补中益气丸（口服液）：适用于脾虚气弱证，症见视物模糊，眼底有视网膜色素上皮脱离（RPED）等。组成：炙黄芪、党参、炙甘草、白术（炒）、当归、升麻、柴胡、陈皮，辅料为生姜、大枣。用法：丸剂每次 1 袋（6g），口服液每次 1 支，每日 2～3 次，口服。

（2）人参养荣丸：适用于脾虚气弱，气血两亏证，症见视物模糊，或视物变形，眼前暗影，眼底后极部有 RPED 等。组成：人参、白术（土炒）、茯苓、炙黄芪、当归、熟地黄、白芍（麸炒）、陈皮、远志（制）、肉桂、五味子（酒蒸）、炙甘草。用法：每次 1 丸，每日 1～2 次，口服。

（3）明目地黄丸：适用于肝肾亏虚证，症见固定暗影，眼底渗出前期或瘢痕期病变等。组成：熟地黄、山茱萸（制）、牡丹皮、山药、茯苓、泽泻、枸杞子、菊花、当归、白芍、蒺藜、石决明（煅）。用法：每次 1 丸，每日 2 次，口服。

（4）石斛夜光丸：适用于肝肾亏虚证，症见视物模糊，眼前固定暗影，黄斑区域性色素上皮萎缩等。组成：石斛、熟地黄、枸杞子、菟丝子、牛膝、菊花、蒺藜、青葙子、决明子、水牛角浓缩粉等。用法：每次 1 丸，每日 2 次，口服。

（5）左归丸：适用于肝肾亏虚证，症见眼前固定暗影，眼底黄斑区域性色素上皮萎缩等。

组成：熟地黄、菟丝子、牛膝、龟甲胶、鹿角胶、山药、山茱萸、枸杞子。用法：每次 9g，每日 2 次，口服。

（6）二陈丸：适用于痰湿蕴结证，症见视物昏朦，视物变形；眼底黄斑区水肿、渗出反复迁延不愈等。组成：陈皮、半夏（制）、茯苓、甘草。用法：每次 9～15g，每日 2 次，口服。

（7）参苓白术散（丸剂、颗粒剂、胶囊剂）：适用于脾虚湿困证，症见视物变形，视物发暗，黄斑区色素紊乱，玻璃膜疣形成，中心凹反光消失，或黄斑出血、渗出及水肿等。组成：人参、茯苓、白术（炒）、山药、白扁豆（炒）、莲子、薏苡仁（炒）、砂仁、桔梗、甘草。用法：丸剂或颗粒剂每次 6～9g，每日 2～3 次，口服；胶囊剂每次 3 粒，每日 3 次，口服。

（8）和血明目片：适用于阴虚肝旺，热伤络脉之眼底出血病证，症见视物变形，黄斑出血、渗出及水肿等。组成：蒲黄、地黄、丹参、墨旱莲、女贞子、黄芩（炭）、赤芍、牡丹皮、茺蔚子、菊花、决明子、车前子等 19 味。用法：每次 5 片，每日 3 次，口服。

（9）知柏地黄丸（水丸剂）：适用于阴虚火旺，络伤出血证，症见突然视力下降，视物变形，黄斑出血、渗出和水肿等。组成：知母、黄柏、熟地黄、山茱萸（制）、牡丹皮、山药、茯苓、泽泻，辅料为蜂蜜、糊精、滑石粉。用法：每次 8g（约五分之四瓶盖），每日 3 次，口服。

（10）杞菊地黄丸：适用于肝肾阴虚证，症见视物昏花，目涩畏光，眩晕，耳鸣。组成：枸杞子、菊花、熟地黄、酒萸肉、牡丹皮、山药、茯苓、泽泻，辅料为蜂蜜。用法：水蜜丸每次 6g，小蜜丸每次 9g，大蜜丸每次 1 丸，每日 2 次，口服。

（11）止血祛瘀明目片：适用于阴虚肝旺，热伤络脉之眼底出血病证，症见视物变形，黄斑出血、渗出及水肿等。组成：丹参、三七、赤芍、地黄、墨旱莲、茺蔚子、牡丹皮、女贞子、夏枯草、毛冬青、大黄、黄芩（酒炙）。用法：每次 5 片，每日 3 次口服。

（12）复方血栓通胶囊：适用于血瘀兼气阴两虚证，症见视力下降或视觉异常，眼底瘀血征象或玻璃体积血等。组成：三七、黄芪、丹参、玄参。用法：每次 3 粒，每日 3 次口服。

（13）注射用血塞通：适用于瘀血阻滞证，症见眼底出血量多或玻璃体积血等。主要成分为三七总皂苷。静脉滴注：每次 200～300mg 加入 5%～10%葡萄糖注射液 250～500ml 中稀释后缓慢静脉滴注（糖尿病患者需加入适量胰岛素，或用 0.9%氯化钠注射液代替葡萄糖注射液稀释后使用），每日 1 次，10～15 日为 1 个疗程，停药 1～3 日后可进行第 2 个疗程，视病情可用 1～2 个疗程。离子导入：每次 100mg，加入注射用水 3ml 离子导入治疗，每日 1 次，从负极导入，2 周为 1 个疗程。

（14）金纳多注射液：适用于瘀血阻滞，痰瘀互结证。每支主要成分含有银杏叶提取物 17.5mg，其中银杏黄酮苷 4.2mg，辅料为山梨醇、乙醇、氢氧化钠。根据病情，每次 10～20ml（2～4 支），溶于 5%～10%葡萄糖注射液或 0.9%氯化钠溶液 250～500ml 中稀释，混合比例为 1∶10，缓慢静脉滴注，500ml 输液静滴速度应控制在 2～3 小时，每日 1 次，10～15 日为 1 个疗程，停药 3～5 日后可进行第 2 个疗程，视病情可用 1～2 个疗程。后续治疗可以口服金纳多片剂，每次 1～2 片，每日 2～3 次。或遵医嘱。

（15）黄芪注射液：适用于脾虚湿困证。主要成分为黄芪，辅料为依地酸二钠、碳酸氢钠、甘油。肌内注射：每次 2～4ml，每日 1～2 次。静脉滴注：每次 10～20ml 加入 5%～10%葡萄糖注射液 250～500ml 中稀释后缓慢静脉滴注，每日 1 次，建议 1 个疗程不宜大于 2 周，或遵医嘱。

此外，还可根据病证酌选苦碟子注射液、丹参注射液、丹参川芎嗪注射液等静脉滴注。

九、单方验方

（1）猪肝枸杞子汤：猪肝 100～200g，枸杞子 50～100g，加水共煮。勿过煮，宜淡食，食肝饮汤。补肝肾，益精血，可增强视力，改善视功能。

（2）枸杞子鸡蛋汤：枸杞子 15g，鸡蛋 2 个，大枣 6 个，同煮，蛋熟去壳再煮片刻，吃蛋饮汤。可以明目，提高视力。

（3）羊肝粥：羊肝 60g，去膜切片，加生葱 3 根切碎，油锅炒片刻。另用大米 100g，加水煮至大米开花，再放入羊肝煮熟，早晚餐服之。可以补肝明目，辅助治疗老年性黄斑变性，视物昏花模糊。

（4）女贞桑椹煎：女贞子 12g，桑椹子 15g，制首乌 12g，旱莲草 10g，加水适量，水煎，去渣取汁，分 3 次服，加入适量白糖调味更佳。可以滋补肝肾，养血明目。

（5）八宝鸡汤：党参 10g，茯苓 10g，炒白术 10g，炙甘草 6g，熟地黄 15g，白芍 10g，当归 15g，川芎 7.5g，用纱布袋将上 8 味药装好扎口，先用清水浸洗一下。猪肉 250g，肥母鸡肉 750g，洗净，杂骨 250g 洗净打碎。将猪肉、鸡肉、药袋、杂骨一同放入锅中，加水适量，用武火烧开，打去浮沫，加入生姜、葱适量，用文火炖至鸡肉烂熟。捞出鸡肉和猪肉，待稍凉，切成条块，分装碗内，并掺入药汤，加盐少许即成。能补气养血，适用于气血两虚之老年性黄斑变性。

（6）枸杞桃仁鸡丁：枸杞子 90g，核桃仁 150g，嫩鸡肉 600g，将枸杞子择后洗净，核桃仁用开水浸泡去皮，嫩鸡肉洗净切成方丁，用盐、味精、白砂糖、胡椒粉、鸡汤、芝麻油、湿淀粉各适量兑成汁待用。将去皮后的核桃仁用温油炸透，兑入枸杞子即起锅沥油。锅烧热注入猪油少许，待油五成热时，投入鸡块快速滑透，倒入漏勺内沥油，锅再置火上，放 50g 热油，入姜、葱、蒜片少许稍煸后，再投入鸡丁，接着倒入汁，速炒，随即投入核桃仁和枸杞子炒匀即成。功能：补气养血、滋肝益肾、明目健身。可用于治疗气血两虚之老年性黄斑变性表现为视物昏花、神疲乏力、咳嗽气喘等症者。

（7）杞子地黄粥：枸杞子 15g，熟地黄 50g，粳米 100g，将熟地黄用水泡 1 小时，煎煮 2次，去渣取汁。将枸杞子与粳米淘净，放入药液，文火熬粥。每日 1 次，连服 10 日。可补肾明目。特别适合高度近视眼之黄斑变性。

（8）生地饮：鲜生地 250g，三七粉 10g，将鲜生地洗净后捣如泥，榨汁，加入三七粉，和匀服用。每日 1 次，连服 7～10 日。可凉血止血，和血散血，适用于黄斑变性眼底有新鲜出血者。

（9）双耳汤：黑木耳、白木耳各 10g，冰糖 5g。以温水将木耳泡发并洗净，加水及冰糖，在碗中蒸 1 小时。每日 2 次，吃木耳汤。可活血化瘀，辅助治疗黄斑变性。

（10）黄斑变性 I 方：丹参、山萸肉、山药、白术、生黄芪各 15g，赤芍、茯苓、泽泻、僵蚕、何首乌、红花各 10g，每日 1 剂，每日 2 次；或共研细末为散剂，每次 3～4g，每日 2次，3 个月为 1 个疗程，一般服用 1～2 个疗程，定期复查视力、阿姆斯勒表及眼底变化。具补肾生精、益气活血之功，主治本病精血亏虚、气虚血瘀之证。

十、中医特色技术

（1）中药离子导入法：注射用血栓通100mg，加入注射用水或生理盐水3～4ml，采用眼部直流电离子导入仪，从负极导入，每日1次，2周为1个疗程。亦可选用丹参注射液3～4ml，每日1次导入。

（2）针刺：主穴选取睛明、球后、承泣、瞳子髎、风池、太阳、丝竹空；配穴选取完骨、百会、合谷、外关、肝俞、脾俞、肾俞、委中、期门、足三里、三阴交、光明。可根据病性寒热虚实及脏腑经络所主之不同适当增减相关穴位。每次取主穴2个、配穴2～4个，根据辨证补泻，每日1次，留针30分钟，10日为1个疗程。

（3）穴位注射：一般可取肝俞、脾俞、肾俞、球后、太阳等穴位，根据辨证选用中药制剂（如丹参注射液、黄芪注射液、生脉注射液等）穴位注射治疗。

十一、预防调护

（1）戴深色眼镜，避免光损害。因为太阳光中发出的短波可见光，对视网膜有很大的破坏作用，造成光敏细胞死亡，导致黄斑变性，称为"蓝光伤害现象"。因此平时出门应戴深色眼镜，以过滤有害光线，以戴灰色、绿色的最好。

（2）禁止吸烟，少饮酒。吸烟者患年龄相关性黄斑变性的危险性是非吸烟者的6.6倍。被动吸烟者也可增加患本病的危险性。

（3）适当多吃水果，补充叶黄素可增加黄斑区叶黄素密度，可以吸收对眼睛损伤大的有害光如紫外线蓝光，增强对自由基的清除能力，减缓黄斑区的氧化损伤老化进程。可预防黄斑病变。

（4）为了更好地配合治疗，还应注意控制血压、血糖、血脂，少食高脂质物质，如动物内脏，减少患本病的危险因素。

（5）为降低患病风险，可适当进行慢跑、散步、太极拳、八段锦等运动锻炼，增强体质，控制体重，但本病患者应避免过度劳累，切勿用目过度，特别是急性出血期患者不宜剧烈活动，以免病情加重。

（6）重视心理健康管理，解除焦躁、忧虑情绪，以期脏腑和调，气血平和，遵医嘱用药及复查。

十二、各家发挥

（一）从痰瘀论治

从中医辨证分析的结果上看，西医分期和中医证型之间关系紧密。唐由之认为，湿性年龄相关性黄斑变性多属本虚标实，多因肝肾阴虚，精血不足，虚火上炎，灼伤目络，血溢络外，瘀血不祛，变生痰湿所致。本病早、中期以阴虚火旺型和瘀血内阻型为主，晚期以痰瘀互结型为主。这和湿性年龄相关性黄斑变性患者的疾病发展过程基本吻合。在治疗上，以补益肝肾、滋阴清热、凉血止血、化瘀通络为主，病至晚期，瘢痕、机化物生成，重用化痰散结药半夏、浙贝母、昆布、海藻，加之墨旱莲、女贞子、黄芪、当归以标本兼治达到确切疗效。王莉等认为本病痰瘀同生，相兼为病，属本虚标实证，故在辨证施治时，酌情加入活络通瘀、化痰散结药物如水蛭、丹参、郁金、当归、川芎、桔梗、浙贝母、法半夏、陈皮、海藻、昆布等。

刘静霞擅长活用经方治疗疑难眼病，通过多年临床经验，发现本病患者临床辨证以"肝郁脾虚、痰瘀互结"多见，认为与北方地区的气候特点、居处环境、生活方式、饮食习惯、体质特点、易患疾病谱等因素密切相关。年龄相关性黄斑变性乃内障眼病，多为脏腑精气虚衰，随病程发展，肝郁、痰浊、瘀血显现，构成虚实夹杂的病理特点，主要涉及肝、脾、肾三脏，然而就五行生克乘侮的关系而言，又与肺脏相关。若肝郁脾虚，肺之通调滞涩、脾之转输无权、肾之气化失职，则水谷不得运化输布聚而为水饮痰湿，蕴结日久则痰瘀互患。因此，治疗当以疏肝健脾益肾、化痰祛瘀散结为主要治法，在活用经方治疗疑难眼病的探索中总结出个人临床经验方——加味当归芍药散。此方药标本兼治，具有调肝健脾、理肺益肾、祛瘀止血、化痰利水、散结明目之功，补虚不敛邪，化痰不耗津，止血不留瘀、祛瘀不伤正。经前瞻性随机对照研究证实该方药临床疗效确切，明显优于常规西药治疗组，而口服加味当归芍药散同时联合注射用血栓通冻干粉剂眼部直流电离子导入法（负极导入）治疗痰瘀互结型年龄相关性黄斑变性的临床疗效更优。

（二）从痰湿论治

脾位居中州，主运化水谷，有生血统血之能，属土脏，为生痰之源。肝为刚脏，体阴而用阳，主藏血、主疏泄，寄相火，主升主动。肝得脾所输布的水谷精微滋养，才能使疏泄功能正常运行，而不致疏泄太过。肝对脾运化功能的正常与否起着极为重要的作用，同时与脾的升清有密切关系。正如张锡纯所云："肝脾者相助为理之脏也。"如叶天士指出："木能疏土而脾滞以行。"而肝木最易乘克脾土，脾虚者易受侮。湖南中医药大学附属第一医院李传课认为年龄相关性黄斑变性渗液的常见病机在于肝脾失调、升降失常，年老之人常由脾虚，脾胃升降失和，则致清浊逆乱于清窍，眼底表现为黄斑部渗液或渗出物长久滞留，或反复渗液，或出血吸收后遗留渗出物。治疗当以疏肝健脾、和胃化湿为主，兼以除痰化瘀。临床观察总结，柴胡、白芍、党参、白术、茯苓、薏苡仁、车前子、昆布、海藻、陈皮、山楂、丹参、益母草、葛根适用于本病以渗出为主者，取得较好疗效。

黄云飞自拟黄斑祛湿方（茯苓、薏苡仁、浙贝母、生牡蛎、昆布、郁金、姜半夏、橘红）治疗痰湿蕴结型年龄相关性黄斑变性，结果显示治疗组黄斑祛湿方疗效优于对照组维生素E、三磷酸腺苷片、肌苷片。张祝强等对湿性年龄相关性黄斑变性以健脾明目、燥湿化痰为治疗原则，选用二陈汤随证加减，有出血者加大蓟、小蓟、茜草、生蒲黄等；渗出严重者加昆布等。在此基础上，以血栓通注射粉针，每次100ml，加入注射用水3ml，做直流电治疗，每日1次。同时配合针灸治疗，主穴：太阳、承泣、风池、攒竹；配穴：肝俞、球后、肾俞、三阴交。

（三）从气血论治

金元时期李东垣曾提出"脾胃虚则九窍不通"的理论，创立了补中益气汤、益气聪明汤等代表方剂。当代医家认为年龄相关性黄斑变性的预防和早期治疗应以健脾益气、利湿化痰为主，在益气利湿的同时，还应注重养血，因益气利湿之品有耗伤津血之弊，亦体现了"治未病"思想。曾自明等采用益气养血利湿法治疗早期年龄相关性黄斑变性，药物为黄芪20g，白术10g，山药15g，何首乌10g，阿胶10g，当归10g，猪苓10g，泽泻、滑石各15g，川贝母10g，陈皮10g，每日1剂，水煎服。对于早期年龄相关性黄斑变性辨证属阴虚血瘀型者，则采用滋阴活血法治疗，药物为何首乌15g，楮实子10g，枸杞子10g，桑椹子15g，女贞子10g，菟丝子10g，山茱萸10g，川芎6g，丹参15g，生山楂10g，茯苓15g，黄柏10g，每日1剂，水煎服。经长期临床观察，可明显改善视功能和眼底病变，疗效优于维生素C、维生素E。

（四）从肝肾论治

年龄相关性黄斑变性患者多为50岁以上，随年龄增长脏腑功能日渐衰退，肝肾亏虚是其本，因此，有人从滋补肝肾、抗衰老及改善微循环方面进行治疗研究。湖南中医药大学第一附属医院李传课推测本病视网膜色素上皮萎缩、功能减退、玻璃膜疣的形成，可能与肝肾阴虚、瞳神失养密切相关，治疗大法当为滋补肝肾、益精明目，常选用熟地黄、黄精、枸杞子、楮实子、茯苓、石决明、丹参等药，治疗萎缩型黄斑变性肝肾阴虚证。滋阴明目丸乃李传课经验方，该方药以滋补肝肾为主兼以活血化瘀为辅组方，能改善微循环，增强组织细胞的营养代谢，有利于控制年龄相关性黄斑变性的病变发展，促使视功能恢复。适用于本病肝肾阴虚型。当渗出型患者黄斑或后极部有比较严重的视网膜下及其他层次出血时，可先用加味生地白及方，凉血止血化瘀，处方为生地黄、白及、槐花、仙鹤草、藕节炭、茜草炭、大蓟炭、枸杞子、菊花、女贞子、桑椹各15g，山茱萸、北五味子、侧柏炭、三七各10g，白茅根30g，每日1剂，水煎，分两次温服。持续至出血完全消失为止（一般需1~3个月），再改用九子还睛煎方，处方为枸杞子15g，熟地黄10g，制首乌10g，山萸肉10g，菟丝子10g，桑椹15g，女贞子15g，楮实子10g，茺蔚子10g，覆盆子10g，沙苑蒺藜10g，丹参15g，川芎4.5g，淫羊藿10g，黄柏10g，炙鳖甲10g，每日1剂，水煎服。或按生药与成品10：1的比例，制成颗粒状冲剂分装，每袋10g，每日2次，每次1袋，开水冲服，3个月为1个疗程，持续3~4个疗程。九子还睛煎主要具有滋阴补肾、活血明目之功，不仅对萎缩型年龄相关性黄斑变性有较好疗效，还可使CNV趋向萎缩，对阻止渗出型年龄相关性黄斑变性修复后复发，防止另眼发病和病情进展方面有一定作用。

（五）从心肝肾论治

肾乃人之先天之本，藏真阴，五脏之阴皆赖此以生。若年老体衰，虚损过度，肾阴亏虚，则易致它脏阴虚，肝肾同源，故以肝阴亏虚最为常见，肝阴虚不能制阳，则肝阳偏亢。另外，心居上焦，肾居下焦，倘若肾阴亏损，阴精不能上承以涵养心阴，心中之阳（火）不能下降至肾，水火不济，则心火偏亢，失于下降。李传课通过实践经验总结，提出肝阳偏亢、心火动血是年龄相关性黄斑变性出血的常见病机，本病产生脉络膜新生血管的潜在因素可能是肾阴亏虚、肝阳上亢、心火上乘的共同作用。心主血脉，若肝藏血失职，心火燔灼血脉，即可发生黄斑出血，治疗当以滋阴、潜阳、清心治其本，活血化瘀治其标，适用于本病以渗出为主的方药为生地黄、熟地黄、女贞子、墨旱莲、麦冬、莲子心、天麻、石决明、丹参、牛膝、三七粉、牡丹皮，临床观察取得较好疗效。

（刘静霞）

第四节 原发性视网膜色素变性

原发性视网膜色素变性（primary retinitis pigmentosa，PRP）是一组以进行性感光细胞及色素上皮功能丧失为共同表现的遗传性视网膜变性疾病，以夜盲、进行性视野损害、视力下降、眼底色素沉着和视网膜电流图异常或无波为主要临床特征。本病多于青少年时期发病，男性多于女性，男女发病比例约为 3∶2，常双眼发病，其病程漫长，日久则发生视神经萎缩而致失明。本病是眼科常见的遗传性视网膜疾病，世界各国发病率为 1/5000～1/3000，是遗传性视觉损害和盲目的最常见原因之一。从遗传学角度主要有常染色体显性遗传、常染色体隐性遗传、性连锁隐性遗传及散发型四类。可伴有近视，并发白内障、青光眼，还可见聋哑病、先天畸形、精神紊乱、癫痫、智力减退等伴发疾病。目前尚无特效药物和理想的治疗方法。

本病属中医学"高风雀目""高风内障"范畴，别称"高风雀目内障""高风障症""阴风障"等。

一、临床诊断要点与鉴别诊断

（一）诊断标准

诊断标准参考 2015 年《中医临床诊疗指南释义·眼科疾病分册》及 2016 年《中成药临床应用指南·眼科疾病分册》《中华眼科学》（第三版）。

1. 病史

多数患者有夜盲病史，常有家族史。

2. 临床症状

本病常始于青少年及儿童期，夜盲是最早发生的症状，部分患者入暮及昏暗处视力下降，视野进行性缩窄，中心视力下降和辨色困难，最终致盲。

3. 眼底检查

（1）典型的眼底改变：视神经乳头颜色蜡黄或黄白色，视网膜血管一致性狭窄及骨细胞样的视网膜色素沉着（称为视网膜色素变性的三联征）。骨细胞样色素沉着首先出现在视网膜赤道部，随病程延长色素沉着范围扩大。视网膜呈青灰色可透见硬化的脉络膜血管。晚期可并发白内障和继发青光眼，晶状体混浊常位于后极部皮质层，呈星形。

（2）特殊的眼底表现

1）无色素性视网膜色素变性：与上述典型的眼底表现不同之处在于视网膜无色素沉着。

2）中心性视网膜色素变性：除眼底的典型改变外，黄斑区呈现色素沉着或囊样变性，甚至穿孔，中心视力显著减退。

3）单侧性视网膜色素变性：一眼具有典型的色素变性表现，另一眼正常。

4）象限性原发性视网膜色素变性：偶见眼底病变仅累及双眼同一象限，与正常区域分界清楚。

4. 其他检查

（1）视野检查：典型的早期改变为环形暗点，逐步向心及周边扩展，晚期呈管状视野，最后中心视野亦消失，患者完全失明。

（2）视觉电生理检查：疾病早期，视网膜电流图（ERG）呈低波延迟型（a、b波波峰降低，峰时延长），最后a、b波消失呈熄灭型。眼电图（EOG）为平坦波型。ERG的改变常较自觉症状及眼底改变的出现为早，某些患者当其视野、暗适应甚至 ERG 改变还不明显时，EOG 就可以出现异常。

（3）荧光素眼底血管造影：早期因视网膜色素上皮色素紊乱而呈斑驳状强荧光；中期因视网膜色素上皮的萎缩而呈大面积、强烈的透见荧光，色素沉着处则为遮蔽荧光；晚期因大面积的脉络膜毛细血管萎缩，而显示大片弱荧光并见粗大的脉络膜血管。视网膜血管闭塞时，黄斑部还可以见到荧光素渗漏。

（4）光学相干断层扫描（OCT）：常表现为视网膜变薄，视网膜外层结构萎缩，由周边向后极部发展。可伴有黄斑囊样水肿、视网膜前膜等。

（5）色觉检查：多数患者童年时色觉正常，其后渐显异常。典型改变为蓝色盲，红绿色觉障碍较少。

（6）暗适应检查：早期杆体曲线终末阈值升高；晚期锥体阈值亦升高。

临床上一般依据病史、自觉症状、眼底、视野及 ERG 改变即可诊断本病。

（二）鉴别诊断

1. 梅毒性脉络膜视网膜炎

梅毒性脉络膜视网膜炎特别是有先天性梅毒者所表现的眼底改变与原发性视网膜色素变性相似。但其血清梅毒反应阳性，且其父母血清梅毒反应亦呈阳性，眼底的非骨细胞样色素沉着和带黄色的斑点较小，分布不均，形态不规则，主要位于眼底后极部，脉络膜视网膜萎缩斑明显，夜盲程度不明显，视野常无环形暗点，ERG b 波可有振幅降低，但峰潜时尚正常，一般不出现熄灭型。可与原发性视网膜色素变性鉴别。

2. 妊娠期麻疹所致胎儿视网膜病变

该病变始于胎儿期间，因孕母在怀孕三个月时感染麻疹病毒发病所致。患儿出生后眼底病变逐渐发展，起初双眼有散在的点状色素沉着，以后发展为骨细胞样色素斑。ERG 反应低下甚至消失，主要依据孕母妊娠期间有麻疹病毒感染的病史，并结合眼底病变的表现以资鉴别。

3. 病毒所致的热疹病后视网膜色素变性

本病多在热疹病后的 7～10 日内发生。双眼视力突然下降，经过一段时间，视力进步，但不能恢复至原有水平，视野向心性缩小，几周甚至几年内眼底周边部出现黑色素沉着，与原发性视网膜色素变性之眼底色素改变极为类似。但病史有极其重要的参考意义。

4. 维生素 A 缺乏

维生素 A 缺乏常由营养不良或肠切除手术所致，可以是遗传性的。早期即可出现夜盲症状，尚有结膜干燥斑（Bitot 斑），周边视网膜深层可见大量黄白色、境界清楚的小斑。这与原发性视网膜色素变性的病程发展所表现的症状完全不同，可资鉴别。

5. 其他继发性视网膜色素变性

脉络膜炎性疾患、眼外伤、视网膜脱落复位术后眼底均可出现脉络膜视网膜弥漫性萎缩、色素沉着等改变，但其血管无明显变细，ERG 异常较轻，并同时参考相应病史以资鉴别。

二、中医辨病诊断

（一）诊断依据

（1）主症：夜盲和视野进行性缩小，晚期呈管状视野。

（2）次症：视力减退，色觉障碍，耳鸣耳聋，先天畸形，精神紊乱，癫痫，智力发育低下等。其多于青少年时期发病，一般双眼罹患，病程漫长；晚期继发青盲（继发性视神经萎缩）或生内障（并发性白内障）；具有遗传倾向。

（3）眼底检查：可见视神经乳头呈蜡黄色，视网膜血管普遍狭窄，视网膜呈青灰色，有骨细胞样或不规则状色素沉着，随病情进展向周边和后极部扩展，可覆盖于视网膜血管上，可透见硬化的脉络膜血管。

使用说明：具备两个主症，或一个主症，两个次症，结合发病年龄、病程、出现的并发症及家族史等即可确诊。若不具备以上条件者，可结合眼底检查，眼电生理如视网膜电流图、眼电图、暗适应等检查结果，即可确诊。

（二）类证鉴别

1. 肝虚雀目

肝虚雀目又名"疳积上目"，主要发生在儿童，早期即可出现夜盲症状，与内障之夜盲症相似。不同的是：疳积上目为后天所致，常见黑睛、白睛干燥斑，无视野缩窄，眼底检查无异常，皮肤干燥，表皮毛囊过度角化等眼部和全身症状，甚则角膜软化溃烂而盲目。而高风内障为与生俱来，外眼正常，但有视野缩窄，眼底可见视网膜血管旁出现骨细胞样色素沉着，视盘呈蜡黄色，血管变细等，终致失明。

2. 青盲

青盲是较严重的眼内病变之一，是以眼外正常，而自视不见，视盘色淡，视力渐降，甚至盲无所见为特征的内障眼病。《证治准绳·杂病·七窍门》描述得更为具体："青盲者，瞳神不大不小，无缺无损，仔细视之，瞳神内并无些少别样气色，俨然与好人一般，只是自看不见。"本病与性别、年龄无关。可由高风内障、络阻暴盲、目系暴盲等失治或演变而成，亦可由其他全身疾病或头眼外伤引起。可单眼或双眼发病。早期并无夜盲症状。高风内障的晚期也可以发生青盲，是长期病变的并发症之一，实际是属于继发性青盲，是神光将绝灭的前期。两者有根本的差异，区别并不困难。

三、审析病因病机

（1）禀赋不足。人体先天之元阴、元阳禀受于父母，藏于命门，阳化气，阴成形。本病多由父母遗传所致，禀赋不足，先天之元阴、元阳亏损，元气虚弱，命门火衰，气化无权，温煦失职，阳虚无以抗阴，阳气陷于阴中；或素体真阴不足，阴虚不能济阳，阴精亏损，阳气不能为用，不能上濡目窍，而致本病。

（2）肝肾两亏。目乃肝之窍，肝肾同源，精血互生。若妄劳纵欲，或久病之后，肝肾阴精亏耗，阴阳不济，精不化气，不能上输于目，则目失润养；精气虚衰，阴血无以化生，血不归肝，肝气失和，目则不辨五色，而生本病。

（3）脾胃虚弱。脾胃为后天之本，升降之枢，主运化水谷精微。若饮食不节，饥饱无常，劳倦过度，损伤脾胃，脾胃虚弱，升运失司，升清降浊之令不行，则阳气下陷，阴气上凌，阳衰阴盛，故目视不明，而生本病。

（4）气血不足。气血并为眼目神光发越的物质基础，真气行于目中经络而为之运用，真血行于眼之脉道而为养目之源，气血充旺则神光发越有源，方能视物分明。若气血不足则目之经络脉道无物以输布，养目之源亏乏，神光无以发越，故入暮不能视物，五色无以辨认，发为本病。

（5）脉络闭阻，瘀斑结聚。目为至高之窍，脉道幽深，本病多为自幼起病，病程冗长，进行性加重，精气血亏虚，目中经络脉道无气以充，无血以行，虚空日久，气机阻滞，玄府郁遏，真精、真气、真血、津液不能升运以温养目窍，视衣失养，久则脉络细微，气血瘀滞，目络瘀阻日甚一日，终致眼内脉络细直如线，甚至难以辨认；视衣由气血充旺之橙红色，转变为气虚血乏之灰白色、青灰乃至污灰色调；沉着于视衣的黑色瘀斑由少渐多，由小变大，由点状或不规则形发展为典型的骨细胞样黑色素斑，由稀疏散见而至弥漫满布于眼底。视力由入暮不见或暗处行动不便进展至白昼亦视力障碍，神光将殆。甚则瘀与痰结，眼底出现灰白薄纱物覆盖，致使本病进行性加重。

（6）脾肾阳虚，湿痰凝结。多因脾肾阳虚，温煦运化失职，胃失和降之功，痰湿内蕴，反逆清窍，凝结于眼底，视衣色调呈灰色，有金属反光样的淡黄色结晶样物沉着（多见于"结晶样视网膜变性"的眼底中）。或有眼底遍布小圆形或卵圆形白点，大小均匀一致，偶见连接成哑铃状（见于"白点状视网膜变性"中）。或因后期水湿上泛，水液聚积于眼底后极部，形成黄斑区水肿和囊样变性，致使神光不能发越。

总之，原发性视网膜色素变性属于内障眼病，局部病位在视衣，随着病情发展累及目系、晶珠等组织，全身病因多为肝、肾、脾、精、气、血等生理功能异常。本病虽以父母遗传、先天禀赋不足为主要成因，但后天之造化影响亦较大，如饮食失衡、饥饱失节、房劳过度、劳思竭视、七情失和者等均可影响本病的发生和发展、加重和恶化，以及治疗和康复效果，这些诱发因素是本病的转归要素。而先天禀赋不足、劳伤肝肾、脾胃虚弱、气血不足是高风内障的发病之本，脉络闭阻、瘀斑结聚、痰湿凝结是高风内障的病变基础。虚证在本病发生发展过程中占主导地位，然内障多虚，久病多虚，久病多郁，久病多瘀，故可见因虚致实、虚中夹实之象，其病机转化进程取决于发病年龄和正气（脏腑、气、血、精、津液）盛衰的状况。临证中需以脏腑、气血、八纲辨证理论为指导，结合局部辨证综合辨析，准确把握虚、瘀、郁的病机特点。

四、明确辨证要点

（一）辨虚实

本病以虚证贯穿整个病程，如先天禀赋不足之元阳亏损，肝肾阴虚，脾胃虚弱，气血不足，部分患者可见虚中夹实之象，如阴虚可致火旺。由于本病发展迁延时间较长，可出现久病生郁，郁久生痰，痰湿互结，结聚沉着为结晶样沉着物或白点样沉着物，满布眼底；或因久病生瘀，脉络瘀阻变细，甚或为白线，黑色骨细胞状的黑色素瘀斑沉着，弥漫散布。这些是病情发展过程中，因病理变化而致的实证表现，亦属虚中夹实。本病的病性早期阶段以本虚为主；中后期多为本虚标实，以气阴两虚为本，以痰浊、瘀滞、内热为标。

（二）辨脏腑

本病脏腑辨证主要从肝、肾、脾入手，多为虚损之证。如肾气虚衰者，症见素有头晕耳鸣，听力减退，腰膝酸软，夜间多尿，滑精早泄，夜盲，视野缩小；肾阳虚衰者，则兼见腹痛肠鸣，身背恶寒，手足厥冷难温或便溏；肝肾阴虚者，症见头昏目眩，心烦失眠，五心烦热，口干咽燥，足跟痛，腰膝酸软，遗精，女子崩漏，白带多；脾肾阳虚、中气下陷者，症见食欲不振，食入即饱，或食后脘腹胀满，口不知味，甚者全不思食，大便溏薄，精神萎靡，少气懒言，四肢不收，倦怠嗜卧，面色萎黄不华，消瘦，脱肛或子宫下垂等；若为女性患者，常有月经不调，白带较多，颜色透明，经常腰酸，弯腰之后有很难伸直之感，则属气血两虚。故应审析其病变脏腑气血阴阳之偏虚，辨明主次。

（三）辨主症

临床中，当无明显全身症状时，只有在少数情况下主症有改变，可据此加以辨治。
（1）视物变暗：如非晚期病例则可能与并发性白内障有关，常属肝肾不足，阴不制阳。
（2）视物变形、视力下降：眼底检查可发现黄斑病变（囊样水肿、裂孔等），多属脉络瘀阻、气血不利、水湿停滞。
（3）目珠胀痛：多因肝经瘀滞，水气内停，需要警惕眼压升高，本病患者可并发青光眼，且以开角型青光眼常见，亦有少数闭角型者。

（四）辨眼底微观病变

临床辨治本病过程中，应将全身宏观辨证和眼底微观辨证有机地结合。若视网膜上色素沉着斑在形态上由小变大，在数量上由少变多，在位置上由赤道部向周边部和后极部发展扩大，视网膜变薄呈污灰浊色，均为肾气衰败之象。若视神经乳头颜色由红润逐渐变淡红乃至蜡黄色，为气血虚弱。若在眼底检查中发现较多之结晶样沉着物或黄白色沉着物，属痰浊内凝为患。若在黄斑部被侵犯，出现囊样水肿，为水湿潴留。若眼底血管变细变直，反光增强，或甚者变为白线，脉络膜血管硬化呈黄白色条纹显露，为血脉痹阻之候。

（五）辨病势，察眼神

本病的病势变化以初起轻微，进展缓慢，病程冗长，进行性加重，直至失明为特点。在病程发展过程中，随着病位的扩大，病性的转化，病情的加重，患者的眼神会呈现相应的变化。如夜盲的变化，开始很轻并不自觉，以后晚上或在暗处行动困难，特别是在陌生的环境中活动更为明显，以后在熟悉的环境中亦感举步维艰。早期视野正常，或逐渐有环状暗点，以后发展为管状视野，到处碰壁，不敢动作，如坐井观天，"惟见顶上之物"。眼神由灵活变为呆滞。随着病程进展，并发白内障，由夜盲而添加昼盲，视力因继发视神经萎缩（青盲）而逐渐下降，或致视野的消失，且视力亦随之丧失。正如《目经大成·阴风障》记述本病为："至晚不见，晓则复明，盖元阳不足之病""不则，变内障者有之，变青盲者有之"。

五、确立治疗方略

高风内障属于眼科难治病，其根本病机是虚中夹瘀兼郁，病机转化特点与先天禀赋的强弱和后天摄养的盛衰有密切关系，需采用辨病辨证双重诊断的思维模式，以眼与脏腑、经络、气血的关系来判定虚实、寒热、阴阳、气血盛衰，因人、因地、因时制宜，治疗当针对"虚""瘀"主要病机，以调理肝、脾、肾功能为要，主要治则为补虚通脉，调整阴阳。早期宜益精补虚为先，晚期则宜益气、活血、通脉。临床运用中要以"阴阳互根"之理论为指导，"以平为期"的标准作尺度，确定组方选药，避免症轻药重，矫枉过正，阳盛燥烈之象。需充分重视本病的病机转化和病势发展特点，采取综合治疗方法，在补虚同时，兼以活血化瘀解郁，活血通络，疏导明目。在早期发病阶段确定治疗原则时，即遵循"治未病"的理论思想，未病先防，既病防变，阻止致郁致瘀病机发生的可能性，有望改善视功能或延缓病程。常采用温阳益精、滋补肝肾、健脾补中、益气养血、理气行滞、活血化瘀等治法，需耐心治疗，标本兼顾，缓以图功。

六、辨证论治

1. 肾阳不足证

（1）抓主症：夜盲，视野缩小，视物模糊，畏寒肢冷。

（2）察次症：视力渐降，入暮活动困难，腰膝酸软，面色㿠白，耳鸣耳聋，阳痿早泄，夜尿频多，女子月经不调，量少色淡。

（3）审舌脉：舌质淡，苔薄，脉沉细无力。

（4）择治法：温补肾阳，活血明目。

（5）选方用药思路：本证为先天禀赋不足，命门火衰，或色欲伤肾，阴损及阳，肾元虚衰，肾阳亏虚，真火不足，温煦失职，阳衰不能抗阴，神光发越乏源，日渐衰微，应选用右归丸（《景岳全书》）。方用制附子、肉桂、鹿角胶为君，补肾中元阳，温里驱寒；熟地黄、山茱萸、枸杞子、山药为臣，以滋阴益肾，养肝补脾，填精补髓，"阴中求阳"；菟丝子、杜仲补肝肾，强腰膝；当归养血活血为佐药。诸药合用，具有温肾阳而阴阳兼顾，肝脾肾并补之功。

（6）据兼症化裁：本病证中，可加川芎、牛膝以助肉桂、当归温阳养血之功；选加丹参、郁金、鸡内金、夜明砂、山楂以活血化瘀，消滞散结；如肢冷畏寒症状不明显者，可去肉桂、附子，可防其温阳益火有余而助邪火炎升，耗竭阴液之弊；如症见口干、目涩、心烦、便秘者，可加用地骨皮，或加熟大黄，用其清热降火之功，抑制甘温助热之势。

（7）据变证转方：若五更泄泻，食少便溏者，为脾肾阳虚，应加黄芪、党参、吴茱萸、肉豆蔻以温补脾肾，亦可用附子理中汤加减。视网膜血管变细，色素堆积，为血瘀脉涩，加丹参、赤芍、桃仁、红花以活血通脉；食少便溏，神疲乏力者，为脾阳不足，加黄芪、桂枝、党参以温补脾阳；若肾虚水肿，腰膝酸软，小便不利，畏寒肢冷，可用金匮肾气丸温补肾阳，化气行水。

2. 肝肾阴虚证

（1）抓主症：夜盲，视野缩小，视力渐降，眼内干涩不舒。

（2）察次症：头晕耳鸣，失眠多梦，口干，腰膝酸软。

（3）审舌脉：舌质红，少苔，脉细数。

（4）择治法：滋补肝肾，活血明目。

（5）选方用药思路：本证多为禀赋不足，精亏血少，肝肾两虚，目失濡养，脉道萎闭，神光衰微所致。选用明目地黄汤（《眼科证治经验》）。方用熟地黄、山茱萸、山药补脾益真阴；牡丹皮凉血退阴火；当归、川芎养血活血；茯苓、泽泻渗利湿热；麦冬、石斛滋阴润燥；枸杞子、菊花、白芍、白蒺藜、石决明等滋养肝肾，疏风清热，平肝明目。全方共奏补益肝肾，养血活血，平肝明目之功。

（6）据兼症化裁：若头晕目眩者，为阴虚阳亢，加钩藤以平肝潜阳；纳少腹胀者，为脾胃虚弱，加砂仁、鸡内金、陈皮以和胃消食；情志不舒者，加香附、白芍以解肝郁。

（7）据变证转方：若症见口干、潮热盗汗、心烦失眠，舌质红少苔，或舌绛少津，脉弦细数或细数者，属肝肾亏虚、阴虚火旺，可用石斛夜光丸、知柏地黄丸加减。若头晕目眩，腰酸腿软，遗精滑泄，自汗盗汗，口燥舌干，舌体瘦而色淡红，脉沉细尺弱，或舌红脉细数，属真阴不足证，可予左归丸滋阴补肾，填精益髓。

3. 脾虚气弱证

（1）抓主症：夜盲，视野缩小，视力渐降，不耐久视，面白神疲。

（2）察次症：食少乏力，口淡无味，或有便溏泄泻。

（3）审舌脉：舌质淡，有齿痕，苔薄白，脉细弱。

（4）择治法：补脾益气，活血明目。

（5）选方用药思路：本证多因后天饥饱无常，劳累过度，或思虑伤脾，致使中气不足，脾运失司，清阳之气不能升运，清阳诸窍失养，选用补中益气汤（《脾胃论》）。方用黄芪补中益气，升阳固表；配伍人参、炙甘草、白术、补气健脾；当归养血和营，协人参、黄芪补气养血；陈皮理气和胃，使诸药补而不滞；少量升麻、柴胡升阳举陷，协黄芪升提下陷之中气；炙甘草调和诸药。全方共奏补中益气，升阳举陷之功。

（6）据兼症化裁：若大便溏泻，形寒肢冷者，为脾胃阳虚，加附子（先煎久煎）、吴茱萸以温阳止泻；唇舌色白，心悸失眠，为心血不足，加白芍、炒酸枣仁以养血安神；视网膜血管狭细，为脉络瘀阻，可加桃仁、郁金等以活血通脉。方中可加葛根、蔓荆子、白蒺藜、丹参、夜明砂、苍术等以助升阳启闭，活血明目。

（7）据变证转方：若气短自汗，心悸少寐，头昏目眩，面色苍白，舌质淡，脉细弱，为气血两虚。当益气养血，活血明目，可用归脾汤或人参养荣汤加减。若头痛目眩，耳鸣耳聋，视昏色盲，舌淡苔薄，脉濡细，为中气不足，清阳不升，风热上扰，当益气升清，聪耳明目，可用益气聪明汤加减，此方具益气升阳之功，如久服或用之过量，则有气盛阳亢之弊。方中可加石决明久服能益精强身明目，另有凉肝镇肝之功，可防肝气上逆之忧，可凉肝火上炎之势；加夜明砂有清肝明目，散血消积之用。

4. 气虚血瘀证

（1）抓主症：夜盲，视野狭窄，视物模糊，神疲气短。

（2）察次症：少气懒言，头晕目眩，自汗，四肢不温。

（3）审舌脉：舌质暗或有瘀点，苔薄白，脉细或涩。

（4）择治法：补气养血，化瘀明目。

（5）选方用药思路：本证多因气血不足，精血亏虚；目中脉道失其充泽，久而眼内脉道萎闭滞涩，目失濡养，神光衰微，终致失明，故选用十全大补汤（《太平惠民和剂局方》）。方用人参、白术、茯苓、黄芪补脾益气；当归、白芍、熟地黄滋养心肝；肉桂、川芎入血分而理气通经，补而不滞；加生姜、大枣调和脾胃；炙甘草益气，调和诸药。全方共奏温补气血、化瘀明目之功。

（6）据兼症化裁：若两目干涩，为阴液不足，加枸杞子、生地黄、麦冬以养阴润燥；伴有气短懒言者，为气虚较甚，加党参、五味子以补气；病程日久，视神经乳头蜡黄色，视网膜血管纤细，脉络膜血管硬化者，酌加丹参、红花、三七、山楂等养血化瘀通络。

（7）据变证转方：若眼底视神经乳头蜡黄色，血管变细，甚至闭阻，视网膜呈污灰白色，黑色素斑块瘀积。双目呆滞无神，乃神光将绝灭之象，为脉络闭阻，气机郁滞，治当理气行滞、活血化瘀，可用通窍活血汤或大黄䗪虫丸加减，以冀活血通络、疏导明目之意。

七、外治法

（1）复方樟柳碱注射液 2ml，颞浅动脉旁皮下注射，每日 1 次，连续 14 次为 1 个疗程，间隔 5～7 日可继续下 1 个疗程，一般可连续 3～4 个疗程。

（2）并发白内障者，早期滴用眼液有助于阻止白内障发展，如局部滴用吡诺克辛滴眼液、卡他灵滴眼液、谷胱甘肽滴眼液、法可林滴眼液、视明露滴眼液等，每日 2～3 次。因并发性白内障严重影响视力者，必要时可行白内障手术。

（3）伴有黄斑变性者，可局部滴用施图伦滴眼液，每日 3 次。如有黄斑囊样变性水肿者，可在病变区谨慎行轻能量的格栅样激光光凝术。

（4）低视力（视力降至 0.2 或管状视野）者可试戴助视器，并给予必要的视功能训练。

八、中成药选用

（1）右归丸：适用于肾阳不足证，组成：当归、杜仲、附子、枸杞子、鹿角胶、肉桂、山药、山茱萸、熟地黄、菟丝子。用法：每次 1 丸，每日 3 次，口服。

（2）金匮肾气丸：适用于肾阳不足证，组成：熟地黄、山药、山茱萸、茯苓、牡丹皮、泽泻、桂枝、附子、牛膝、车前子。用法：每次 1 丸，每日 2 次，口服。

（3）明目地黄丸：适用于肝肾阴虚证，组成：熟地黄、山茱萸（制）、牡丹皮、山药、茯苓、泽泻、枸杞子、菊花、当归、白芍、蒺藜、石决明（煅）。用法：每次 6g，每日 2 次，口服。

（4）琥珀还睛丸：适用于肝肾阴虚、虚火上炎证，组成：熟地黄、地黄、肉苁蓉（酒炙）、杜仲（炭）、枸杞子、菟丝子、沙苑子、天冬、麦冬、知母、石斛、黄连、黄柏、党参（去芦）、山药、茯苓、当归、川芎、琥珀、水牛角浓缩粉、羚羊角粉、青葙子、菊花、苦杏仁（去皮炒）、枳壳（去瓤麸炒）、甘草（蜜炙）。用法：每次 2 丸，每日 2 次，口服。

（5）石斛夜光颗粒（丸）：适用于肝肾阴虚、阴虚火旺证，组成：石斛、天冬、麦冬、生地黄、熟地黄、枸杞子、肉苁蓉、菟丝子、五味子、牛膝、人参、山药、茯苓、甘草、水牛角浓缩粉、羚羊角、黄连、决明子、青葙子、菊花、蒺藜（盐炒）、川芎、防风、苦杏仁、枳壳（炒）。用法：颗粒剂：每次 2.5g，每日 2 次，开水冲服。丸剂：水蜜丸每次 6g，小蜜丸每次 9g，大蜜丸每次 1 丸，每日 2 次，口服。

（6）复明片：适用于肝肾阴虚证，症见视物模糊、羞明畏光等。组成：槟榔、车前子、地黄、茯苓、枸杞子、谷精草、关木通、黄连、蒺藜、菊花、决明子、羚羊角、牡丹皮、木贼、女贞子、人参、山药、山茱萸、石斛、石决明、熟地黄、菟丝子、夏枯草、泽泻。用法：每次 5 片，每日 3 次，口服，每个疗程 30 日。

（7）补中益气丸：适用于脾虚气弱、中气下陷证，组成：炙黄芪、党参、炙甘草、白术（炒）、当归、升麻、柴胡、陈皮，辅料为生姜、大枣。用法：每次 6g，每日 2～3 次，口服。

（8）归脾丸：适用于脾虚气弱、心脾两虚证，组成：党参、炒白术、炙黄芪、炙甘草、茯苓、制远志、炒酸枣仁、龙眼肉、当归、木香、大枣（去核）。用法：用温开水或生姜汤送服。用法：大蜜丸每次 1 丸，每日 3 次；浓缩丸每次 8～10 丸，每日 3 次；水蜜丸每次 6g，每日 3 次；小蜜丸每次 9g，每日 3 次。

（9）十全大补丸：适用于气虚血瘀证，组成：熟地黄、党参、白术（炒）、茯苓、炙黄芪、当归、酒白芍、肉桂、川芎、炙甘草。用法：大蜜丸每次 1 丸，小蜜丸每次 9g，水蜜丸每次 6g，每日 2～3 次，口服；水丸每次 6g，每日 2 次，口服；浓缩丸每次 8～10 丸，每日 3 次，口服。

（10）注射用血栓通：适用于瘀血阻络证，组成：主要成分为三七总皂苷。用法：静脉滴注，每次 200～400mg 加入 5%～10%葡萄糖注射液或 0.9%氯化钠注射液 250～500ml 中稀释后缓慢静脉滴注，每日 1 次，14～15 日为 1 个疗程，停药 3～7 日后可进行第 2 个疗程，视病情可用 1～2 个疗程。离子导入：每次 100mg，加入注射用水 3ml 离子导入治疗，每日 1 次，从负极导入，2 周为 1 个疗程。

（11）苦碟子注射液：适用于阴虚夹郁、瘀血阻络证，组成：主要成分为抱茎苦荬菜（主要为腺苷和黄酮类物质）。每次 10～40ml，加入 5%～10%葡萄糖注射液或 0.9%氯化钠注射液稀释至 250～500 ml 缓慢静脉滴注，每日 1 次，14 日为 1 个疗程，或遵医嘱。

（12）舒血宁注射液：适用于瘀血阻络、痰瘀互结证。组成：主要成分为银杏叶提取物，含有总黄酮醇苷、银杏叶内酯，辅料为葡萄糖、乙醇。用法：根据年龄和病情，每次 10～20ml，加入 5%～10%葡萄糖注射液或 0.9%氯化钠溶液 250～500ml 中稀释后缓慢静脉滴注，每日 1 次，14 日为 1 个疗程，或遵医嘱。后续治疗可以口服银杏叶提取物片剂，每次 1～2 片，每日 2～3 次。

（13）葛根素注射液：适用于瘀血阻络证，组成：主要成分为葛根素。用法：每次 200～400mg，溶入 5%葡萄糖注射液或 0.9%氯化钠注射液 250～500mg 中静脉滴注，每日 1 次，10～20 日为 1 个疗程，或遵医嘱。超过 65 岁的老年人连续使用总剂量不超过 5g。

（14）丹参川芎嗪注射液：适用于瘀血阻滞、目络郁闭证，组成：主要成分为盐酸川芎嗪、丹参，辅料为甘油、注射用水。用法：视病情需要，每次 5～10ml，用 5%～10%葡萄糖注射液或 0.9%氯化钠注射液 250～500ml 稀释后静脉滴注，每日 1～2 次，14 日为 1 个疗程，或遵医嘱。

此外，还可根据病证酌选黄芪注射液、生脉注射液、复方丹参注射液、川芎嗪注射液、灯盏花素注射液等静脉滴注。

九、单方验方

（1）羊肝 90g，鲜嫩红薯叶 100g，煮熟后吃肝喝汤。

（2）猪肝 100g，夜明砂 15g，先用夜明砂煎汤，去渣后煮肝，饮汤食肝。

（3）猪肝煮韭菜：将猪肝与韭菜各适量共煮，不加盐，吃肝饮汤，宜久服，能补肝养血

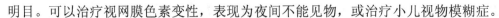

明目。可以治疗视网膜色素变性，表现为夜间不能见物，或治疗小儿视物模糊症。

（4）首乌猪肝：何首乌15g，鲜猪肝400g，先将首乌用清水洗净装入一大碗中，黄酒蒸1小时左右取出，与大料、花椒、胡椒一道放入纱布袋中，扎紧袋口，再将猪肝厚的部位用刀切成，用清水漂洗干净，置锅中，加入药袋、葱、姜、蒜、精盐等，加水适量，武火烧开，改用文火煨炖，熟后切开，蘸香油、蒜泥佐餐食用。有滋补肝肾，益精血之作用。可辅治肝肾不足之夜盲、视物昏花、须发早白、血虚头晕、腰腿酸软等症。

（5）羊肝500g，谷精草30g，草决明30g，葱白、味精、盐各适量。将鲜羊肝洗净切片，加水适量，用文火蒸煮，待熟时加入葱白、味精、盐，吃肝喝汤，经常食用。

（6）枸杞粥：用枸杞子30g，粳米60g，加水适量，常法煮粥，供早点或晚餐服食。可以补肾养肝，益精明目，用于肝肾不足之视网膜色素变性。

（7）益肾谷精汤：熟地24g，山萸肉、山药、茯苓各12g，牡丹皮、泽泻、谷精草各9g。水煎服，每日1剂，日服2次。益肾明目，用于肾精不足之视网膜色素变性。

（8）夜明八味汤：熟地黄、云茯苓、苍术各12g，牡丹皮、山药、山萸肉各9g，泽泻6g，肉桂3g，制附子1.5g，夜明砂15g。水煎服，每日1剂，每日服2次。温肾壮阳，主治肾阳不足之视网膜色素变性。

（9）升阳活血汤：生黄芪、党参、柴胡、升麻、丹参各10g，川芎6g，葛根12g，枸杞子、何首乌各20g，坎炁1～2条。水煎，每日1剂，分2次服用。具有益气升阳，活血化瘀，填精补髓之功，用于视网膜色素变性伴听力障碍者。

（10）参芪网变汤：黄芪、丹参各20g，女贞子、熟附子、巴戟天、茺蔚子、枸杞子各12g，当归、白芍、桃仁、红花各9g，熟地、路路通、菟丝子、密蒙花各15g，升麻、柴胡各6g，甘草3g。水煎，取汁500ml，瓶装。每次50ml，每日2次。1个月为1个疗程，连服6个疗程以上。具有益气养血，活血化瘀、养肝明目之功，主治视网膜色素变性。

十、中医特色技术

1. 针灸

（1）针刺：局部常用穴位睛明、球后、攒竹、丝竹空、瞳子髎、承泣等；远端常用穴位风池、光明、足三里、三阴交、肾俞、脾俞、肝俞、百会、血海等。根据中医脏腑经络气血辨证理论，结合每个患者的不同症状、年龄大小，以及体质情况进行综合分析，采取辨证与辨病相结合取穴。每次眼区取穴2～3对穴，远端取穴2～3对穴，平补平泻法施针，每次留针30分钟，中间行针1次，每日1次或隔日1次，10次为1个疗程。也可每周6次，连续4周为1个疗程。可配合脉冲电针仪增强效果。久病者，可在远端腧穴施加灸法，阴虚患者除外。

（2）耳针或耳穴压豆：主要穴位有肝、脾、肾、神门、目1、目2、眼。

（3）皮针：主要穴位有颈椎两旁至大椎穴处、眼区周围。

2. 穴位注射

一般可取肝俞、脾俞、肾俞、太阳等穴位，根据辨证选用中药制剂（如复方丹参注射液、灵芝注射液）、维生素 B_1、维生素 B_{12} 等进行穴位注射治疗，每次选取2个穴位，注射药量0.5～1.0ml为宜，隔日1次，10次为1个疗程。

3. 中药离子导入法

血栓通注射液100mg，加入注射用水或生理盐水3～4ml，采用眼部直流电离子导入仪，从负极导入。每日 1 次，2 周为 1 个疗程。也可选用丹参注射液及中药煎剂等眼部导入。

4. 推拿、按摩

依据脏腑腹背气血相通的原则，补肝肾，调和阴阳气血。主要穴位有攒竹、睛明、四白、眼眶、太阳、肩内俞、肩髃、肩井、足三里、三阴交等，实施手法主要为揉、按、刮、擦、抓、拿、弹、捻、拍等，一般可连续治疗 3 个月。

十一、预防调护

（1）避免近亲结婚。原发性视网膜色素变性的发病时间、进展速度、病情轻重与遗传因素有关。显性遗传患者的预后相对优于隐性遗传患者。本病隐性遗传患者，其先辈多有近亲联姻史。因此应禁止近亲结婚。另外，隐性遗传患者应尽量避免与本病家族史者结婚，更不能与本病患者结婚。

（2）力求早发现，早诊治。本病发病愈晚，则进展较慢；发病愈早，则进展较快，终致完全失明，也可因并发白内障、青光眼等而失明。因此，一旦发现有夜盲症状时，特别是近亲家族中有人患本病者，均应及早接受眼科全面检查，早期诊断、早期防治，以免延误治疗时机。

（3）避免精神与体力的过度紧张与亏耗，要情志怡和，劳逸适度，保精养生，以确保脏腑和调，气血充旺。可采用气功之静功使机体紧张与松弛趋于平衡，排除杂念，集中注意力，安神宁心，进而和调脏腑，活跃气血，疏通经络，增强体质，防治疾病，可有助于防止本病视功能迅速趋于恶化。

（4）加强食疗保健，饮食有节，平素饮食宜清淡，营养丰富且易于消化，少食辛辣刺激性及高脂肪之品，可多食新鲜蔬菜、水果、豆类、鱼类、羊肝等食品。

（5）注意用眼卫生，尽量少看电子屏幕，注意避光，强光可能会加速病情的发展。应佩戴遮光眼镜，从理论上讲镜片颜色应采用与视红同色调的红紫色，因其有碍美容故可选用灰色变色镜，不宜戴黑色墨镜，禁用绿色镜片。

（6）注意出行安全，视野缩小者应避免独自外出，以防意外发生。

十二、各家发挥

（一）从脏腑气血论治

中医古籍文献中记载高风雀目必有主症为夜盲和唯见顶上之物，其病因病机学说主要有阳气虚衰，难以抗阴论；先天禀赋，父母遗传论；肝有积热，肾脏虚损论；肝脏受邪，气滞血瘀论；肾脏虚劳，精亏液损论等。古今常用的方剂除了温补肾阳的右归丸、金匮肾气丸，滋补肝肾的左归丸、明目地黄丸（汤）之外，以清肝明目，益气补肾立法的方剂有补肝散（《秘传眼科龙木论》）、高风补肝散（《医宗金鉴》）；以镇肝升阳立法的方剂有决明夜灵散（《原机启微》）；以益气升阳立法的方剂有人参补胃汤（《东垣试效方》）、补中益气汤（《脾胃论》）；以补益肝肾立法的方剂有补肾地黄丸（《眼科百问》）、补肾明目丸（《银海精微》）。

当代名老中医庞赞襄认为：目病多郁，宜先疏解清散；神光永烛，务调肝肾脾胃。高风内障多由先天不足，脾阳不振，导致肝血虚损，精气不得上承于目，或因元阳不足，命门火衰，或肾阴亏耗所致，据此对本病分型辨治。中医治疗本病应首先从健脾升阳、益气养血、解郁疏络着手，或以温补肾阳、滋阴益肾、壮水制火、祛瘀生血为法，配合针刺治疗。先天不足，脾阳不振者，采用健脾益气、升阳养血法，方用健脾升阳益气汤，药物为党参 15g，白术 15g，黄芪 15g，山药 15g，当归 15g，茯苓 15g，陈皮 5g，银柴胡 5g，石斛 15g，苍术 15g，夜明砂 15g，望月砂 15g，甘草 5g；若脾虚肝郁偏重者，治以疏肝健脾为主，方用逍遥散加减，以逍遥散为基础方，酌加陈皮、丹参、赤芍、地龙、桃仁、红花等和血通络之品；命门火衰者，治以温补肾阳为主，方用右归饮加减，以右归饮为基础方，酌加补骨脂、当归、葫芦巴、苍术、白术等温阳和血醒脾之品；肾阴耗损者，治以滋阴益肾、壮水制火为主，方用地黄汤加减，以杞菊地黄汤为基础方，酌加五味子、女贞子、银柴胡等。另外，庞老还配制了水蛭丸与上述汤药合用或单独使用，旨在祛瘀生新、健脾升阳。

综合各家之见，本病常用治疗中药包括温补肾阳、健脾益气、益精养血、疏肝解郁、活血祛瘀通络等类。在温补法中，可酌选鹿茸、紫河车等血肉有情之品，以补先天命门之元阳，养后天肾中之精气，还应注意运用温肾扶脾、益火补土法，以达益火之源以消阴翳之功。在益气升阳法中，要配以镇阴升阳法，以免清阳不升，浊阴不降反而上犯目窍，加重病情。为了使肝肾之中真精真血能够升腾上达濡养于目窍，还需重视风药的运用，正如李东垣《脾胃论》中所云："肝肾之病同一治，为俱在下焦，非风药行经不可也。"本病治疗方药中须酌加蝉蜕、防风、柴胡、升麻、羌活、谷精草、密蒙花等祛风药作为引经药以助明目之功。

（二）从六经论治

陈达夫认为此病为："先天禀赋不足，肝虚血少，或肾阳不足，肝肾两亏，致目失濡养。"诸不足均可使脉道不得充盈，血流涩滞，目失所养，导致神光衰微，夜不见物，视野缩窄，日久光华日减，精光绝灭。视网膜属肝，一切眼中色素属肾，本病应归足少阴肾经和足厥阴肝经两经合病。因少阴厥阴里虚，真阳不足，阴气偏盛，致阳不胜阴而发夜盲，肝木过虚，精气不能上承于目，目失濡养，故视物不清以致失明。其治则宜滋补肝肾，益精明目，常用驻景丸加减方，药用菟丝子、楮实子、茺蔚子、枸杞子、车前子、木瓜、寒水石、河车粉、生三七粉、五味子等，共研细末，炼蜜为丸，用米泔水煮鲜猪肝、夜明砂送服，另酌加黑豆、鸡内金等以助养血平肝补肾、健脾消癥涩精之功，一般连服 3 个月，可有效地提高本病患者的视力，控制病情进展。

（三）从瘀痹论治

早在宋代《圣济总录》中就提出了有关本病的"阴血涩滞"病机论，所谓："肝受血而能视，今邪在肝，阴血涩滞，至暮甚，故遇夜目睛昏，不能视物，世谓雀目。"并据此制订了"还睛方"，方药中人参、细辛、茯苓、木香、知母、川芎各一两，石决明、茺蔚子各二两，具有益气活血通脉、养血清肝明目之功。此后《秘传眼科龙木论》在"高风内障雀目"之中也选用了该方。20 世纪 60 年代卫煊等根据本病晚期眼底所见和病理改变认为本病出现夜盲症状为脉道已有闭塞之象，治疗应以宣痹行滞为主，祛瘀通络为佐，提出 19 味常用主要中药，其中有桃红四物汤和地鳖虫七味活血化瘀、通络行滞之品，还有桂枝、郁金二味温通宣痹行滞之品，约占药味总数的一半，说明本病治疗过程中活血化瘀、宣痹通脉之品不仅应用于晚期眼底脉络狭细甚或痹阻不通时，在早期有夜盲症状出现期间即可应用。

"久病入络为血瘀"，高风内障的眼底血管病变特征则是眼部典型的血瘀症。临床常用的活血化瘀药可选赤芍、丹参、当归、川芎、虎杖、三七、桃仁、红花、郁金、生蒲黄、䗪虫、水蛭等，常用传统方剂可选用桃红四物汤、血府逐瘀汤、补阳还五汤、大黄䗪虫丸等。彭清华等观察到本病患者随着病情的加重，其舌质由淡转为青紫，并现瘀斑，舌下静脉迂曲扩张的现象，在治疗上酌加活血化瘀，甚至用破血行经之虫类药，其临床疗效优于单纯补虚而不用活血化瘀药者。李传课等以补益肝肾，兼活血化瘀法组方滋阴明目丸，治疗本病肝肾阴虚型临床疗效显著，能够提高视力，扩大视野，改善血液流变学指数。

（四）辨病论治

高风内障病机总以正虚为本，虚中夹郁夹瘀（因虚致实），然本病患者发病年龄不一，临床不乏全身无证可辨之情况，需要从患眼局部病变表现入手，联系本病总体病因病机进行辨病论治。治疗本病的中药复方多采用"补益肝肾、行气活血、通络开窍"法，如明目增视丸、夜明颗粒等专方，具有较好的临床效果。丁淑华等筛选了补益肝肾、益气活血、通络开窍的中药组成复方夜明方（主要由黄芪、丹参、石菖蒲、枸杞子、当归、夜明砂、炙全蝎等组成），临床应用行之有效，在减缓病情发展方面有一定作用。湖南中医药大学附属第一医院眼科选用人参、熟地黄、山药、丹参等数十味中药组成具有益气补血、滋养肝肾、活血化瘀之功的眼明丸，每次9g，每日3次，一般连服3个月，具有提高视力、扩大视野、保护视功能等方面的疗效。刘静霞根据本病多因先天禀赋不足，后天失养，肝脾肾功能失调，精血不充，痰瘀凝结，气机失调，脉络闭阻为患的病因病机理论，提出"调肝健脾益肾，活血通窍明目"的基本治法，采用自拟经验方"益视饮"，药用菟丝子、枸杞子、茺蔚子、覆盆子、煅石决明、山药、当归、白芍、山楂、葛根等20余味中药，该方补虚祛瘀，标本兼治，具有调补肝肾、益精养血、通窍明目之功，临床疗效确切，可随证加减化裁。另可用本方炼制丸剂，每次6g，每日3次，连服3个月，以缓图疗效。

（五）中药联合针灸治疗

本病是一种难治性眼病，单一方法治疗难以收到理想效果。中药和针灸治疗能有效地改善视网膜神经网络的生物活性，对延缓病情进展，保持中心视力具有一定的临床意义。谢立科等将本病辨证分为肝肾阴虚型与脾胃气虚型，肝肾阴虚型治以滋补肝肾，活血明目，中药用色变三号方加减（主要药物为山药、泽泻、牡丹皮、枣皮、红花、熟地黄、桑椹、枸杞子、茯苓、丹参、水蛭），针灸治疗主穴为足三里、曲池、睛明、肝俞，配穴有太溪、膈俞、肾俞、球后、承泣、行间、合谷。脾胃气虚型治以健脾益气，活血明目，方用色变二号方加减（主要药物为党参、白术、陈皮、桃仁、黄芪、当归、黄精、红花、水蛭）。针灸治疗主穴为足三里、曲池、睛明、肝俞，配穴有百会、脾俞、胃俞、三阴交、球后、攒竹。观察提出本病患者视力、视野的改善与微循环的改善有正向关系。姚亦伟和姚芳蔚用针灸治疗本病，主穴取睛明、球后、上明等，配穴取足三里、三阴交、翳明等，同时兼用中药，基本方以当归、黄芪、丹参、川芎、灵芝、葛根、夜明砂、紫河车等药组成，随证加减，对提高视力、改善视野疗效肯定。

（六）中西医综合治疗

鉴于本病的发生是由于视网膜色素上皮细胞的吞噬功能障碍，不能吞噬与消化视网膜外节脱落的膜盘，致使膜盘堆积于色素上皮及感光细胞之间，形成屏障，干扰与阻止脉络膜营养物质的输送所致。故治疗应着眼于改善视网膜色素上皮细胞的吞噬功能，排除代谢老化废物，输送血氧供应。目前西医尚无理想的临床治疗措施，中医药治疗虽不能根治，但可以改善局部微循环和营养代谢，在改善视力、视野及缓解病情方面具有一定优势，因此提倡中西医结合，优势互补，提高临床综合疗效。较具代表性者有庄曾渊运用中西医结合疗法，对脾肾阳虚型、肝肾阴虚型、气虚血瘀型患者分别采用益气聪明汤、滋阴地黄丸、补阳还五汤加减口服，配合针刺（睛明、风池、光明、翳风、肾俞、照海、足三里、三阴交等穴），丹参注射液静脉滴注，654-2（山莨菪碱）注射液穴位注射治疗，可有效地提高视力，扩大视野。谢立科等采取口服中药及西药肌苷片、地巴唑、维生素 B_1、维生素 E、三磷酸腺苷等，结合针灸与穴位交替注射维生素 B_{12}、归红注射液，治疗后患者视力提高，视野扩大，临床疗效显著，并与微循环的改善呈正相关。孙艳等采用中药汤剂、血管扩张剂、维生素 A、维生素 B_1、复方樟柳碱穴位注射等中西药物结合治疗本病的临床疗效明显优于单纯中药或西药。刘静霞临证坚持中医辨证与西医辨病相结合，中医药传统功效与现代药理成果相结合，提出了"中西医并举、病证合参、针药并用、序贯治疗"防治视网膜色素变性的原则，采用中西医结合针药并用法治疗本病，静脉滴注用药以 2 周为 1 个疗程，依据病情选用 2 种药物交替应用，2个疗程为 1 个治疗周期。由于本病具有慢性、进行性发展加重的临床特征，视疾病轻重程度，每年定期治疗 1～2 个周期。经前瞻性临床研究证实，口服自拟经验方益视饮随症加减，配合静脉滴注川芎嗪、舒血宁注射液联合针刺疗法治疗本病，临床疗效肯定，而在此基础上加用胞磷胆碱或能量合剂、脑活素则疗效更佳，中西医结合针药并用法治疗原发性视网膜色素变性疗效显著，可以有效地提高视力，扩大视野范围，改善视网膜微循环与营养代谢，降低血黏度。对阻止疾病进展，提高患者的生活质量有积极的现实意义。

（刘静霞）

第五节　视神经萎缩

视神经萎缩（optic atrophy）系因视神经退行性病变而致的视盘颜色变淡或苍白。视神经萎缩不是单独的疾病，它是视神经各种病变及其髓鞘或视网膜神经节细胞及其轴突等的损害，致使神经纤维丧失、神经胶质增生的最终结局。临床上习惯将所有视盘颜色变淡均称为视神经萎缩，而实际上有时视盘颜色变淡可由其表面血管减少等而致，视力、视野等均无异常。视神经萎缩是多种眼及全身病变对神经损伤的最终结果，亦可由遗传、外伤、药物中毒、肿瘤、恶性贫血等导致，发病率高，治疗困难，为常见的致盲或低视力的主要病种之一。

本病类似中医学中的"青盲"，该病名首见于《神农本草经》，之后的《针灸甲乙经》《诸病源候论》《证治准绳》《审视瑶函》等著作均沿用此病名，并对其发病特点、病因病机、鉴别诊断都有具体的记载。《诸病源候论》还专门提到"小儿青盲"，《眼科金镜》对小儿青盲的病因病机进行描述，对现代中医证治有重要启发。

一、临床诊断要点与鉴别诊断

（一）诊断标准

根据视神经原发病灶的部位及眼底表现，临床可分为原发性、继发性和上行性视神经萎缩三种。

1. 症状

视力逐渐下降，视野窄小或眼前某一方位有阴影遮挡，并逐渐加重，终致失明。

2. 体征

眼外观正常，单侧发病或双眼患病，病情严重眼可见相对性传入性瞳孔障碍，黑朦，眼瞳孔直接对光反射消失。

3. 眼底检查

原发性（下行性）视神经萎缩，可见视盘色苍白，边界清楚，筛板清晰可见，血管正常或变细。继发性视神经萎缩（视盘水肿或视盘炎、视盘血管炎所致），可见视盘色灰白，边界不清，筛板不显，视盘附近血管可伴有白鞘，视网膜静脉充盈或粗细不均，动脉变细。上行性视神经萎缩（视网膜性或连续性视神经萎缩），系由于视网膜和脉络膜广泛病变引起，如视网膜色素变性、视网膜中央动脉阻塞等，有原发病的相应眼底改变。

4. 辅助检查

（1）色觉检查可有后天性色觉障碍，红绿色觉障碍多见。

（2）视野检查多见向心性缩小，有时可提示本病病因，如双颞侧偏盲应排除颅内视交叉占位病变，巨大中心或旁中心暗点应排除 Leber 遗传性视神经病变。

（3）视觉诱发电位 P100 波峰潜时延迟和（或）振幅明显下降。

（4）头颅 CT 或 MRI 检查可排除或确诊有无颅内或眶内占位性病变压迫视神经，明确有无中枢神经系统白质的脱髓鞘病灶。

（5）分子生物学检查，怀疑遗传所致时应选择基因检测。

（二）鉴别诊断

1. 视盘色泽形态差异

视盘颜色变淡或苍白未必就能诊断视神经萎缩，应结合多项视功能检查以明确诊断。视盘的色泽和形态有个体差异，临床诊断视神经萎缩应慎重，尽管有视力下降和视野缺损，偶尔可见患眼视盘色泽正常，此时应仔细检查视盘周围视网膜，可能发现视神经纤维层萎缩的证据，只是萎缩程度轻或太局限，不足以产生明显可见的视盘变白。尤其是原发性视神经萎缩，是由于筛板之后至外侧膝状体之前的前视路损害引起的视神经萎缩，眼底改变仅限于视盘颜色变淡，边界清晰；由于视神经纤维萎缩及髓鞘的丧失，生理凹陷稍显扩大变深，呈浅碟状，并可见灰蓝色的小点状的筛孔，但视网膜、黄斑及血管均正常。

2. 青光眼性病理凹陷

在视神经萎缩早期，视盘粉红色变浅，随病情进展，视盘组织缓慢消失，残留灰白、弯月形浅凹陷，裸露筛板，类似青光眼性病理凹陷，但视神经萎缩患者的视盘罕见有任何区域的盘沿缺损，且盘沿色泽是苍白的。有统计认为盘沿苍白对非青光眼性视神经萎缩有94%的特异性，而盘沿局灶性或弥漫性变窄，且盘沿区仍保留正常粉红色，对青光眼视神经损害有87%的特异性。而且，青光眼性视神经病变的视野缺损多发生在生理杯明显扩大时，且中心视力下降常发生在晚期。

3. 缺血性视神经病变

本病可见突然出现的视力减退、视盘水肿和与生理盲点相连的象限性视野缺损。

4. 急性视神经炎

本病多为青少年发病，视力急剧下降，可伴眼球转动痛，眼底表现为视盘充血性水肿，颜色较红，边界不清，视野表现为中心暗点或向心性视野损害。

5. 视网膜有髓神经纤维

有髓神经纤维沿视网膜神经纤维分布，其部位、形状和疏密度变异较大，常见于视盘边缘，沿上下血管弓弧形分布，甚至包绕黄斑。亦可不以视盘为起点而出现于视网膜上，呈现孤立的小片白色羽毛状斑。浓厚的有髓神经纤维斑，遮挡光线使光线不能达到视锥、视杆细胞，可产生相应的视野缺损，但很少出现中心暗点。

6. 先天性视盘缺损

先天性视盘缺损（coloboma of the optic disc）是由于胚裂的闭合异常所引起的视盘的完全缺损或部分缺损；有时常可伴有虹膜和脉络膜的缺损。眼底检查见视盘的直径明显增大，可为正常视乳头的数倍，视盘缺损区呈淡青色，边缘整齐，整个缺损区为一个大而深的凹陷，由视盘进出的血管从缺损区的边缘处呈钩状弯曲分布于视网膜上。常常伴有视力下降，视野中生理盲点扩大。

7. 视盘变白的区域和范围对鉴别不同病因有一定意义

（1）视盘颞侧苍白：常由选择性累及中心视力和视野的中毒性和营养障碍性视神经萎缩、Leber 遗传性视神经病变及球后视神经炎等引起。

（2）视盘上方或下方苍白：可能是缺血性视神经病变。

（3）视盘苍白主要局限在鼻侧和颞侧：即所谓带状或蝴蝶结-领结状萎缩，则有一定的定位意义，提示病变累及对侧的视交叉纤维，尤其是婴幼儿，难以准确表达视力，尽早确认带状视神经萎缩并排除先天性鞍上肿瘤十分重要。

8. 视盘倾斜综合征

临床上将视盘扭曲，视盘弧形斑，鼻下方脉络膜视网膜变薄，后葡萄肿，视野缺损称为视盘倾斜综合征，这种视野缺损最常发生在颞上方、颞侧和上方，这种缺损是相对的非进展性的，且用大的光标和视力矫正后可消除。

二、中医辨病诊断

（一）诊断依据

（1）病史：可有邪毒外袭、热病痘疹、七情所伤、头目撞击、肿物压迫、先天禀赋不足、脉络闭塞、酒色过度、目力过劳等病史。

（2）症状：视力渐降，甚至盲无所见。

（3）眼底检查：病位以瞳神深部目系为主，神膜次之。原发者目系色泽苍白，边界清楚，脉络变细，多见于眼外伤或脊髓病变。继发者目系的形色随原发病而异，分别出现边界模糊，目系内陷，色泽蜡黄等。多见于青风内障、高风内障、脉络阻塞暴盲等病变后期。

（二）类证鉴别

（1）目系暴盲：两者都属于内障碍眼病，均可见眼外观端好，均可见眼前遮挡感、视野缩小，但视神经炎所致的目系暴盲发病急骤，好发于青年，可有眼球转动痛，或眼球深部疼痛，视盘水肿、充血，边界模糊，但一般不超过 3 个屈光度；前部缺血性视神经病变所致的目系暴盲，好发于中老年患者，虽无眼球转动痛、眼部深部的疼痛，但可见发病急骤，视盘轻度肿胀、充血，有局限性灰白水肿、盘周出血。该病后期可产生目系色淡，后遗症之一即为视神经萎缩。

（2）络阻暴盲：两者均为内障眼病，均可致视物不明，络阻暴盲发病急骤，可见视网膜动脉血管变细，高度弯曲，呈线状或串珠状，甚至出现白色血管闭锁，视网膜灰白混浊，以后极部为主，在疾病初期可见黄斑区樱桃红，后期可出现目系色淡或苍白，发生视神经萎缩。

（3）目系色泽：目系色淡或苍白兼见血管变细，多为肾精不足，肝血虚弱，或气血俱虚，不能上输，目系失养而成；若目系色淡而污秽，边界不清，周围血管伴有白线者，则不能以纯虚论治，其中不少是由目系瘀血、蓄血及水肿演变而成，故虚实夹杂。

三、审析病因病机

（1）脾肾阳虚，精微不化，元阳耗散，目失温养，神光渐失。

（2）肝肾两亏或禀赋不足，元阴暗损，精血虚少，不得荣目，致睛明失用，目窍萎闭，神光遂没。

（3）心营亏虚，营血不足，血气亏虚而不能濡养睛瞳，目窍失养，神光衰竭。

（4）情志抑郁，肝气不舒，脏腑乖乱，气机失常，玄府郁闭，血气之运行失畅，致精不上乘，神光不得发越。

（5）头眼部外伤，或肿瘤压迫，致脉道瘀阻、玄府闭塞亦可导致青盲。

总之，本病基本病机多为精气虚衰，奉养不足所致，故虚证多而实证少，病位在目系，以心、肝、脾、肾的气血阴阳亏虚所致常见；此外，肝郁气滞、头眼外伤是最常见的病因，可导致气机失常，脉道瘀阻。

四、明确辨证要点

（一）辨"虚""实"

因视神经萎缩的形成多由精气虚衰，奉养不足所致，故虚证多而实证少，然而虚实互见之证也并不鲜见。无论本虚标实或标本俱虚之证，均宜以治本为主，兼顾其标。如有邪实之证，首宜疏导，必待邪去方可峻补，祛邪便是扶正。本病有两个或几个证型兼夹出现的情况也并非罕见，故须知常达变，既要抓住主证，亦需兼及他证。因足厥阴、手少阴二经连目系，如虚实夹杂，最常见郁结之实，故应疏肝解郁，使邪气外出，不入目系，方可补虚。如精气耗损，纯虚之证立见，亦有轻重缓急之别，有因化源不足者，有因病耗伤者，亦有气化失常、精气不能上承于目者，治宜审证求因，不可一律。

（二）察瞳神之形态

视神经萎缩患者，临床上可见眼部黑睛透明，瞳神无损，或见瞳神稍大，或瞳神展缩不灵。瞳神形态变化也可体现精气的盛衰，精气聚则瞳神缩，精气散则瞳神展。瞳神尚有能力展缩，则示病轻，预后相对良好，瞳神展缩失灵、瞳神散大，则提示病情重，预后差。

（三）观瞳神之转变

根据证之不同，瞳神可随之转变，肝气郁结型可因时间和条件的不同向其他方面转变。如肝郁日久，多化火伤阴，此时多见瞳神稍大，或瞳神展缩不灵，视力逐渐下降，以致失明。在全身则出现阴虚火旺或阴虚血热之证。如果全身症状不甚明显时，可借瞳神的变化来衡量阴伤的程度，作为证型变换的分界。在用药上，则应该在疏通肝气的基础上，着重养阴清热。

（四）辨"郁"与"瘀"

庞赞襄提出"目病多郁论"。庞老认为郁可致虚，虚可致郁。肝开窍于目，肝主疏泄，肝脉连目系，怒伤肝，肝气郁结，失其疏泄之职，导致气机失调，气滞血瘀，脉道不利，玄府郁闭，气血不能上达于目，目失濡养，睛明失用，故目视不明。可见"郁"与"瘀"相伴随出现，也可因"郁"致"瘀"，在治疗中疏肝解郁之余，可酌加化瘀之品。

（五）辨目系

若目系色泽淡红，提示精血尚足，未见明显亏虚；或颅内占位，多可见目系色泽正常，视野及视力相对尚可，患者经过治疗部分可病情稳定。若目系色淡或苍白兼见血管变细，多为肾精不足，肝血虚弱，或气血俱虚，不能上输，目系失养而成，视野及视力较差，预后不佳。目系瘀血多由肿物压迫，脉络瘀阻，血流障碍造成。

五、确立治疗方略

本病常由邪热伤阴、营血不足、忧郁过度及烦劳损精等引起。心、肾、肝、脾四脏的亏损和功能失常，以及由此而导致的血虚、精耗、气滞、血瘀，按全身脉症分析归纳，虚证常属肝肾不足，心营亏损，脾肾阳虚；实证多为肝气郁结，气血瘀滞等。此外，热病伤阴，脾虚湿滞，气虚血瘀之类虚实错杂证亦不少见。一般治疗以针对病因为主，并适当配用通络开窍药物，以启闭郁之玄府，发灵明之神光。根据中医整体辨证原则，除眼局部症状外，兼见全身症状，因此治疗时应着眼全身症状，同时结合患者体质、饮食、起居、生活环境、气候季节等进行归纳分析，确立治疗原则，从而审证求因，审因论治。

至于由头眼部外伤、肿瘤及其他全身性疾病引起本病者，病因治疗是保证疗效和评价预后的前提。如颅内肿物压迫造成的下行性视神经萎缩，不尽快摘除肿物，不但视力可继续恶化，还可能危及生命；又如青光眼性视神经萎缩，务必将眼压控制在理想水平，并保持稳定，再用中药治疗才可能有效。本病以中医中药为主，辅助西药综合治疗，有一定优势和较好疗效。

六、辨证论治

1. 肝肾不足证

（1）抓主症：眼无外症，视力渐降，甚至失明。眼底可见视神经萎缩之改变。

（2）察次症：全身症见头晕耳鸣，腰膝酸软。

（3）审舌脉：舌淡红，脉细。

（4）择治法：补益肝肾，开窍明目。

（5）选方用药思路：久病过劳，或禀赋不足，致肝肾两亏，精血虚少，目失滋荣，故视物渐昏；日久则目系枯萎，玄府闭塞，神光熄灭而失明，眼底则见视神经萎缩的改变。全身脉症亦由肝肾精血亏虚所致。选用明目地黄丸（《审视瑶函》）或加减驻景丸（《银海精微》）。前方滋养肝肾之阴，补益精血，适用于肝肾阴虚，精血亏少者；后方以菟丝子、楮实子、五味子、枸杞子、熟地、当归为主药，补益肝肾，填精养血之力较前方强，且有川椒温阳，其性偏温。临证选方，应该有所区别。本证选此二方，取其补虚治本。

（6）据兼症化裁：若加牛膝、麝香之类通络开窍，则有标本兼治之功。

2. 心营亏虚

（1）抓主症：视力渐降，甚至失明。

（2）察次症：面白无华，头晕心悸，失眠健忘。

（3）审舌脉：舌淡，脉细。

（4）择治法：养心补血，宁神开窍。

（5）选方用药思路：心主血，目为血所养；心藏神，运光于目而能视。今久病过劳或失血过多，心营亏虚，以致目窍失养而萎闭，神光衰竭而失明。面白、头晕、健忘、心悸失眠、舌淡、脉细等，皆血虚失荣所致。选用人参养荣汤（《太平惠民和剂局方》）或天王补心丹（《校注妇人良方》）。前方重在益气补血，养血宁神，适用于血虚气弱者；后方长于滋阴补血，养心宁神，适用于阴血亏虚者；如热病后阴血亏耗，视力渐降者，即宜此方加减。

（6）据兼症化裁：头晕心悸加牛膝、川芎、麝香、石菖蒲之类药物，以增通络开窍的作用。

3. 脾肾阳虚

（1）抓主症：眼外观无异常，视力渐降，视物昏朦。

（2）察次症：面白形寒，腰膝酸冷，少气乏力，食少便溏。

（3）审舌脉：舌淡苔白，脉沉细。

（4）择治法：补脾益肾，温阳通窍。

（5）选方用药思路：久病虚羸，或禀赋不足，脾肾阳虚，则不能运化水谷精微以上荣头目及温煦肢体。目失温养，玄府渐闭，阳虚火衰，神光遂没，故目无所见。眼底则见视神经萎缩的病变。因精气不能温养头面肢体和充养血脉，故面白形寒，腰膝酸冷，少气乏力，舌淡脉沉细。阳虚内寒，不能腐熟运化水谷，则食少便溏，舌苔白滑。选用补中益气汤（《脾胃论》）。原方重在补脾益气升阳，加附子、肉桂、补骨脂、熟地以温补肾阳，入川芎配肉桂、当归、熟地，则有养血活血、通脉利窍的作用，故诸药合用共奏补脾益肾、温阳通窍之功。

（6）据兼症化裁：如肢冷畏寒症状不明显者，可去肉桂、附子。

4. 肝气郁结

（1）抓主症：目视不明，眼底有视神经萎缩之病变。

（2）察次症：患者情志不舒，头晕目胀，口苦胁痛。

（3）审舌脉：舌淡苔薄，脉弦细数。

（4）择治法：清热疏肝，行气活血。

（5）选方用药思路：郁怒伤肝，气机失调，气滞血瘀，脉道不利，玄府闭阻，神光不得发越，以致目视不明，眼底则见视神经萎缩之病变。肝气上逆，则头晕目胀。肝气失和，经脉不利，故胁痛脉弦。气郁化热则口苦，脉细数。选用丹栀逍遥散（《内科摘要》）。原方清热疏肝，理脾和营，若加香附、郁金、川芎，则可增强行气活血通络的作用。

（6）据兼症化裁：郁热不重者，方中酌减丹皮、栀子。若口干，舌光少苔者，可加桑椹、女贞子、生地以滋阴明目。

5. 气血瘀滞

（1）抓主症：外眼无异常，视物昏朦，或头眼部外伤后，视力渐丧。眼底有视神经萎缩的病变，视网膜血管明显变细。

（2）察次症：全身或见头痛健忘。

（3）审舌脉：舌色瘀暗，脉涩。

（4）择治法：行气活血，化瘀通络。

（5）选方用药思路：由邪气或外伤致气滞血瘀，脉道阻塞，目失所荣，神光泯灭，终至失明，眼底则见视神经萎缩之病变。日久视网膜血管明显变细，血瘀于上，经脉不畅，髓海不充，故头晕健忘。舌色瘀暗，脉涩等皆为瘀血之象。选用血府逐瘀汤（《医林改错》）。原方行气活血，化瘀通络之力较强。

（6）据兼症化裁：久正虚，不胜攻逐者，可去方中牛膝、枳壳、桔梗，酌加黄芪、党参、白术、陈皮益气扶正，取其攻补兼施的作用。

七、外治法

（1）复方樟柳碱注射液：2ml 颞浅动脉旁皮下注射，每日 1 次，连续 14 次为 1 个疗程。

（2）高压氧治疗：但目前尚未将该方法普遍应用于临床，在视神经萎缩中的治疗较少，对治疗效果的评价及研究不足。

八、中成药选用

（1）疏肝解郁胶囊：适用于肝气郁结证，组成：贯叶金丝桃、刺五加。用法：每次 2 粒，每日 2 次，口服。

（2）血府逐瘀丸：适用于气滞血瘀证，组成：桃仁（炒）、红花、赤芍、川芎、枳壳（麸炒）、柴胡、桔梗、当归、地黄、牛膝、甘草。用法：大蜜丸每次 1~2 丸，每日 2 次，口服。

（3）丹红化瘀口服液：适用于气滞血瘀证，组成：丹参、当归、川芎、桃仁、红花、柴胡、枳壳。用法：每次 1~2 支，每日 3 次，口服。

（4）明目地黄丸：适用于肝肾不足证，组成：熟地黄、山茱萸（制）、牡丹皮、山药、茯苓、泽泻、枸杞子、菊花、当归、白芍、蒺藜、石决明（煅）。用法：水蜜丸每次 6g，每日 2 次，口服。

（5）石斛夜光丸：适用于肝肾两亏，阴虚火旺证，组成：石斛、熟地、枸杞、菟丝子、牛膝、菊花、蒺藜、青葙子、决明子、水牛角浓缩粉。用法：水蜜丸每次 6g，每日 2 次，口服。

（6）八珍丸：适用于气血两虚证，组成：党参、白术（炒）、茯苓、熟地黄、当归、白芍、川芎、甘草。用法：水蜜丸每次 6g，每日 2 次，口服。

（7）归脾丸：适用于心脾两虚证，组成：党参、白术（炒）、黄芪（炙）、茯苓、远志（制）、酸枣仁（炒）、龙眼肉、当归、木香、大枣（去核）、甘草（炙）。用法：水蜜丸每次 6g，每日 2 次，口服。

（8）人参养荣丸：适用于心脾不足，气血两亏证，组成：人参、白术（土炒）、茯苓、炙甘草、当归、熟地黄、白芍（麸炒）、炙黄芪、陈皮、远志（制）、肉桂、五味子（酒蒸）。用法：水蜜丸每次 6g，每日 1～2 次，口服。

九、单方验方

（1）通窍明目 4 号（孙河自拟经验方）：组成药物有柴胡、丹皮、葛根、当归、郁金等。方中柴胡、丹皮为君药，以疏肝解郁，通窍明目，其他药物以通窍明目为主，可应用于青光眼继发的视神经萎缩。

（2）内障 1 号方（石守礼自拟经验方）：由柴胡 10g，当归 12g，白芍 15g，丹参 15g，石菖蒲 10g，远志 10g，茯苓 30g，炒山药 30g，香附 10g，葛根 20g，枸杞子 15g，五味子 10g，木贼 10g，防风 10g，甘草 6g 组成，具有疏肝解郁、养血明目之功，视神经萎缩无特殊情况可守方治疗。若气虚可加入党参、炙黄芪以益气养血。

（3）益气明目丸（李传课自拟经验方）：由党参、黄芪、白术、山药、茯苓、菟丝子、黄精、柴胡、葛根、当归、丹参等组成，按照现代工艺制成丸剂。具有补脾益气，活血化瘀之功。可用于脾胃气虚之青盲。

（4）银杞明目汤（民间验方）：将银耳先发泡开，鸡肝切片，与枸杞子同入砂锅，加水和佐料烧沸去浮沫，待鸡肝刚熟，装入碗内，用茉莉花撒入碗内即可食用。作用是补肝益肾、明目养神，用于肝肾阴虚之视神经萎缩、视力减退、腰膝酸软、遗精、消渴等病症。

（5）参归炖猪心（民间验方）：猪心去脂，与党参、当归同入砂锅，文火炖烂，放入味精、食盐等佐料。

十、中医特色技术

1. 针刺治疗

（1）体针：以取头颈部奇穴及足三阳经、足厥阴肝经、足少阴肾经穴位为主。主穴：睛明、球后、上明、承泣、丝竹空、太阳、风池；配穴：养老、肝俞、脾俞、肾俞、足三里、光明、三阴交等。每次取 2～3 个主穴，3～4 个配穴，每日针 1 次，10 次为 1 个疗程。间隔 3～5 日进行下 1 个疗程。久病阳虚者，远端穴位可施灸法，或针灸并用。

（2）头针：取视区（枕骨粗隆上 4cm，左右旁开各 1cm），两针对侧向下方刺入，每日或间日针 1 次，10～15 次为 1 个疗程，疗程之间休息 3～5 日。

（3）电针：是将毫针的针刺作用与电刺激的生理效应综合作用于人体的针刺方法。可选上述不同穴位，每日 1 次，每次 20 分钟，15 次为 1 个疗程。

（4）"窍明穴"针刺："窍明穴"是孙河根据多年临床经验总结并命名的穴位。窍明穴位于枕视皮质对应区，下界是枕骨粗隆下 0.5cm，向上、左、右各 2cm 的区域。该区域是足太阳膀胱经、足少阳胆经及督脉三条经络的走行部位。可配合体针或其他头针针刺，治疗视神经萎缩。

2. 穴位注射

取上述体针腧穴，用复方丹参注射液作穴位注射。每次局部选 1 穴，远端配 1～2 穴，每穴注入药液 0.5ml 左右，每日或间日 1 次，一般 10 次为 1 个疗程，疗程之间休息 3～5 日。

3. 直流电药物粒子导入

利用电学上同性相斥的原理和直流电场作用，将药物离子不经血液循环而直接导入眼内，

多选用维生素 B_1、维生素 B_{12}、丹参注射液等药物。

十一、预防调护

（1）加强体质锻炼，避免时邪外毒，减少六淫侵袭。

（2）调和七情，注意饮食起居，节制烟酒房劳。

（3）防止外伤碰撞头部、眼部，慎用对视神经有害的药物。

（4）早发现，早诊断，早治疗，预后较好。视神经萎缩系视神经严重损害的最终结局，一般视力预后均很差，患者最后多以失明而告终。

（5）明确病因，针对病因治疗可事半功倍。如颅内肿瘤压迫造成的视神经下行性萎缩，应及时摘除颅内肿瘤，再积极治疗萎缩的视神经，可能改善视功能；对视神经仅轻度受损者，甚至能恢复正常视力。又如因鼻源性感染导致视神经炎，继则视神经萎缩者，应努力控制鼻源性感染，避免视神经继续萎缩。

（6）临床实践证明，采用中西医结合，针灸辅助中药及必要的西药，对病程长、病情重，有一定视力的视神经萎缩患者仍可能有效。

（7）应用某些对视神经有眼毒性的药物，如乙胺丁醇、羟氯喹、链霉素、氯霉素、巴比妥、保泰松、奎宁等要定期做眼科检查，如有视觉异常立即到眼科就诊。

十二、各家发挥

（一）孙河自拟方——通窍明目系列

孙河依据不同病因，结合 30 多年临床经验归纳出通窍明目系列经验方剂：通窍明目 1 号以三七为君药，活血通络，用于外伤性视神经萎缩；通窍明目 2 号以熟地、枸杞子为君药，温补肾阳，用于视网膜色素变性性视神经萎缩；通窍明目 3 号以石斛、黄柏为君药，滋阴降火，用于视神经炎性视神经萎缩；通窍明目 4 号以丹皮、柴胡为君药，疏肝解郁、通窍明目，用于青光眼性视神经萎缩。根据不同病因，选择不同药方并结合患者整体症状进行加减化裁，取得了满意临床疗效。

其中通窍明目 4 号为临床应用最广泛的经验方，组成药物有柴胡、丹皮、葛根、当归、郁金等。方中柴胡、丹皮为君药，以疏肝解郁，通窍明目，其他药物以化瘀散结通络为主。祖国医学的整体观念认为眼与人体的五脏六腑、气血津液之间有着密切的联系。《内经》中有"肝开窍于目""肝气通于目，肝和则目能辨五色矣"的观点，中医认为只有肝气的冲和条达，眼才能辨色视物。青光眼的病机是七情所犯，导致肝气郁结，气郁不得疏泄，气郁无以助血前行，致使眼部气血瘀滞，脉道阻塞，因此宜采用疏肝解郁、通窍明目之法。通窍明目 4 号正是采用调畅气机、疏通经络之法，使五脏六腑之精气皆能上注于目，而改善视功能。全方具有疏肝理气，通络明目的作用。

孙河还系统地对通窍明目 4 号做了多方向的临床研究，已有临床观察证实通窍明目 4 号对原发性闭角型青光眼术后视神经损伤具有稳定视力、眼压，改善视野，增强视神经电活动的作用，能增加青光眼患者神经纤维层厚度，在改善视野平均光敏度及增强视神经电活动方面优于神经营养剂对照组；与改善微循环药物、神经营养剂联合应用治疗青光眼视神经萎缩的效果明显优于各种药物单独应用。孙河对通窍明目 4 号治疗原发性闭角型青光眼和原发性开角型青光眼所致的视神经萎缩进行了临床观察都取得了满意的临床疗效，说明了该药方对青光眼视神经萎缩的治疗价值。

为深入探讨药物的作用机制，孙河从动物实验方面研究该药方对青光眼视神经萎缩的保护机制，结果表明通窍明目 4 号能减轻视网膜、视神经超微结构损伤，促进高眼压状态后视网膜谷氨酸的清除，降低兴奋性谷氨酸诱发的细胞内钙离子过载，减轻视网膜微结构损伤，降低视网膜一氧化氮的合成，上调视网膜抗凋亡基因 $Bcl\text{-}xL$ 和神经营养因子 BDNF 的表达，保护视神经节细胞。

（二）孙河——窍明穴

窍明穴是孙河根据多年临床经验总结并命名的穴位。窍明穴位于枕视皮质对应区，下界是枕骨粗隆下 0.5cm，向上、左、右各 2cm 的区域。该区域有足太阳膀胱经、足少阳胆经及督脉三条经络的走行。临床研究表明，窍明穴不仅能提高青光眼患者主观视力及视野，改善视功能，从客观角度也可增强视神经电位生理活动，提高生活质量。对治疗青光眼继发的视神经萎缩疗效显著。

（三）孙河——对电针治疗视神经萎缩的认识

电针治疗是指针刺穴位得气后，通过外加电流兴奋穴位、组织，以交流电为主，输出不同波形。波形是电针刺激参数之一，不同电针波形下的脉冲电流会产生不同的生理效应。疏波刺激作用较强，能引起肌肉收缩产生震颤感，提高血管舒缩功能，改善局部血液循环。密波能降低神经应激作用，抑制感觉神经，具有镇痛作用。疏密波配合使用，使肌肉有规则地收缩和舒张，活跃机体代谢，改善微循环。孙河、黄春娟、张慧通过临床研究表明电针能修复损伤的视神经细胞，肯定电针治疗青光眼视神经萎缩的显著疗效。

（四）陆南山著《眼科临证录》对视神经萎缩的认识

（1）病程均属后期，视神经已呈器质性的萎缩损害。根据中医理论应作精气夺则虚，所以着眼于"虚"字。

（2）视盘色泽均呈苍白，不复有健康时的红润。因此在中医的辨证中认为是营血不足以上达于目。

（3）眼底视网膜的血管随病程的长短而相应地变细。从中医理论来看，认为是血虚不能养目，因目得血而能视，今血管变细，血的供应营养既少，则视力势难恢复。

根据以上的共同点，基本用药就以滋补肝肾为主，如熟地、党参、淮山药、当归身、枸杞子等。这里要特别强调的是用当归身，根据过去临床实践的经验，当归身是补血的主要药。处方中用当归身对于视神经萎缩症的疗效亦比较明显。

（五）韦文贵对儿童视神经萎缩的认识

韦文贵对儿童视神经萎缩的诊治及用药有其独特的认识。儿童视神经萎缩的眼底改变属于原发性视神经萎缩，视盘颜色苍白，或仅视盘颞侧苍白，视盘边界清晰，筛板可见。视力损坏严重，严重者无光感。双眼可先后发病，也常见双眼同时发病。外眼检查正常，或双瞳孔散大。本病属于小儿青盲范畴。多因热病后发病，故从以下证型论证：

（1）肝经风热型，治以清营泄热，镇惊息风，常用钩藤饮子或羚角钩藤汤加减。

（2）血虚肝郁、热闭玄府型，治以疏肝解郁，清热养血，常用丹栀逍遥散去生姜，加钩藤、白僵蚕、全蝎、天竺黄等镇惊息风之品。

（3）脾气虚弱、中气不足型，治以益气升阳，调补脾胃，方用补中益气汤加减。

（六）殷伯伦对视神经萎缩的认识

视神经萎缩为眼科难治病，属中医"青盲"范畴。殷师认为本病病因复杂，宜详查病因，审因论治，结合针刺治疗。

（1）外伤性视神经萎缩：多为目络瘀滞，治宜祛瘀通络，养肝明目，方用血府逐瘀汤酌加石菖蒲、郁金、丹参、茺蔚子等。

（2）炎症继发性视神经萎缩：多为余热未清，玄府滞涩，治宜清泄余热，通利玄府，调肝养血，方用丹栀逍遥散酌加石菖蒲、菊花、枸杞子、桑椹等。

（3）退变性视神经萎缩：多为肝肾亏虚，目系失养，治宜补益肝肾，通窍明目，方用四物五子汤酌加石菖蒲、炙远志、菟丝子、桑椹等。

（七）郑建中等对针灸治疗视神经萎缩的认识

《针刺和头针治疗视神经萎缩的疗效》中以针刺和头针治疗各类视神经萎缩。针刺穴位：主穴为球后、睛明等；配穴为肾俞、合谷、翳明、阳白等，每日选主穴1～2个，配穴1个，针刺深度1～1.5寸。头针：枕骨粗隆水平线上，前后正中线上各旁开1cm，向上垂直引一直线约4cm，以26号毫针刺入皮下，两针分别接电脉冲刺激器的正负极，通电频率240次/分。

（董霏雪）

第十章 其他眼病

第一节 眶上神经痛

眶上神经痛是眼科的常见症状，主要表现为阵发性或持续性患侧眶上神经分布区域疼痛。多发于一侧的三叉神经区域内，双侧发病较少见，发病时眶上切迹触痛明显，疼痛为阵发性，如电击、如刀割、如针刺，持续时间短暂。

眶上神经是三叉神经的眼支发出的额神经的一支，为感觉神经，分布于前额、头部皮肤、上睑皮肤和结膜，是额神经的终末支，通过眶上切迹分布于上睑及额部皮肤。因有从眶上裂、孔骨管出眶时经过狭窄的骨壁这一解剖特点，故当局部组织受各种刺激，如受寒冷肌肉紧张造成小血管痉挛，小静脉瘀血，血液循环障碍，组织细胞缺氧致使神经组织水肿，受眶上裂、孔骨管的环束压迫，而导致眶上神经压迫性疼痛。表现为一侧或两侧前额部阵发性或持续性针刺样痛或烧灼感，也可在持续痛时伴阵发性加剧。而眶上神经又是全身神经位置最表浅、可以在眶上切迹直接用手触到的唯一神经，故易受累。压迫眶上切迹处，疼痛加重是本病的特点。所以以眶上神经切迹压痛的检查是诊断眶上神经痛的主要体征。

我国古代医学文献中很早就有关于"头痛"及"偏头痛"的记载。关于此病，祖国医学称之为眉棱骨痛，其在《原机启微》《证治准绳》《审视瑶函》《眼科探骊》中均有记载。

一、临床诊断要点与鉴别诊断

（一）诊断标准

（1）症状：患者突然发作的阵发性或持续性患侧眶上神经分布区域疼痛，可为胀痛或电击样疼痛，眶上切迹有明显触痛，部分病例在眶上切迹处可触摸到增粗的眶上神经。

（2）体征：常伴有视疲劳，眼球胀痛（看近物时加重），前额、眶内、两颞及巅顶疼痛，时轻时重，或伴头晕、恶心、呕吐等症。

（3）排除眼部其他病变。

（二）鉴别诊断

1. 原发性闭角型青光眼

原发性闭角型青光眼多与急性闭角型青光眼的急性大发作期或一过性小发作期鉴别。后者表现为：

（1）多数患者发作时常有情绪激动、精神创伤、过度疲劳、气候突变，以及暴饮暴食等诱因。

（2）临床症状表现为发作性视物模糊，虹视、眼胀，眶周疼痛及头痛，严重者伴恶心、呕吐等症状，易与眶上神经痛混淆。但是原发性闭角型青光眼患者多具有眼压升高，结膜充血，角膜混浊水肿，瞳孔散大，晶体混浊可伴"青光眼斑"，房角狭窄，或部分关闭，视盘颜色变淡，盘沿特征性损伤等眼病表现。

（3）通过超声生物显微镜（UBM），双眼视野，前房角镜，眼底立体照相等可进一步确诊原发性闭角型青光眼。

2. 虹膜睫状体炎

该病多在感染、受凉、劳累等免疫力低下时易发。眼部症状可有畏光、流泪、眶周疼痛、视力下降等。仔细检查眼部多存在结膜睫状充血或混合充血，角膜后沉着物，前房渗出，虹膜纹理模糊，瞳孔缩小等体征，以资鉴别。

3. 眼外伤

一些眼部外伤，特别是眼眶爆裂性骨折，可出现眉骨疼痛。患者具有明确外伤史，眼球运动受限或运动障碍等体征，亦可通过眼眶 CT 等进一步明确诊疗。

4. 眼眶肿瘤及颅内占位性病变

部分眶内肿瘤或颅内占位性病变可以表现出眉骨疼痛等症状。患者可伴有眼球位置异常，或突出，或移位，或伴有眼球运动异常。可通过 CT 或 MRI 等影像资料进一步明确诊疗。

二、中医辨病诊断

（一）诊断依据

（1）病因表现不是十分明确，发病前患者感冒、过度用眼、额部肌肉紧张、面部受寒冷刺激等可能作为发病诱因。

（2）症状时轻时重。

（3）发作时可呈阵发性或持续性患侧眉骨部位疼痛。

（二）类证鉴别

1. 绿风内障

急性发作时的绿风内障，在临床表现上与眶上神经痛具有相似性。两者都可存在眉骨疼痛的症状。绿风内障具有眼前节损害表现，同时患者眼压升高，房角关闭等，可以鉴别。

2. 瞳神紧小

处于炎症活动期的瞳神紧小，可有眉骨疼痛，眶周胀痛的表现，易与眶上神经痛混淆。但前者具有结膜睫状充血，角膜后沉着物，前房渗出，虹膜纹理模糊，瞳孔缩小等体征，以资鉴别。

三、审析病因病机

（1）风热之邪，循足太阳经乘袭，上扰清窍，致眉棱骨痛。

（2）肝郁气滞，郁久化火，肝火上炎，攻冲目窍，眉骨作痛。

（3）风痰上逆，阻滞脉道，目窍不利，清阳不升，故而疼痛。

（4）外感风寒湿邪，内夹痰浊，气滞血瘀，阻塞脉络，上犯清阳所致。

（5）肝血不足，目窍脉络空虚，头目失养，引发本病。

总之，本病的病因病机应为三阳经脉受邪，可由外感风寒湿，内夹痰浊，气滞血瘀，阻塞脉络，上犯清阳所致；也可以由于情志因素导致气郁化火，火热风动，风火夹痰上扰，内外合邪，风寒、燥火、痰湿、瘀血侵犯三阳经筋，使痰阻血瘀，气血凝滞。以上病因上犯巅顶前额，阻于脉络，郁于空窍，不通则痛。

四、明确辨证要点

（一）辨虚实

本病病理因素以风、火、痰、湿、虚为主，病分虚实两性以实证居多。实证中以风痰上扰证最为常见，其次依次为外感风热证、肝火上扰证。虚证则以肝血不足为主要表现。

（二）分寒热

外感风寒湿邪，内夹痰浊，壅滞经脉，阻遏气血，气滞血瘀，不通则痛。或是风寒燥火，内有痰湿瘀血，内外合邪，犯于三阳经筋，滞于巅顶前额。外感邪气中，风邪为主邪，多夹杂寒、火、痰。合而犯上，因风为阳邪，其性开泄，轻扬升散，有向上向外的特性，易伤人体上部而发为疼痛。其次可以因情志内伤，气郁化火为热，肝风夹痰，上犯清阳，郁于空窍。

（三）辨脏腑

肝开窍于目，该证多责于肝，表现为肝火上炎，或肝血不足。

五、确立治疗方略

针对该病的病因病机主要为外感风寒湿，内夹痰浊，阻塞脉络，上犯清阳所致；亦可因情志失常出现气郁化火，火热风动，风火夹痰上扰，内外合邪，风寒、燥火、痰湿、瘀血侵犯三阳经筋，最终导致邪犯清阳，郁于空窍，不通则痛。故而治疗上针对不同证型，辨证论治：或疏风清热，或清泻肝火，或祛风化痰，或祛风除湿，或滋补肝血。

六、辨证论治

1. 外感风热证

（1）抓主症：眉骨疼痛，发病突然，按压加剧。

（2）察次症：可伴发恶寒发热，鼻塞流涕。

（3）审舌脉：舌红苔黄，脉浮数。

（4）择治法：疏风清热止痛。

（5）选方用药思路：本证为风热之邪，循足太阳经乘袭，上扰清窍，致眉棱骨痛，方用银翘散（《温病条辨》）。方药组成为金银花30g，连翘30g，苇根20g，僵蚕15g，桔梗15g，菊花20g，牛蒡子15g，荆芥15g，薄荷10g，甘草5g。本方应用金银花、连翘为主药，联合僵蚕、菊花，以达祛风泄热、止痛之功；牛蒡子、荆芥、薄荷为辅，苇根、甘草清热生津；诸药共奏疏风清热止痛之效。

（6）据兼症化裁：若全身疼痛较重，可酌情加用葛根、细辛祛寒止痛。

2. 肝火上炎证

（1）抓主症：眉骨疼痛，眼眶、前额亦有痛感，目赤胀痛。

（2）察次症：伴随眩晕，烦躁易怒，两胁胀痛，口苦咽干。

（3）审舌脉：舌红苔黄，脉弦数。

（4）择治法：清泻肝火，行气止痛。

（5）选方用药思路：本证为肝郁气滞，郁久化火，肝火上炎，攻冲目窍，眉骨作痛，方用洗肝散（《审视瑶函》）。方药选用为当归尾、川芎、防风、薄荷、生地黄、苏木、红花、菊花、刺蒺藜、蝉蜕、羌活、木贼、赤芍、甘草。方中羌活、防风、薄荷、菊花祛风散热；生地黄、赤芍、当归、川芎、苏木、红花活血化瘀；刺蒺藜、蝉蜕、木贼退翳明目；甘草调和诸药。

（6）据兼症化裁：若肝胆火盛较重者，可酌情应用龙胆草、炒栀子以清肝火利胆热。

3. 风痰上犯证

（1）抓主症：眉区疼痛，目珠胀痛，眯目畏光。

（2）察次症：伴随头晕眼花，胸闷泛恶。

（3）审舌脉：舌苔白，脉弦滑。

（4）择治法：祛风化痰，通络止痛。

（5）选方用药思路：本证为风痰上逆，阻滞脉道，目窍不利，清阳不升，故而疼痛，方用防风羌活汤（《审视瑶函》）。方药选用防风、羌活、姜半夏、黄芩、制南星、细辛、炒白术、甘草、川芎。防风、羌活祛风治太阳头痛；细辛散寒治少阴头痛；川芎活血化瘀治前额、巅顶头痛；黄芩辛开苦降而化痰湿；半夏燥湿化痰；南星祛风化痰；白术、甘草健脾化湿，以保胃气。

（6）据兼症化裁：如伴有面赤神烦，口舌生疮，可酌情加用淡竹叶、木通以清心除烦。

4. 风湿在表证

（1）抓主症：眉骨疼痛，头痛如裹。

（2）察次症：伴随腰背酸重痛，恶寒微热。

（3）审舌脉：舌淡苔白，脉濡。

（4）择治法：祛风除湿，解表止痛。

（5）选方用药思路：本证为外感风寒湿邪，内夹痰浊，气滞血瘀，阻塞脉络，上犯清阳所致，方用羌活胜湿汤（《内外伤辨惑论》）。方药选用羌活15g，独活15g，秦艽15g，防风15g，藁本10g，蔓荆子10g，川芎15g，甘草5g。本方应用羌活、独活、藁本散风寒、祛湿邪，辅以秦艽以加强通络祛湿之功，加用蔓荆子、川芎止痛，甘草调和诸药。诸药合用，共达祛风除湿止痛之功。

（6）据兼症化裁：伴有入里化热，可酌情加入黄芩、半夏以辛开苦降以化湿痰。

5.肝血不足证

（1）抓主症：眉骨微痛，眶周酸胀，畏光干涩，运动不利。

（2）察次症：全身伴有神疲倦怠，耳鸣健忘。

（3）审舌脉：舌淡苔白，脉细。

（4）择治法：滋养肝血止痛。

（5）选方用药思路：本证为肝血不足，目窍脉络空虚，头目失养，引发本病，方用当归补血汤（《原机启微》）。方药选用生地黄、天冬、川芎、牛膝、白芍、炙甘草、白术、防风、熟地黄、当归。本方当归、熟地黄为君以补血；川芎、牛膝、白芍为臣，以其祛风定痛而补血也；甘草、白术，调和胃气，用以为佐；防风升发；生地黄补骨；天冬治血热，谓血亡生风燥，故以为使。

（6）据兼症化裁：若阴虚生热较重，可酌情应用生地、青葙子滋阴清热平肝。

七、外治法

（1）封闭治疗：1%～2%普鲁卡因 2ml，加维生素 B_{12} 100μg 注射到眶上切迹处，隔日 1 次，3～5 次症状可缓解。

（2）理疗：如间动电（疏密波）或旋磁疗法。

八、中成药选用

川芎茶调丸：适用于外感风热证。组成：川芎、白芷、羌活、细辛、防风、荆芥、薄荷、甘草。用法：每日 2 次，每次 6g，早晚口服。

九、单方验方

可用葛根 30g，白芷 10g，川芎 6g，水煎 2 次，早晚口服，每日 1 剂。

十、中医特色技术

（1）穴位注射：常用丹参注射液或当归注射液 0.5ml，注入眶上切迹处，每日或隔日 1 次。或用 2%普鲁卡因 2ml，注入中渚穴或合谷穴，注射后可使眶上神经痛缓解。

（2）针灸治疗：通过针灸治疗，行气行血，疏通脉道，以达到治痛的效果。当动力不足，气血运行无力时，针灸可以起到促进气血运行的作用。当脉道不滑利，气血运行受阻时，针灸可以通调脉道，促进气血运行滑利。当气血瘀滞不行时，针灸可以活血化瘀，恢复气血运行。总之，利用针灸使"不通"到"通"的状态，改善致痛的病理条件，以提高痛阈，改善疼痛反应，起到镇痛的作用。

1）选取穴位：采用上下配穴法选取。

A.头面部穴位：攒竹、丝竹空、阳白、头维、头临泣、鱼腰、太阳、印堂、神庭。

B.背部穴位：背俞穴、肝俞。

C.四肢部穴位：合谷、太冲、外关、曲池、中渚、丰隆、足三里、内庭、申脉、后溪。

2）辨证论治，按证施针。

A.外感风热证：以足阳明胃经为主，常取穴有承泣、四白、巨髎、鱼腰、睛明、太阳、头维、合谷，手法行以泻法。

B.肝火上炎证：以足少阳胆经为主，常取穴有瞳子髎、听会、上关、颔厌、阳陵泉、阳交、光明、悬钟、鱼腰、睛明、合谷，施以泻法。

C.风痰上犯证：取穴以局部取穴配以足阳明胃经、足太阴脾经为主，常取穴有三阴交、地机、阴陵泉、四白、巨髎、鱼腰、睛明、太阳等，行针手法应补泻兼施。

D.肝血不足证：以足少阳胆经为主，常取穴有瞳子髎、听会、上关、颔厌、阳陵泉、鱼腰，行以补法。

以上穴位每日行针 1 次，每次留针 30 分钟，共治疗 14 日。

3）电针疗法：在针灸基础上，联合电流刺激。根据不同症候，选取不同电波治疗。

4）耳针疗法：常用针头在耳廓上寻找压痛点，在压痛点针刺，埋皮内针治疗。

（3）耳穴按压治疗：《灵枢·经脉》云："足阳明之脉上耳前。"《灵枢·邪气脏腑病形》云："十二经脉，三百六十五络，其血气皆上于面，而走空窍……其别气走于耳而为听。"耳与经脉相联系，刺激耳部的相应穴位，可以通过经脉，调和气血，疏通经脉而达到"通则不痛"的止痛治病效果。

方法：取穴耳垂中心"眼"穴，先以 75%酒精棉球擦净耳垂眼穴，取王不留行籽放于穴中，外贴橡皮胶布盖之，以拇食两指加压按揉，一般在 5 分钟左右均有止痛效果，连贴 3 日，每日按压 3 次，痛时亦可加压。单侧贴患侧，双侧贴两侧。

（4）局部中药贴敷，物理按摩等疗法亦有诸家报道。

十一、预防调护

（1）预防方面：针对疾病发生的诱因，常在受凉、感冒、过度疲劳后发病的特点，做好防寒保暖，防止外邪诱发。宜戒烟酒，清淡饮食，均衡营养，忌生冷、辛辣、肥甘厚味。防止过度疲劳和情志刺激，保持良好睡眠。

（2）调护方面：适度参加室外活动，锻炼身体，增强体质，提高肌体免疫力。

十二、各家发挥

王松临床中把该病辨证分为四型：外感风热、肝火上炎、风痰上犯和肝血不足。通过辨证论治，应用五味止痛汤（防风、荆芥、细辛、川芎、羌活），祛风、行气、解表、化痰取得良好的临床疗效。

（张晓辉）

第二节　甲状腺相关性眼病

甲状腺相关性眼病（thyroid-associated opthalmopathy，TAO）是眼眶常见的疾病之一，

是指与甲状腺疾病相关的、器官特异性的一种自身免疫性眼病，又称 Graves 眼病（Graves ophthalmopathy，GO），是导致成人单眼和双眼眼球突出的最常见病因，是由自身免疫系统紊乱引起的球后及眶周组织的浸润性病变，病因源于甲状腺自身免疫，两者常互相并存或先后发病。临床上甲状腺功能可亢进、正常或低下。本病发病后 2/3 轻至中度病例可以自行缓解，20%病情稳定，14%病情加重，其中只有 3%～5%的病例发展到极重度而威胁视力。

传统中医对本病早有认识，相当于中医学的"瘿病"和中医眼科学的"鹘眼凝睛"范畴，中医古籍中对其有"突起睛高""鱼睛不夜""珠突出眶""神木自胀"等称谓。宋元时期著名中医眼科专著《秘传眼科龙木论》称之为"鹘眼凝睛外障"："此眼初患之时，忽然痒痛泪出，五轮胀起皆硬，难以回转，不辨人物，此疾皆因五脏热壅，冲上脑中，风热入眼，所使然也。" 其指出本病临床具有眼部自觉症状及眼球突出、运动受限、视力受损等特点，同时认为本病起病突然，发展迅速。

一、临床诊断要点

（一）诊断标准

据李凤鸣《中华眼科学》拟定诊断标准。

1. Fruch 诊断标准

（1）患者有甲状腺病史，眼球突出，其突度大于或等于 22mm，眼睑退缩，睑裂增大 11mm 以上，眼外肌受累，至少有一条眼外肌为限制性病变，CT 检查揭示单眼或双眼眼外肌长大。

（2）眼球突出，眼睑退缩，眼外肌受累 3 个体征均出现，至少 2 个体征是双眼性的。

（3）眼球突出，眼睑退缩，CT 检查发现眼外肌长大，3 个体征中至少在一眼有 2 个以上的体征出现。

只要符合以上诊断标准中的任何 1 个都可以诊断为甲状腺相关眼病。

2. Gorman 诊断标准

眼睑退缩是甲状腺相关眼病的特殊眼征，通常与眼球突出、眼外肌受累、视神经病变和甲状腺功能异常相关联。

（1）若眼睑退缩与该 4 个特征都存在，甲状腺相关眼病诊断无疑。

（2）眼睑退缩与该 4 个特征之一，甲状腺相关眼病诊断可能性大，因孤立的眼睑、眼外肌和视神经受累极少见。

以上 2 个诊断标准对大多数甲状腺相关眼病都合适，但极少数病例有例外，如患者有甲状腺功能异常，并有视神经病变，CT 检查发现眼外肌长大，但无眼睑退缩，眼球突出，该病例很难用上述 2 个诊断标准得出正确诊断。

3. Bartly 诊断标准

（1）眼睑退缩：只要合并以下体征或检查证据之一可作出诊断。

1）甲状腺功能异常，患者血清中 TT_3、TT_4、FT_3、FT_4 水平升高，TSH 水平下降。

2）眼球突出，其突出度等于或大于 20mm。

3）视神经功能障碍，包括视力下降、瞳孔反射、色觉、视野异常，无法用其他病变解释。

4）眼外肌受累，眼球活动受限，CT 发现眼外肌长大。

（2）缺乏眼睑退缩：在缺乏眼睑退缩的情况下要诊断甲状腺相关眼病，患者须具备甲状腺功能异常，还应有以下体征之一：眼球突出、眼外肌受累或视神经功能障碍，并排除其他眼病引起的类似体征。

（二）病情评估

病情评估是决定下一步治疗的关键，包括病情严重度及临床活动度两方面。

1. 病情严重度评估

采用 Graves 眼病欧洲专家组（EUGOGO）2016 年管理指南制定的病情严重度分级标准：

（1）轻度：对日常生活影响轻微，一般不需要免疫抑制剂或手术，具有以下 1 项及以上情况：眼睑回缩（<2mm）、轻度软组织损害、眼球突出程度不超过正常上限（该种族同性别人群的正常值）的 3mm，一过性或不存在复视，以及使用润滑型眼药水有效的角膜暴露症状。

（2）中重度：眼部症状影响日常生活，但不威胁视力，需要免疫抑制剂或手术治疗。符合以下任意 2 种或以上情况：眼睑回缩≥2mm、中度或重度软组织损害、眼球突出超出正常上限至少 3 mm 及非持续性或持续性复视。

（3）极重度：威胁视力的甲状腺相关性眼病，指甲状腺功能异常伴视神经病变（dysthyroid optic neuropathy，DON）和（或）角膜脱落的甲状腺相关性眼病患者。

2. 病情活动度评估

采用 EUGOGO 推荐的 Mourits 提出的临床活动度（clinical activity score，CAS）评分标准：①自发性的眼球后疼痛感；②眼球运动时伴有疼痛；③眼睑充血；④眼睑水肿；⑤结膜充血；⑥球结膜水肿；⑦泪阜水肿。

当 CAS 评分≥3 分即可判断为活动性，评分越高表明炎症反应越严重。

二、中医辨病诊断

（一）诊断依据

（1）单眼或双眼发病，起病缓，眼珠逐渐突起，上睑退缩，眼睑闭合不全，眼珠红赤定如鹘鸟之眼，伴有异物感，羞明流泪，微痛。

（2）视一为二之症，继之眼珠突起甚至突出眼眶，呈凝视状，眶缘可扪及肿块。

（3）后期眼珠逐渐突出眼眶，胞睑难以闭合，白睛红赤肿胀，黑睛暴露生翳。

（4）超声探查、CT 扫描及 MRI 检查有助于诊断。

（5）基础代谢率检查有助于诊断。

（二）类证鉴别

鹘眼凝睛以眼球突出为临床特征，但在中医眼科范围内有多个并非鹘眼凝睛症而又具有眼球突出症状的病症，其病因病机、治疗法则、预后转归等方面均存在极大差异，故临床需注意分辨，尤需注意与"突起睛高""珠突出眶"两症相鉴别。

1. 鹘眼凝睛与突起睛高的鉴别

（1）鹘眼凝睛起病相对缓慢，病程长，眼球突起多呈渐进发展；突起睛高起病急骤，发展迅速，病势凶险，在较短的时间内即可出现胞睑赤肿，睛珠灌脓等危象。

（2）鹘眼凝睛多因脏腑失调引起目络滞涩，眼带瘀肿而致，因此多伴有急躁易怒、消谷善饥、心悸失眠等全身症状；突起睛高多因风热毒邪攻冲目窍或颜面疔疖流毒而致，因此早期全身症状常不明显，若毒邪炽盛，正气内溃，则可见神昏谵语等毒陷心包之象。

（3）鹘眼凝睛早期眼部自觉症状多不明显，随病情发展到中、后期，可出现视力下降、复视等症，当眼球突出进一步加重，导致眼睑闭合不全并发生黑睛星翳、花翳白陷等变症后，才会出现红赤、碜涩、疼痛、羞明多泪等自觉症状。突起睛高多为火毒攻冲之症，故常于起病之初即存在眼部典型的红、肿、热、痛症状。

2. 鹘眼凝睛与珠突出眶的鉴别

珠突出眶是指眼珠骤然突出，轻者含于睑内，重者突出于眶外的眼病。病名见于《证治准绳》，其中《目经大成》称为"睛凸"。其病因病机多因暴怒气悖，高声吼喊或低头进气等，导致气血并于上，脉络凝滞而眼珠突出。《证治准绳》谓："珠突出眶证……有酒醉怒甚，及呕吐极而挣出者，有因患火证热极而关格亢极而胀出者，有因怒甚吼喊而挣出者。"其发病常为单眼，时轻时重，低头弯腰或大怒、呕吐、屏气时眼珠突出，平卧休息时眼珠自行回位，且多无红肿、疼痛等自觉症状。轻者治以疏经通络，行气活血，重者应考虑中西医结合治疗。对于珠突出眶与鹘眼凝睛的鉴别，古人已有论述，《证治准绳》即指出珠突出眶症为："乌珠忽然突出眶也，与鹘眼证因滞而慢慢胀出者不同。"《目经大成》也提出了相似看法："此症，通睛突然凸出眶外，非鱼睛不夜因滞而慢慢胀高者比。"这些论述都强调了珠突出眶的眼珠突出症状发作突然，而鹘眼凝睛呈缓慢进展的发病特点。此外，珠突出眶病势较为平和，自觉症状多不明显，眼珠突出症状发作突然，消失也迅速；鹘眼凝睛除眼珠突出外，常兼见白睛红赤，凝视不能转运等症，全身可有甲状腺病变的相应症状。

三、审析病因病机

（1）长期情志失调，肝气郁结，郁久化火，上犯于目，使目眶脉络涩滞所致。

（2）素体阴虚，或邪热亢盛，日久伤阴，或劳伤过度，耗伤阴血，心阴亏虚，肝阴受损，阴虚阳亢，上犯目窍。

（3）七情所伤，肝失疏泄，肝气犯脾，脾失健运，气机阻滞，血行不畅为瘀，津液凝聚成痰，痰瘀互结，阻于眶内。

总之，古代医家对其病机认识基本一致，基于本病表现为眼球突出、眼睑肿胀、结膜充血，大多认为本病是由于脏腑积热或风热蕴结，热邪上攻于目，以致气血凝滞，目络涩滞，清窍闭阻，致目珠暴突而成。

四、明确辨证要点

按主症辨证。

（1）凝视：甲状腺相关眼病表现为双眼球突出，眼睑退缩，上睑迟落，双眼辐辏运动减弱，睑裂扩大，睑闭不全，双眼呈凝视状态。高度眼球突出时常伴有结膜充血水肿，眼球固定不能转动等症状，所以中医病名谓"鹘眼凝睛"。临证根据眼部表现和全身症状辨证，若见情绪不宁、心烦易怒、心悸出汗、手颤乏力等症为心肝火旺。甲状腺相关眼病是成人眼球突出最常见的病因，但有眼征的患者甲状腺功能可能亢进或正常，也可能甲状腺功能低下，所以全身症状差异会很大，辨证时必须局部与整体相结合。

（2）视力下降：甲状腺相关性眼病出现视力下降，多数说明眼眶内组织炎症水肿压迫到视神经，病情一般急剧和严重。多数属于肝气亢盛，气郁化火，郁火痰瘀。

五、确立治疗方略

从全身和眼部治疗两方面入手。全身治疗主要针对矫正甲状腺功能异常，对于甲状腺功能无异常或者已经恢复正常者，可定期观察，不用药物。眼部治疗主要针对眼球突出、眼外肌麻痹，8～36个月后自行稳定。在晚期可选用物理治疗和手术治疗，物理治疗是将碘离子导入软化瘢痕，手术治疗适用于病情稳定后，眼睑眼肌病变及眶压高视神经受到压迫而需眼眶减压的病例。中医治疗多侧重于活血散瘀、化痰散结。本病早期因情志所伤，忧忿气结，肝失疏泄，聚湿成痰，血滞成瘀，肝气亢盛，气郁化火，郁火痰瘀，上扰空窍，而致畏光流泪，面红耳赤，目瞳炯炯有神，如怒视之状。早期宜清肝泻火，行气化痰。后期宜活血通络，化痰散结。活血化痰，改善血液循环，调整阴阳平衡贯穿整个治疗过程。

西医治疗主要是抗免疫类药物，包括激素和免疫抑制剂及放射治疗，对炎症的急性期症状的控制、对防止疾病的恶化和并发症的产生具有良好的作用，但是该种治疗仅属于治标之法，病因多数没有完全解除，同时长期使用会出现许多毒副作用，停止用药后疾病复发率仍高。而中医治疗注重从全身免疫调节入手，调整人体阴阳平衡，能有效控制病情进展，防止并发症及降低复发率。中医对急性发作的控制，出现效果较慢，对于发病急剧的炎症，单独使用容易延误病情，出现并发症等现象，但是其对慢性期或者迁延期患者，具有良好的免疫调节作用，无明显毒副作用，与激素和免疫抑制剂联合使用，可以减少它们的使用剂量，降低副作用发生率。中西药互相取长补短，若能开展有关方面的药理学、药代动力学的研究，则更可探究其中西药物结合治疗的最佳剂量。

六、辨证论治

1. 气郁化火证

（1）抓主症：眼珠进行性突出，转动受限（不能转动），胞睑难以闭合，或黑睛生翳，白睛赤肿，畏光流泪。

（2）察次症：伴急躁易怒，口苦咽干，怕热多汗，心悸失眠，妇女痛经或闭经，乳房胀痛。

（3）审舌脉：舌红苔黄，脉弦数。

（4）择治法：清肝泻火，解郁散结。

（5）选方用药思路：本病初期或有七情刺激、情志抑郁，肝气疏泄不畅，郁而化热，而见上述诸症，应选用丹栀逍遥散（《内科摘要》），方中以逍遥散疏肝解郁，养血健脾；牡丹皮清热凉血，活血祛瘀；栀子泻火除烦，清热利湿，凉血解毒；加玄参、浙贝母、夏枯草、牡蛎祛痰散结。诸药合之，共奏养血健脾，疏肝清热，软坚散结之功。

（6）据兼症化裁：本证多见于女性，若肝火郁结较重者，可加夏枯草、决明子入肝经而清泻郁火；若有胸闷胁痛者，加香附、郁金以疏肝解郁；两手及舌伸出有震颤者，可加石决明、钩藤、僵蚕以平肝息风；月经不调、闭经加益母草、香附；善食易饥加生石膏、知母；黑睛生翳加石决明、木贼、密蒙花、蝉蜕平肝祛风退翳。

2. 阴虚阳亢证

（1）抓主症：眼珠微突，凝视不能转动，白睛淡红。

（2）察次症：全身可见头晕耳鸣，怵惕不安，心烦不寐，消瘦多汗，腰膝酸软。

（3）审舌脉：舌红少苔，脉细数。

（4）择治法：滋阴潜阳，平肝降火。

（5）选方用药思路：本证为阴损血亏，目窍失于濡养，且虚阳上扰，清窍不利，故眼珠微突而白睛淡红，全身症状及舌脉表现均为阴虚阳亢之候，故方用平肝清火汤（《审视瑶函》）。方中夏枯草平肝潜阳，清肝降火；肝阴不足则肝阳易亢，用白芍、当归、生地黄、枸杞子补肝血，养肝阴，阴足则阳降；车前子养肝明目，疗赤止痛；连翘质轻而浮，清散气分郁热；柴胡引药入肝，直达病所。

（6）据兼症化裁：方中可加女贞子、麦冬增加养阴涵阳之力；心悸眠差较重者可加酸枣仁、首乌藤以养心安神；双手震颤者可加珍珠母、鳖甲以滋阴平肝息风。

3. 痰瘀互结证

（1）抓主症：眼珠外突，运转受限，白睛暗红，视一为二，羞明流泪。

（2）察次症：胁肋胀满，胸闷不舒。

（3）审舌脉：舌质暗红，苔黄，脉弦。

（4）择治法：疏肝理气，化瘀祛痰。

（5）选方用药思路：本证为肝气郁结，气滞血瘀，瘀血阻滞，木郁土壅，脾失健运，水湿不化，聚湿成痰，导致痰瘀互结而阻于目窠，故见眼球突出，不能运转，白睛暗红。全身症状及舌脉均为痰瘀互结之候，故方用逍遥散（《太平惠民和剂局方》）合清气化痰丸（《医方考》）。逍遥散中柴胡疏肝解郁；当归甘辛苦温，养血和血；白芍酸苦微寒，养血敛阴，柔肝缓急；白术、茯苓健脾祛湿；炙甘草益气补中；薄荷疏散郁遏之气，透达肝经郁热；生姜温胃和中。清气化痰丸方中胆南星、瓜蒌仁导痰热从大便而下；制半夏辛温与苦寒之黄芩相配，一化痰散结，一清热降火，既相辅相成，又相制相成；杏仁降利肺气以宣上；陈皮理气化痰以畅中；枳实破气化痰以宽胸；茯苓健脾利湿；姜汁为丸，用为开痰之先导。

（6）据兼症化裁：若热象不明显者可去黄芩，加郁金、川芎、桃仁以行气活血化瘀；可加生牡蛎、浙贝母、夏枯草、昆布以软坚化痰散结。

七、外治法

1. 眶放射治疗

眶放射治疗对近期的软组织炎症和近期发生的眼肌功能障碍效果较好。糖尿病和高血压视网膜病变者是眶放射治疗的禁忌证。本疗法可以单独或者与糖皮质激素联合使用。联合应用可增加疗效，减少单用放射治疗时病情暂时加重的发生率和单用糖皮质激素治疗时停药的复发率。

2. 眶减压手术

眶减压手术目的是切除眶壁和（或）球后纤维脂肪组织，增加眶容积。适应证包括视神经病变可能引起视力丧失；复发性眼球半脱位导致牵拉视神经可能引起视力丧失；严重眼球突出引起角膜损伤。并发症为手术可能引起复视或者加重复视，尤其是手术切除范围扩大者。

八、中成药选用

夏枯草膏：适用于气郁化火证，组成：夏枯草经加工制成的煎膏。用法：每次 9g，每日 2 次口服。

九、单方验方

（1）治甲一方治疗肝火旺盛型 Graves 病，其药物组成：牛蒡子 15g，柴胡 15g，栀子 15g，牡丹皮 15g，猫爪草 30g，浙贝母 15g，钩藤 15g，白芍 15g 等。

（2）固本消瘿汤，药物组成：黄芪 15g，桔梗 10g，太子参 15g，夏枯草 15g，赤芍 15g，白芍 15g，青葙子 10g，煅牡蛎 30g，蜂房 15g。

十、中医特色技术

（1）湿热敷：用桑叶、荆芥、防风、菊花、大青叶、当归、赤芍各 30g 水煎，过滤取汁作眼部湿热敷。

（2）针灸：近年来，有学者报道使用针灸配合治疗甲状腺相关性眼病，能够减轻患者眼部不适，改善突眼度，其机制可能为使用针灸刺激眼眶周围，疏通气血、改善微循环及组织细胞的缺氧状态，减轻眶后组织水肿。选风池、天柱、百会、阳白、外关、内关、合谷、行间、太冲等穴，每次 2～4 穴，泻法为主，交替轮流取穴，每日 1 次。

（3）中药熏蒸：可使用小剂量泼尼松配合中药草决明、蝉蜕、菊花、茯苓熏蒸治疗本病。

十一、预防调护

（1）日常调护：调理情志，保持心情舒畅，合理饮食，注意含碘中药如海藻、昆布等的合理使用。积极控制原发病，定期复诊。可佩戴墨镜以减轻畏光症状，若眼睑闭合不全，临睡前涂抗生素眼膏以保护角膜。

（2）心理方面：突眼不但损害患者外貌，影响其日常生活和工作，患者常有精神、神经症状，加之对本病认识不足，部分患者表现为心理负担重，悲观失望，抑郁，多疑，失眠，焦虑等，极大影响其治疗效果，故除药物治疗外还应予以心理疏导，缓解心理焦虑，增加治疗信心，配合治疗，增加疗效。

（3）其他调护：避免过度劳累，加强体育锻炼，增强自身免疫力，以巩固疗效。

十二、各家发挥

（一）韦企平诊治经验

韦企平归纳多年临证经验，认为本病病因病机或因七情内伤，气机郁滞，不能输布津液，凝聚成痰，痰结血亦瘀；或因肝气郁结，郁久化火，火性炎上，炼液为痰，痰热互结凝聚；也可由素体阴虚，水不涵木，肝阳上亢所致。辨证主要包括气郁化火证和阴虚阳亢证。无论是气郁化火证，还是阴虚阳亢证，均与情志密切相关。肝为目之窍，眼睑为肉轮，属脾。根据五行学说及五轮辨证理论，肝失调达，克伐脾土，脾失健运，津液不归正化而凝聚成痰，痰结血亦瘀，壅于颈前成瘿病，阻于眶内则目突睛高。肝郁日久，化火伤阴，血行不畅，脾虚生湿化痰，形成阴虚内热，痰湿瘀血结于目窠。故本病责之于肝脾，气滞、痰凝、血瘀是其主要病理因素，治疗上应将化痰、祛瘀、散结疗法贯穿始终。

（二）邓亚平诊治经验

邓亚平认为甲状腺相关性眼病与肝脾有关。因为肝开窍于目，目为肝之外候，《素问·金匮真言论》曰："东方色青，入通于肝，开窍于目，藏经于肝。"肝主疏泄，调畅气机，肝气条达，则气血和畅。若情志抑郁，肝气郁结，失去条达，疏泄失司，则气血失和，运行不畅，气滞血瘀，结聚成块而形成肌肉肥厚，眼球突出；肝气横逆犯脾，脾失健运，水液运化失司，湿浊内生，聚而成饮生痰，痰瘀互结，脉络阻塞结而成块，致眼球突出。在临证治疗甲状腺相关性眼病时，本病虽无出血、积血等"有形之瘀"的体征，但是邓老在选方时常以活血化瘀、利水渗湿法，用四苓汤合四物汤加减治疗。

（三）曾平诊治经验

曾教授认为甲状腺相关性眼病早期患者由于提上睑肌和 Muller 肌炎症水肿，肌张力增强，引起上睑退缩和迟落，严重者出现睑闭合不全；眶周软组织受累导致眼睑红、肿胀；角、结膜炎症导致结膜充血和上方角膜缘角结膜炎。在慢性期，肌束膜成纤维细胞增殖、胶原纤维合成增多，提上睑肌和 Muller 肌纤维化，导致药物不能治愈的眼睑退缩和迟落。中医相关病名有"鹘眼凝睛""状如鱼泡"等。中医认为本病病机为本虚标实，本虚为肝肾阴虚，标实为痰、瘀。本病病标在目，病本在肝，与肾、脾有关，病理产物为痰瘀。故中医治疗本病多侧重于活血散瘀、化痰散结。本病的早期因情志所伤，忧忿气结，肝失疏泄，湿聚生痰，血滞成瘀，肝气亢盛，气郁化火，郁火痰瘀，上扰空窍，而致畏光流泪，面红耳赤，目瞳炯炯有神，如怒视之状。早期宜清肝泻火行气化痰；中后期宜活血通络，化痰散结。经验方用制半夏、陈皮、茯苓、胆南星、黄芩、枳实、泽兰、地龙、白花蛇舌草、甘草、生姜、水蛭，治疗早期甲状腺相关性眼病以软组织损害、上睑退缩、眼球突出为主症的患者。

（四）廖世诊治经验

廖世认为甲状腺相关性眼病应该结合五轮学说，眼睑浮肿，可以脾经论治；结膜充血，以肺经论治。临床中可考虑使用决明子、青葙子、茺蔚子、谷精子、枸杞子、蒺藜等；并且认为"高巅之上，惟风可达"，重视风邪与突眼形成的关系，加用祛风药如防风、桑叶、菊花、蒺藜、木贼、蝉蜕等可提高疗效。

（王佳娣）

第三节　视　疲　劳

视疲劳又称眼疲劳，主要以视物模糊、不耐久视、干涩不适、酸胀流泪、头痛眩晕等为主要临床表现，是一种以患者自觉眼部症状为基础，眼或全身器质因素与精神（心理）因素相互交织的综合征，属于心身医学范畴。视疲劳症状，通常表现为眼部的疼痛、酸胀、烧灼感、异物感、流泪、畏光、视物模糊、复视、眼睛干涩，甚至出现眼部炎症及头痛、阅读不能等情况，严重者甚至出现恶心、呕吐等全身症状，严重干扰了患者的视觉和生活质量。

中医学对视疲劳认识较早，早在唐代便将其归于"肝劳"范畴。孙思邈在《备急千金要方·七窍门》中首次记载："其读书博弈等过度患目者，名曰肝劳。"《审视瑶函·内外二障论》进一步阐明："凡读书作字，与夫妇女描刺，匠作雕鏤，凡此皆以目不转睛而视……则眼珠隐隐作痛，诸疾之所由起也。"这些描述大致与现代视疲劳因素相符。"肝开窍于目"，故孙思邈将其称之为"肝劳"。

一、临床诊断要点与鉴别诊断

（一）诊断标准

2014年中华医学会眼视光学组根据专家诊疗经验达成共识，认为在明确视疲劳病因的前提下，用眼后出现以下症状即可诊断为视疲劳：①不耐久视、暂时性视物模糊；②眼部干涩、灼烧感、发痒、胀痛、流泪；③头痛、头晕、记忆力减退、失眠。

（二）鉴别诊断

1. 原发性闭角型青光眼

由于急性闭角型青光眼的临床表现较为典型，易于鉴别。主要与慢性闭角型青光眼鉴别，后者表现为：

（1）多数患者发作时常有情绪激动、精神创伤、过度疲劳、气候突变，以及暴饮暴食等诱因。

（2）临床症状表现为发作性视物模糊，虹视、眼胀及轻微头痛，甚者恶心、呕吐等症状，易于和视疲劳混淆。但是仔细检查慢性闭角型青光眼患者多具有眼压升高，房角狭窄，或部分关闭，视盘颜色变淡，盘沿特征性损伤等眼病表现。

（3）通过超声生物显微镜（UBM），自动电脑视野仪，前房角镜，眼底立体照相，24小时眼压描记等可进一步确诊慢性闭角型青光眼。

2. 眶上神经痛

眶上神经痛主要表现为阵发性或持续性患侧眶上神经分布区域疼痛。多发于一侧的三叉神经区域内，双侧发病较少见，发病时眶上切迹触痛明显，疼痛为阵发性，如电击、如刀割、如针刺，持续时间短暂。两者通过疼痛的部位，疼痛的性质等进行鉴别。

3. 结膜炎

结膜炎有时可表现为暂时性视物模糊、视力下降，眼部干涩、灼烧感、发痒、胀痛、流泪,不能久视等,与视疲劳症状极为相像。但是结膜炎具有眼部结膜充血,渗出,滤泡增殖和乳头肥大等表现,不同病原体感染又分别具有不同表现,可以和视疲劳鉴别。

4. 虹膜睫状体炎

虹膜睫状体炎疾病初期或病情不重时,易与视疲劳混淆。该病发病一般具有诱因,如感染、受凉、劳累等免疫力低下时易发。眼部症状可有畏光、流泪、疼痛、视力下降等。但仔细检查眼部多存在结膜睫状充血或混合充血,角膜后沉着物,前房渗出,虹膜纹理模糊,瞳孔缩小等体征,以资鉴别。

二、中医辨病诊断

(一)诊断依据

(1)诱发因素:可由久视疲劳,精神过于紧张,眼部存在病变,周围环境因素等诱发。

(2)可具有反复发作,休息后改善的特征。

(3)症候表现:一过性视力障碍、视物模糊不清、视物复视、阅读串行、字行重叠、文字跳动。

(4)眼部症状:目赤灼热、干涩不适、羞明畏光、眼部酸胀。

(5)伴随症状:可伴有不同程度头晕目眩、颈肩酸痛、萎靡嗜睡、全身乏力、急躁易怒、心烦不安、失眠多梦、食欲不振,严重者有阅读障碍、记忆力减退、注意力无法集中等表现。

(二)类证鉴别

(1)视瞻昏渺:与视疲劳共同存在视力障碍、视物模糊不清等征象,但后者可包含多种疾病的不同时期之表现。症候相近,病因病机相异,眼病损害表现不同,可以鉴别。

(2)青风内障:《秘传眼科龙木论》曰:"青风内障:此眼初患之时,微有痛涩,头旋脑痛,或眼先见有花无花,瞳人不开不大,渐渐昏暗。或因劳倦,渐加昏重。"该病与视疲劳虽有类似症状,但青风内障多由于情志内伤,痰湿阻络,风火上攻,阴虚阳亢,致气血失和,经脉不利,玄府闭塞,气滞血瘀,使眼内水液排泄困难,神水瘀滞,而发病。眼部可有损害征象,以资鉴别。

三、审析病因病机

(1)肝肾精血,亏损不足,筋失所养,调节无力,目窍失充,不耐劳瞻。

(2)脾气虚弱,运化无力,目失所养,不耐久视。

(3)久视伤血,劳心伤神,耗损气血津液,目中经络失养,或兼虚火上炎,目络涩滞。

(4)肝郁气滞,目中气机失调,目络不畅,甚则气滞血瘀。

总之,本病的基本病因病机为过用目力、劳心伤神,或系三阳经脉郁结阻闭、气血不充、诸脉不利、目窍失养所致,或为久视劳心伤神,耗气损血,目中经络涩滞和肝肾精血亏损不足,筋失所养,调节失司所致。本病病机责之于肝、脾、肾。

四、明确辨证要点

（一）辨虚实

本病多见邪实正虚。缓慢发作以正虚为主，表现为酸胀、异物感、畏光流泪、视物模糊、复视、眼睛干涩，多以肝、脾、肾亏虚为常见。急性发作以邪实多见，表现为疼痛、烧灼感、眼部炎症及头痛，严重者甚至出现恶心、呕吐等症状。辨证以肝郁气滞为主。

（二）辨脏腑

本病多责之肝、脾、肾。以肝肾不足、脾气虚弱、肝郁气滞为临床多见。肝肾不足，精血耗损而不能上荣；脾虚气弱，目失所养；劳瞻竭视而暗耗精血，心血亏虚；肝郁气滞，无以滋养眼目，出现临床诸症。

五、确立治疗方略

本病辨证论治是治疗视疲劳的关键。根据发病的病因病机，主要为肝肾不足、脾气虚弱、肝郁气滞等原因导致目失所养。故辨证不离脏腑之肝、脾、肾。根据"急则治其标，缓则治其本"的原则治疗，针对不同证型，可酌情采用"补益肝肾、健脾益气、行气养血、疏肝解郁"等进行治疗。本病在临床多见，症候表现多样，治疗方式百家争鸣。主要包括辨证论治、专方治疗、片剂、口服液、丸剂、滴眼液、中药熏浴及离子透入、针刺按摩疗法及耳穴压贴等。

六、辨证论治

1. 肝肾不足证

（1）抓主症：症见视物欠清，眯目怯视，酸胀不适。

（2）察次症：多兼头痛，心烦欲呕。

（3）审舌脉：舌红苔白或少苔，脉沉弱。

（4）择治法：补益肝肾，益精养血。

（5）选方用药思路：本证为肝肾精血亏损不足，筋失所养，调节无力，目窍失充，不耐劳瞻，方用杞菊地黄丸（《医级》）合柴葛解肌汤（《医学心悟》）。杞菊地黄丸中用枸杞子、菊花、熟地黄、山茱萸、牡丹皮、山药、茯苓、泽泻。方中熟地黄大补肾阴，山茱萸、枸杞子补肾养肝明目，山药滋肾补脾，菊花疏散风热、清肝明目，泽泻泻肾降浊，牡丹皮清散肝火，茯苓健脾渗湿，诸药相合，共奏滋肾养肝明目之功。柴葛解肌汤中用柴胡、葛根、甘草、芍药、黄芩、知母、生地黄、牡丹皮、贝母。方中葛根味辛性凉，辛能外透肌热，凉能内清郁热；柴胡解肌，疏畅气机，助葛根外透郁热；黄芩清泄里热；芍药养阴敛血；生地黄、知母、贝母、牡丹皮清热滋阴；甘草调和诸药。

（6）据兼症化裁：如伴腰膝酸软，加杜仲、桑寄生以强壮腰膝。如伴阴虚有热，加知母、黄柏以滋阴清热。

2. 脾气虚弱证

（1）抓主症：视物模糊、干涩不适，不耐久视。

（2）察次症：短气懒言，面色无华，体弱无力。

（3）审舌脉：舌淡苔白，脉细。

（4）择治法：健脾益气。

（5）选方用药思路：本证为脾气虚弱，运化无力，目失所养，不耐久视，方用补中益气汤（《内外伤辨惑论》）。方药组成为黄芪、白术、陈皮、升麻、柴胡、人参、炙甘草、当归。黄芪补中益气，升阳固表，配伍人参、白术、炙甘草，补气健脾，当归养血和营，陈皮理气和胃，使诸药补而不滞，升麻、柴胡升阳举陷，炙甘草调和诸药。

（6）据兼症化裁：如伴有脾虚便溏大便泄泻者，加入扁豆、薏苡仁以健脾利湿。如气虚血滞，脉道不利者，加丹参、川芎以活血通络。

3. 心血亏虚证

（1）抓主症：眼球或眉间酸胀不适。

（2）察次症：面白无华，头晕心悸，少气懒言，失眠健忘。

（3）审舌脉：舌淡苔白，脉沉细。

（4）择治法：滋阴养血。

（5）选方用药思路：本证为久视伤血，劳心伤神，耗损气血津液，目中经络失养，或兼虚火上炎，目络涩滞，方用八珍汤（《正体类要》）。方药组成为人参、白术、茯苓、甘草、熟地黄、当归、川芎、白芍、炙甘草。人参、熟地黄益气养血，白术、茯苓健脾渗湿，当归、白芍养血和营，川芎活血行气，炙甘草益气和中、调和诸药。

（6）据兼症化裁：兼食少腹胀、四肢乏力，加鸡内金、山楂。

4. 肝郁气滞证

（1）抓主症：视物模糊，不耐久视，酸胀流泪。

（2）察次症：头痛眩晕，善急易怒，胸闷嗳气，泛恶口苦。

（3）审舌脉：舌红少苔，脉弦数。

（4）择治法：疏肝解郁。

（5）选方用药思路：本证为肝郁气滞，目中气机失调，目络不畅，甚则气滞血瘀，方用逍遥散（《太平惠民和剂局方》）。方药组成为柴胡、当归、白术、白芍、茯苓、生姜、薄荷、炙甘草。柴胡疏肝解郁，当归养血和血，白芍养血敛阴、柔肝缓急，茯苓、白术健脾祛湿，炙甘草益气补中、缓肝之急，薄荷疏散郁遏之气、透达肝经郁热，生姜温胃和中。

（6）据兼症化裁：若瘀滞较重者，加香附、青皮，以加强行气解郁之功。

七、外治法

（1）根据视疲劳形成的不同病因，可酌情应用眼液治疗。干眼症状明显者，应用玻璃酸钠眼液点眼治疗。屈光不正患者，在精确验光配镜基础上，睡前使用美多丽眼液点眼，缓解睫状肌痉挛，改善视疲劳症状。

（2）滴眼液制剂：陈翠屏等认为，新制强力珍珠滴眼液具有清热明目、祛翳护目之力，且含多种微量元素，能激活眼部组织细胞内的酶活性，从而增进视功能。林颖等认为，麝珠明目滴眼液具有开窍通络、活血散结、安神定志、清热益阴、平肝明目之功效，内含 19 种氨基酸及多种微量元素，能扩张血管，解除痉挛，改善眼部微循环，增进新陈代谢，对视疲劳综合征疗效显著。

八、中成药选用

（1）明目地黄丸：适用于肝肾不足证，组成：熟地黄、山茱萸、牡丹皮、山药、茯苓、泽泻、枸杞子、菊花、当归、白芍、蒺藜、石决明（煅）。用法：口服，每次 8～10 丸，每日 3 次。

（2）杞菊地黄丸：适用于肝肾不足证，组成：枸杞子、菊花、熟地黄、酒萸肉、牡丹皮、茯苓、泽泻、山药。用法：口服，每次 9g，每日 2 次。

九、单方验方

（1）滋阴养血和解汤（庞赞襄自拟方），组成：熟地黄、枸杞子、麦冬、沙参、黄芩、半夏、银柴胡、荆芥、防风、香附、当归、白芍、夏枯草、甘草。

（2）抗眼疲劳汤（刘伟自拟方），组成：炙黄芪、白芍、银柴胡、升麻、当归尾、枸杞子、菊花、远志、茯神、川芎、黑豆、山药、羌活、夜明砂、珍珠粉（后下）、石菖蒲、生地黄。

（3）熊胆开明片（洪流自制方），组成：熊胆粉、石决明、菊花、枸杞子、泽泻，治疗青少年视疲劳证属肝胆郁热型证。

（4）视疲宁片（郑新青自制方），组成：黄芪、当归、柴胡、川芎、五味子、桑椹、淫羊藿。

十、中医特色技术

（1）针灸治疗：现代研究表明针刺对视疲劳有明显的缓解作用。通过针刺刺激，增强眼肌的兴奋性，加强双眼异向运动的力量，改善眼周血液循环促进眼部神经、肌肉细胞的营养交换，增强集合中枢的融合功能，达到缓解视疲劳的目的。如此应用针灸治疗视疲劳可取得良好疗效。穴位选取以局部取穴联合远端取穴。眼周穴位：睛明、瞳子髎、承泣、四白、阳白。远端取穴：足三里、三阴交、光明、太冲、合谷。患者取仰卧位，穴位局部常规消毒，针刺承泣穴；阳白透鱼腰；余穴常规针刺，留针 30 分钟。每日 1 次，2 周为 1 个疗程。

（2）耳穴贴压法：选穴神门、内分泌、眼、肝、目 1 或目 2。方法：耳廓常规消毒后，选准耳穴，每穴用胶布将王不留行固定于耳穴上，嘱患者于每日 5 时、22 时左右每穴自行按压约 3 分钟，贴双耳，贴 3 日，停 1 日。若未愈，可反复进行。

十一、预防调护

（1）心情焦虑和精神紧张等，容易诱发视疲劳。指导患者保持乐观，调和喜怒，减少思虑，消除忧愁，避免恐慌，心情舒畅，使之气机调畅，气血平和，正气旺盛，就可以减少视疲劳的发生发展。

（2）生活调养起居有常，慎适寒温，劳逸结合，积极参加体育锻炼，增强体质。阅读时保持良好姿势，避免长时间近距离用眼，切忌卧床、行走、乘车时阅读。

（3）饮食有节，清淡易消化，保持营养均衡。宜选用具有补益肝肾、健脾益气、养血安神功效的食品，以利于减少或消除视疲劳。

（4）居住空间宜光线充足，空气流畅，周围色调柔和，避免对视觉产生不良刺激。多参加户外活动，登高望远，呼吸清新空气，对视疲劳的防治颇有裨益。

十二、各家发挥

庞赞襄认为，该病主要为肾虚肝郁所致，应用滋阴养血清肝法治疗。刘伟自拟抗眼疲劳汤内服，配合珍珠明目滴眼液，效果良好。洪流等选用自制熊胆开明片治疗肝胆郁热型患者。方玉香等应用珍珠蛇胆明目口服液治疗肝阳上亢与肝经郁热型视疲劳患者，发现该药具有清热解毒、养阴明目安神、增强机体抗疲劳的功效。

潘祥龙等采用按摩法治疗视疲劳，认为按摩疗法可在特定的穴位上进行机械性刺激，增强抗病能力，消除视疲劳。锡钢采用耳穴压豆配合电控维生素 B_{12} 导入。刘建利采用中药熏蒸治疗视屏终端综合征视疲劳患者。研究者在应用中药养血活血的同时，运用药物蒸气的热效应，促使眼周血液循环加快，改善眼部血供，使经络畅通，通则不痛，其保湿作用可以滋润角膜，促进角膜修复。向圣锦等认为眼周穴位按摩联合中药敷贴可以有效调节患者的功能状态，缓解调节疲劳。眼部敷贴所用中药具有养血活血、明目止痛的功效，同时加入冰片，有利于药物在眼部组织渗透。刘坚等认为透穴刺法是治疗视疲劳的较佳方法。张世红等将中药熏浴制剂（万寿菊 3g，空青粉 1g，绿茶 1g）治疗该病，熏浴时间 15～20 分钟。俞莹等观察自拟温通散眼部热熨和单纯热熨对视疲劳患者症状的影响差异时发现，自拟温通散热熨效果较单纯热熨更佳。中药热熨是通过中药加热外敷联合熨的压力作用来实现的，其外治法可以刺激皮肤、穴位，舒经活络，合适的压力使药液有效成分渗透眼部，增强血液循环，促进无菌性炎症吸收，解除肌肉等组织痉挛，达到止痛和恢复眼调节的目的。韦晓捷使用 HY-D 电脑中频药物导入治疗仪（北京华医新技术研究所产品）以局部物理疗法治疗。药用逍遥散加减（柴胡、当归、白芍、茯苓各 20g，薄荷、白芷各 10g），煎煮取汁浸泡药垫，按正负极置于眼部，每次 20 分钟，每日 1 次。认为应用药物导入治疗仪在患部制造了物理治疗电场，解决了局部血液循环不畅的问题，使药物充分发挥药理作用，能很好地缓解视疲劳症状。

（张晓辉）

第四节　麻痹性斜视

麻痹性斜视又称为后天性麻痹性斜视，是由于眼运动神经核、神经、肌肉本身或眼眶病变引起的单条或多条眼外肌完全或部分麻痹所致的眼位偏斜及眼球运动障碍。本病可由外伤、感染、炎症、血液循环障碍、肿瘤及退行性病变等引起，临床表现为眼睑下垂、复视、眼球活动障碍及瞳孔改变。复视是其典型症状，可分为神经源性和肌源性。神经源性的麻痹性斜视临床较为常见，分为核下性、核性、核间性和核上性。

麻痹性斜视在中医学中被称为目偏视，风牵偏视，睑废，视一为二。本病猝然发病，视一为二，单眼或双眼黑睛偏斜于某方，严重者偏斜角度颇甚，几乎只见白睛，眼珠转动受限，患者视物时头部常向某个方向偏斜，可出现瞳神散大，视物不清等，常伴有头晕、恶心、呕吐、步态不稳等。临床命名多以症状不同而区分，以眼位偏斜为主的称"目偏视"或"神珠将反"；以复视为主的，称"视一为二"；合并上睑下垂，称"目偏视"或"神珠将反"合并"睑废"证。中医眼科学认为，本病多因风邪外袭，直中经络，痰湿阻络，或气血虚弱，筋脉失养，或肝肾阴虚，肝风内动或因外伤瘀滞所致。

一、临床诊断要点与鉴别诊断

（一）诊断标准

根据发病时间、起病急缓、临床表现及眼位偏斜情况即可诊断。麻痹性斜视分类：

（1）外直肌麻痹在水平麻痹性斜视中最为常见。患眼呈内斜位，向外转受限。代偿头位：面部转向患眼侧，视线朝向对侧。

（2）内直肌麻痹较少见。患眼呈外斜位，内转受限。代偿头位：面部转向患眼侧，视线指向对侧。

（3）上直肌麻痹较为常见。患眼呈下外斜位，眼球朝外上方转动受限。代偿头位：头向健眼倾斜，面部转向患眼侧，下颏上抬，视线指向健侧眼下方。

（4）下直肌麻痹少见。患眼呈上外斜位，眼球向外下方转动受限。代偿头位：头向患眼倾斜，面部转向患眼侧，下颏内收，视线指向健侧眼上方。Bielsehowsky 征阴性。

（5）上斜肌麻痹最为常见。患眼呈上内斜位，眼球向内下方转动受限。代偿头位：头向健眼侧倾斜，面部转向健眼侧，下颏内收，视线指向患侧眼上方。Bielsehowsky 征阳性。

（6）下斜肌麻痹最少见。患眼呈下内斜位，眼球向内上方转动受限。代偿头位：头向患眼侧倾斜，面部转向健眼侧，下颏上抬，视线指向患侧眼下方。被动转眼试验阴性。

为确诊是哪条或哪几条肌肉麻痹，需做进一步检查。

（1）眼球运动做如下比较：双眼在六个诊断眼位的运动是否协调一致；有无功能亢进或减退现象；向正上方和正下方注视时，斜视角有无改变。

（2）复像分析见斜视检查法。

（3）歪头试验（Bielschowsky test）：适于鉴别是一眼上斜肌还是上直肌麻痹。一眼上斜肌麻痹时，患者多将头倾向健侧。当头向患眼侧倾斜时，由于此时上斜肌麻痹，不能对抗上直肌的上转作用，因此该患眼必向上移位（Bielschowsky test 阳性）；而头向健侧眼倾斜时，则无此现象。上直肌麻痹患者，无论头向哪侧倾斜，麻痹眼均无上移。

（4）Hess 屏、Lancaster 屏检查法为红绿眼镜测试法的进一步发展，对测定斜位有一定价值，既可定性又可定量，可根据图形分析出麻痹肌与亢进肌。

（二）鉴别诊断

1. 眼肌型重症肌无力

肌无力通常晨轻晚重，亦可多变，后期可处于不全瘫痪状态；全身肌肉并非平均受累，眼外肌最常累及，为早期症状，亦可长期局限于眼肌。轻者睁眼无力，眼睑下垂，呈不对称性分布，额肌代偿性地收缩上提。眼球运动受限，出现斜视和复视，重者眼球固定不动。眼内肌一般不受影响，瞳孔反射多正常。

2. 甲状腺相关性免疫眼病

甲状腺相关性免疫眼病有或无甲状腺功能亢进病史，单眼或双眼突出，上睑退缩和迟落，眼外肌肥大，常引起眼位偏斜和眼球上转、外转受限。

3. 颞骨岩尖综合征

中耳炎与慢性乳突炎的患者，炎症向颅内发展破坏颞骨岩尖时，能引起该综合征。临床上表现为双眼内斜视，侵害半月神经节，可导致面部麻木或疼痛。

4. 眶上裂综合征与眶尖综合征

垂体瘤、鼓膜炎、副鼻窦炎患者，在疾病侵犯眶上裂与视神经孔时可出现动眼、滑车、展神经与三叉神经眼支的麻痹，即眶上裂综合征，如果有视力障碍则称为眶尖综合征。

二、中医辨病诊断

（一）诊断依据

（1）症状：眼位偏斜，眼球活动障碍，代偿头位，复视，头晕目眩，恶心呕吐。

（2）体征：患眼向麻痹肌作用的相反方向偏斜；患眼向麻痹肌作用方向活动受限；第二斜视角大于第一斜视角；头向麻痹肌方向偏斜；双眼视一为二，复视像检查确定麻痹肌；头晕目眩，恶心呕吐。

（二）类证鉴别

（1）眼珠活动受限，视一为二，眼珠突起红赤，睁眼时，上睑与眼珠间露出眼白，上睑活动滞缓，甚则眼睑不能闭合，有凝视现象。为脏腑积热，或风热蕴结，阳邪亢盛，热邪上壅于目，目络涩滞，清窍闭阻致目珠暴突而成，见于鹘眼凝睛。起病缓，多双眼渐进突出。相当于西医学甲状腺相关性眼病。治宜活血通络、软坚导滞。

（2）眼位偏斜，眼球活动障碍，眼睑下垂，视一为二，伴下肢软弱无力，不能久立，甚则行动不利，遇劳则甚，休息后可缓解。相当于西医学眼肌型重症肌无力。根据"虚则补之，损者益之"的治疗原则，治宜以健脾益气、补益气血、滋补肝肾、温阳补肾为基本治疗方法。

三、审析病因病机

（1）正气不足，卫外失固，或阴血亏少，络脉空虚，风中经络。
（2）脾失健运，聚湿生痰，复感风邪，风痰阻络。
（3）肝肾阴亏，阳亢动风，夹痰上扰，阻滞经络。
（4）中风后遗，气虚血滞，脉络瘀阻。
（5）头面外伤，经络受损，气血瘀阻。

气血为本、肝脾为枢。气血不足，腠理不固，风邪乘虚侵入经络，目中筋脉弛缓而发病。肝脾关系密切，肝为藏血之脏，脾为诸气之源，约束属脾，筋膜属肝，两者紧密相连，作用息息相关，所以目珠运转与两者关系密切。临床肝病可以影响及脾，脾病也可以影响及肝。气虚以脾为主，血虚以肝为主。根据气血并行的道理，未有气病不影响及血，血病不影响及气的。所以无论是肝血虚，或脾气虚，均可导致两者同病，在眼部造成血不养筋的风证。风邪为标，本病属风，风分内外，外来之风，乘正气之虚弱，卫气不固，侵袭于目。内生之风，为肝脏功能失调的结果，有肝阳化风，肝热生风，血虚生风的病理变化。因"肝开窍于目"，所以眼病临床中经常可以见到内风的证候。有时候，外风还可以引起内风，使内外之风同时并发在眼部。风邪有向上的特点，又为百病之始。故因起居不慎，或风邪过盛，则风邪易于侵犯眼部约束，致使部分或全部约束失权，出现目珠直视、偏斜等症。体伤则血病，风又无孔而不入，今风邪随所伤侵入约束血脉，使约束脉络受阻，则约束运转失权，目珠偏斜诸症随即发生。本病病位在目系，累及经络。

四、明确辨证要点

（一）辨虚实

目偏视有虚有实，但总体上以虚为本，虚中夹实，气血不足，必然引发脏腑功能障碍，出现虚损的症象，腠理不固，风邪乘虚而入，"风为阳邪，其性走上"，眼目属上，邪滞经络，致筋肉失于濡养而迟缓不用，所以正虚为本，邪实为标，虚实夹杂。除眼部表现外，虚证者多见食少纳呆，泛吐痰涎，头晕目眩，耳鸣，腰膝酸软，失眠多梦等气血不足、脾虚湿盛之症。实证多表现为恶寒发热，头痛等症。

（二）辨脏腑

中医称眼肌为约束，"脾主身之肌肉"，故眼肌属脾。又脾为后天之本，若脾气虚弱，则卫外之气不能抗御外邪侵袭，故以风邪为主的病邪便乘隙而侵入约束，使约束经络之气受阻，致使约束弛缓或拘紧，目珠偏视等症随即发生。"肝主身之筋膜"，目珠转动与筋膜有关。肝血充足则筋膜强劲有力，目珠转动有权。今肝气郁结，郁而化火，火伤阴血，致使肝血不足，血不养筋，则风自内生，故出现本病。肝气郁滞往往可以横犯脾胃，造成肝脾失调的病理变化。今脾失健运则后天之精缺乏，直接影响到血液的来源，致使血虚，血不养眼筋，故发生此病。此外，肝气偏盛，可以发生肝阳上亢，而肝肾阴虚，阴不制阳，致使阴虚阳亢的病理变化更属多见。前者不伴有阴虚的证候，而后者必伴有阴虚的证候。肝阳进一步发展可以化生内风，表现在约束，可见目珠转动失灵等症。

五、确立治疗方略

本病病位主要在脾，病因病机主要为脾胃虚弱，气血化生不足，致眼带失养，转动不灵或脾胃运化失调，痰湿内生，阻络脉道或正虚无力抗邪致外邪侵袭，脉络瘀阻等致眼带转动不灵，属本虚标实。治疗上多以健脾益气，祛风化痰，活血化瘀为主。中医称眼外肌为"眼带""睛带"，属肌肉组织，脾主肌肉，《素问·痿论》曰"脾主身之肌肉"，即脾主运化，有濡养肌肉之功，眼带有赖于脾之精气充养，目珠才可转动灵活，开合自如。中医上以辨证为基础，以论治为目的，将眼肌麻痹按照不同病因病机，分为风邪中络，风痰阻络，脾虚湿盛，外伤血瘀等。

六、辨证论治

1. 风邪中络证

（1）抓主症：起病突然，单眼或双眼目偏视，单眼多见，眼珠转动失灵或受限，视一为二，可见仰头瞻望。

（2）察次症：恶寒发热，头痛，头晕目眩，步态不稳等全身症状。

（3）审舌脉：舌苔薄白，脉浮。

（4）择治法：祛风散邪，活血通络。

（5）选方用药思路：其病机多由气血不足，腠理不固，风邪乘虚侵入，邪滞经络，致筋肉失于濡养而迟缓不用，方用羌活胜风汤（《原机启微》）合牵正散（《杨氏家藏方》）。羌活胜风汤中羌活祛太阳之风，独活祛少阴之风，柴胡祛少阳之风，白芷祛阳明之风，防风祛一切外风；桔梗、前胡、荆芥、薄荷辛凉祛风；川芎祛风止头痛；黄芩清热；白术、枳壳调和胃气；甘草调和诸药。牵正散中白附子、僵蚕、全蝎祛风通络，化痰止痉，善治头风。

（6）据兼症化裁：兼肝虚血少者可加白芍、熟地黄、当归以补血养血；头晕目眩加石决明、天麻、钩藤、菊花以平肝息风通络；热病伤阴者，加墨旱莲、女贞子、沙参等以滋阴。

2. 风痰阻络证

（1）抓主症：起病突然，单眼或双眼目偏视，单眼多见，眼珠转动失灵或受限，视一为二，可见仰头瞻望。

（2）察次症：胸闷呕恶，食少纳呆，泛吐痰涎。

（3）审舌脉：舌苔白腻，脉弦滑。

（4）择治法：祛风除湿，化痰通络。

（5）选方用药思路：其病机多由脾胃失调，津液不布，聚湿生痰，复感风邪，风痰阻络，致眼带转动不灵；或热病伤阴，阴虚生风，风动夹痰上扰而致；或肝肾阴亏，阳亢动风，夹痰上扰，阻滞经络，方用正容汤（《审视瑶函》）。正容汤中白附子、胆南星、法半夏、僵蚕祛除风痰；羌活、防风祛风除湿，疏通经络；甘草和中益气。可酌加赤芍、当归以活血通络；恶心呕吐甚者加竹茹以涤痰止呕；痰湿偏重者加薏苡仁、石菖蒲、佩兰以芳香化浊，除湿祛痰。

3. 脉络瘀阻证

（1）抓主症：中风、头部外伤、眼部直接受伤或中风后出现目珠偏位，视一为二。

（2）察次症：全身可兼半身不遂，口面歪斜或肢体麻木。

（3）审舌脉：舌质淡或有瘀斑，脉涩。

（4）择治法：活血行气，化瘀通络。

（5）选方用药思路：其病机多为中风后遗，气虚血滞，脉络瘀阻或头面部外伤或肿瘤压迫，致使脉络受损而致，应选用桃红四物汤（《医宗金鉴》）。桃红四物汤中黄芪益气；当归、赤芍、川芎、桃仁、红花、地龙活血化瘀通络；加白附子、僵蚕、全蝎等，更可消除中风遗留于络脉之风痰，促使气血运行复常。

七、外治法

（1）手术治疗：在发病后经药物治疗 4~6 个月，发病原因已消除，而麻痹功能仍无法恢复的可能，可考虑手术治疗。

（2）三棱镜矫正法：度数较小、手术后有残余度数者或不宜手术者可用三棱镜矫正。

（3）遮盖法：对早期的、较重的眼外肌麻痹者，采用代偿头位仍不能消除复视，并有严重的眩晕、恶心甚至呕吐影响正常生活者，可遮盖一眼。

八、中成药

（1）六味地黄丸：适用于风痰阻络证。组成：熟地黄、酒萸肉、牡丹皮、山药、茯苓、泽泻。用法：口服，大蜜丸每次 1 丸，每日 2 次。

（2）复方血栓通胶囊：适用于脉络瘀阻证。组成：三七、黄芪、丹参、玄参。用法：口服，每次 3 粒，每日 3 次。

（3）血塞通片：适用于脉络瘀阻证。组成：五加科人参属植物三七提取的有效成分三七总苷，主要为人参皂苷 Rg_1、三七皂苷 R_1。用法：口服，每次 50～100mg，每日 3 次。

（4）葛根素注射液：适用于脉络瘀阻证。组成：葛根素。用法：每次 200～400mg，每日 1 次，10～20 日为 1 个疗程，可连续使用 2～3 个疗程。

（5）舒血宁注射液：适用于脉络瘀阻证。药物组成：银杏叶经提取制成的灭菌水溶液。辅料为山梨醇、95%乙醇、甲硫。用法：肌内注射，每次 10ml，每日 1～2 次。静脉滴注，每日 20ml，用 5%葡萄糖注射液稀释 250ml 或 500ml 后使用，或遵医嘱。

（6）血栓通注射液：适用于脉络瘀阻证。组成：三七总皂苷。用法：肌内注射，每次 10ml，每日 1～2 次。静脉滴注，每日 20ml，用 5%葡萄糖注射液稀释 250ml 或 500ml 后使用，或遵医嘱。

（7）刺五加注射液：适用于风痰阻络证。组成：刺五加。用法：静脉滴注，每次 300～500mg，每日 1～2 次，20ml 规格的注射液可按每公斤体重 7mg，加入生理盐水或 5%～10%葡萄糖注射液中。

（8）川芎嗪注射液：适用于脉络瘀阻证。组成：盐酸川芎嗪。其化学名称为：2，3，5，6-四甲基吡嗪盐酸盐。用法：静脉滴注，以该品注射液 40～80mg（1～2 支），稀释于 5%葡萄糖注射液或氯化钠注射液 250～500ml 中静脉滴注。速度不宜过快，每日 1 次，10 日为 1 个疗程，一般使用 1～2 个疗程。

（9）灯盏细辛注射液：适用于风痰阻络证。组成：灯盏细辛。用法：肌内注射，每次 4ml，每日 2～3 次。穴位注射，每穴 0.5～1.0ml，多穴总量 6～10ml。静脉注射，每次 20～40ml，每日 1 次，用 0.9%氯化钠注射液 500ml 稀释后缓慢滴注。静脉滴注时，稀释后的本品应尽早使用。如出现沉淀，请勿继续使用。

九、单方验方

（1）凉膈天门冬汤方，天冬、大黄、车前子、茺蔚子、黄芩，上五味，粗捣筛，每服三钱匕，水一盏，煎至七分，去滓食后临卧温服。用于眼风牵，脸硬睛疼，视物不正等症状。

（2）羚羊角汤方，羚羊角、防风、赤茯苓、人参、五味子、知母、茺蔚子、黄芪，上八味，粗捣筛，每服三钱匕，水一盏，煎至六分，去滓，食后临卧温服。

十、中医特色技术

（1）针灸疗法：采用本疗法能缩短疗程，提高疗效。常用穴：睛明、瞳子髎、承泣、四白、丝竹空、太阳、攒竹、颊车、地仓、合谷、太冲、行间、风池。每次局部取 2～3 穴，远端循经配 1～2 穴。用平补平泻手法，留针 20 分钟。斜向左者，针刺右侧；斜向右者，针刺左侧。每日 1 次，7 日为 1 个疗程，疗程间休息 3 日。

（2）推拿法：患者仰卧位，医者坐于患者头侧，用双手拇指分别按揉百会、睛明、攒竹、鱼腰、太阳、瞳子髎、丝竹空、风池等穴。再用双手拇指指腹分抹眼眶周围，上述手法反复交替使用，每次治疗约 20 分钟。然后患者坐位，医者在患者背部点揉肝俞、胆俞及对侧合谷、下肢光明 5～10 分钟。全套手法治疗时间 30 分钟，每日 1 次，10 次为 1 个疗程。

（3）穴位贴敷：用复方牵正膏敷贴患侧太阳、下关、颊车穴，先太阳后下关再颊车，每次 1 穴，每穴治疗间隔 7～10 日，适用于风痰阻络证。

（4）脉冲理疗：刺激麻痹眼外肌，促进血液循环，防止或减少肌肉萎缩。

（5）耳穴贴压：选穴眼、肝、脾、肾、皮质下、目 1、目 2，在耳穴上探查疼痛敏感点，消毒后将预先备好的带有王不留行籽的胶布贴在耳穴上，嘱患者每日按摩各穴 3～5 次，每次以灼热酸痛为度。耳穴每 5 日贴换 1 次。

十一、预防调护

（1）遮盖麻痹眼，以消除复视。

（2）慎起居，避风寒，以避免或减少本病的发生。

（3）调畅情志，尽量避免大喜大怒、情志抑郁，以减少本病发生。

（4）本病忌食肥甘厚腻，以免渍湿生痰加重病情。

十二、各家发挥

（一）庞赞襄从"脾"论治

庞赞襄对于麻痹性斜视的治疗，强调必须着重于健脾益气，息风疏络，补气升阳。故多用党参、当归、白术、茯苓之类，或用柴胡、升麻升提清阳；钩藤、全蝎则有息风疏络之功。由于麻痹性斜视风邪所中有轻重缓急之不同，因而治法各异。属于风邪较重者，多用培土健肌汤和羌活胜风汤加减。因麻痹性斜视多为脾胃虚弱，气虚风侵，脉络失畅，以致眼肌麻痹，故以健脾益气，培土健肌，散风疏络为治疗原则。当归、白芍养血活血，取"血行风自灭"之义；羌活与升麻、柴胡配伍，为"升举阳气之要药"。诸药合用，共奏健脾益气，散风疏络之效。方药对症，故见其效。或外感风邪，风邪中络客于眼肌，以致眼肌麻痹，视物成双而病。由此见症，多拟散风祛邪之品，辅用健脾之药。故在大量散风药中，多用散风祛邪加清解郁热内邪之品，或用健脾散风之品。诸药合用，风邪祛散，脉络通畅，故病得治。

（二）石学敏院士针药结合从"风"论治

石学敏院士认为，本病病因为风热毒邪侵袭精明之府，致使气血瘀于眼络，眼部经脉失养，筋肉失摄，从而导致目球转动失灵、视一为二、眼睑失用。治疗应重在祛邪通络，促使气血运行复常，筋肉弛缓有度而使目珠正常转动。故取祛风通络要穴风池以散风邪、行气血、通目络；上睛明、四白位近眼球，可活气血而振奋筋肉功能；印堂、上星透百会可醒脑安神定志，与太阳穴相配可清利头目。三阴交为足三阴经的交会穴，施捻转补法，以滋补肝肾。合谷、太冲开四关，具有调和阴阳、息风通络之效。风池、光明均为胆经穴，太冲为肝经原穴，三穴配合有清泻肝胆郁热之功效。曲池、足三里为手足阳明经合穴，可疏风散结，调和气血。诸穴合用可达清热、散风、活血、明目的功效。中药方中以活血化瘀之品为主，重用虫类走窜之品，以加强通络之功。糖皮质激素为本病治疗必选之药，故在急性期配合使用，以增强疗效。

（三）唐由之从"风"论治

唐由之认为风牵偏视多由内风引起，内风多源于内虚和脾胃密切相关。脾胃为后天之本，气血生化之源。脾虚则运化水谷精微乏力，气血生化不足，血不荣络，脾胃所主眼外肌不能得到充分滋养，致血虚化风；一旦被外邪所侵则内外合邪，引起眼外肌运动失常。风牵偏视以中老年人多见，人至老年全身机能日渐减退，正气虚，推动无力，则血液瘀滞；脾气虚，运化水湿之力减弱，则痰湿内生，无形之痰留滞经络之间则进一步加重病情。因此治疗中以补脾祛风为首，疏经通络法贯始终。

（四）秦杏蕊从"脾"论治

秦杏蕊认为，本病病因复杂，症状多变，病机可归为脾虚邪实。认为本病为正气虚，风邪乘虚而入所致，所谓"邪之所凑，其气必虚"，正虚主要责之为脾虚。眼外肌亦称为"眼带"，属五轮之"肉轮"，属脾。脾胃为后天之本，气血生化之源，脾主运化，脾虚则气血乏源，不能上归于目，而目无所养，肌肉失其濡养而麻痹不用；脾虚运化无力，易聚湿生痰，痰湿阻络；风为百病之长，风性轻扬，易犯上窍，眼乃至上之窍，易被风邪所袭，引动内邪，致眼中经络气血不和，引起眼的肌肉和运动神经方面的病变。脾虚及肾，脾肾两虚，病变日久，则不易恢复。辨证论治以健脾扶正，祛风通络为治疗大法。采用健脾化痰、去风通络之防风正目汤（半夏、陈皮、茯苓、党参、黄芪、防风、秦艽、僵蚕、全蝎、白附子、当归、川芎、鸡血藤、甘草）治疗。方中半夏、陈皮、茯苓、党参、黄芪健脾扶正、运脾化痰；防风、秦艽祛风通络；僵蚕、全蝎、白附子善搜剔经络风痰之邪；当归、川芎、鸡血藤养血活血通络；甘草调和诸药。全方健脾扶正治其本，祛风化痰通络治其标。加减：脾肾阳虚，上睑不能抬起者加肉桂、升麻各10g；兼外感者加柴胡、葛根10g，桂枝6g；痰湿盛损及阴液、风阳上亢者加生地黄15g，钩藤、石决明各10g。配合针刺治疗，取穴：攒竹、太阳、球后、风池、足三里。攒竹为眼周穴，有调和局部气血、通经活络、疏风解表之功；太阳、球后为经外奇穴，疏通眼周气血，为治疗眼疾常用穴；风池为足少阳经、阳维脉交会穴，具有通经活络、调和气血、祛风通络功效；足三里为足阳明胃经穴，健脾益气，扶正升提。若兼外感加合谷；脾虚痰盛者加丰隆；下斜肌麻痹者加合谷；外直肌麻痹者加瞳子髎、丝竹空透鱼腰；动眼神经麻痹伴上睑下垂者，加阳白、透眉穴（丝竹空透攒竹）、合谷。

（张丹丹）

第五节　近　　视

近视眼（myopia）是指眼球在静止状态下，平行光线经过眼屈光系统的屈折后，所形成的焦点在视网膜前。因其在视网膜上所形成的像模糊不清而远视力降低。近视眼病因目前尚不完全清楚，可能与多种因素有关。古代医籍对本病早有认识，称为目不能远视，又名能近怯远症，至《目经大成》始称近视。由先天生成，近视程度较高者又称近觑。近视的发生与遗传、发育、环境等诸多因素有关，根据我国 2010 年中国学生体质调研报告显示，我国 7～18 岁青少年视力不良检出率为 57.30%，近视检出率为 55.05%，远视检出率为 0.57%，其他眼病检出率为 1.69%，相比 2005 年均有明显增长，对本病的防治已被眼科界及全社会高度重视。

一、临床诊断要点与鉴别诊断

（一）诊断标准

（1）视力障碍，远视力减退，近视力正常。
（2）视疲劳，眼位偏斜，呈隐外斜视或外斜视。
（3）眼球前后径变长，眼球稍有突出。
（4）眼底改变玻璃体液化、混浊和后脱离，视盘有近视弧形斑；视网膜呈豹纹状改变，黄斑区可见红变、色素紊乱、出血，新生血管生长、变性、萎缩，形成萎缩斑（foster-fuchs 斑）。
（5）巩膜后葡萄肿。
（6）屈光测定，呈近视屈光状态。

（二）鉴别诊断

临床上需与视疲劳等疾病相鉴别。
视疲劳：自觉长时间近距离用眼后视物模糊、复视、字形重叠，看远后看近或看近后看远，需注视片刻后才逐渐看清。甚者眼睑困倦沉重难以睁开，眼球或眶周围酸胀感、疼痛、流泪、异物感、眼干涩等，或伴有头痛、偏头痛、眩晕、肩颈酸痛、思睡、乏力、注意力难以集中、多汗、易怒、食欲不佳等。以上症状经休息后可有缓解。眼部检查无屈光不正，或无明显异常。

二、中医辨病诊断

（一）诊断依据

（1）自觉症状：远视力减退，近视力正常，远距离视物模糊，近距离视物清楚，常移近所视目标，且眯眼视物。近视度数较高者，除远视力差外，常伴有夜间视力差、飞蚊症、闪光感等症状。部分患者可有视疲劳症状。

（2）眼部检查：远视力减退，近视力正常。可伴有隐外斜视或外斜视或眼球突出；高度近视可发生程度不等的眼底退行性改变如近视弧形斑、豹纹状眼底。

（3）验光检查为近视。

（二）类证鉴别

近视的鉴别应该按年龄的不同及发病特点的不同进行鉴别。

儿童的视力低下较常见的疾病有近视，远视还有弱视等。这些疾病眼外观端好，只是患者视力差。近视多由环境因素造成，极少数是由遗传因素引起，而远视、弱视多由眼球发育异常所致，通过验光可以鉴别其视力低下属于哪类疾病。

成年人的高度近视应与成年人高发的黄斑病变及视神经病变相鉴别，从外观看，眼外观端好，但视力差，矫正视力不提高，其鉴别主要应从眼底的改变进行鉴别：高度近视眼底可见玻璃体液化、混浊和后脱离，视盘有近视弧形斑，视网膜呈豹纹状改变，脉络膜变性、萎缩，形成萎缩斑；黄斑变性可见黄斑区色素紊乱、出血、水肿、机化、新生血管生长等；而视神经病变可见视盘的各种改变如水肿边界消失，颜色变淡，出血渗出等，此外还要依据验光检查确定。

三、审析病因病机

（1）肝气不足是根本。视力有赖于肝气的条达和肝血的濡养，若肝气不足，精华之气衰弱则必致光华咫尺视模糊。

（2）目力过劳是病因。目力过劳，近距离用眼过度是近视发生的主要原因，昏暗的光线，精细目力，近距离用眼过度，耗气伤神，神伤气损，使目之神光不能向远处发越而成能近怯远症，故有"久视伤精成近觑"之说。

（3）阳虚阴足是体质。阳气不足，阴气有余是近视的易发体质，阳气不足，阴气偏盛，阳被阴侵，火属阳，火在目为神光，阳气不足，神光不能发越远处而成近觑。

（4）禀赋不足是遗传。高度近视多与遗传因素有关，现代医学认为高度近视属于常染色体遗传，是近视中对视力危害最严重的一类，是先天禀赋不足，精血亏虚，目中光华不能发越于远处。

总之，近视的发生与自身的体质状况、脏腑气血亏虚及不良的用眼习惯有密切关系，现在医学认为遗传因素和环境因素是两大原因，而环境因素是引起近视的主要原因，遗传因素占少数。

四、明确辨证要点

（一）辨先后天

近视的发生遗传学是其成因之一，其发病特点为近视发生年龄小，可在出生后或婴幼儿时期即近视，度数增长快，至小学时期即可发展成高度近视且随着年龄增长，近视度数在一生中不断增长。矫正视力欠佳，伴随眼轴长、眼底改变等，此类近视属于先天性近视，在《审视瑶函·内障》中记述本病"肝经不足肾经病，光华咫尺视模糊"及"阳不足，病于少火者也"。这类患者多由先天禀赋不足，肾精亏虚所致，固肾主藏精，肾主脑髓，目系于脑，肾精有余，髓海丰满，则目视精明，若肾精不足，髓海空虚，则目中光华亏虚不能及远，故视近清晰，视远昏暗；近视的另一发病因素是环境因素，多由后天的用眼习惯不当所致，此类患者近视发生的晚，即在入学龄开始发生，随年龄期增长近视度数逐渐增高，其特点为近视度数小，发展缓慢，单纯的近视矫正视力佳，不伴有明显的病理性眼底改变，其发生主要是由于近距离用眼过度，调节痉挛或导致眼轴延长所致，目力过劳，必伤气耗血，而致目中神光不能发越于远处。

（二）辨阴阳

阳气不足，阴气有余，是导致近视的中医机制。阴阳者，天地之道也，阳主动，主发越，阳是气，表达功能；阴主静，主收敛，阴是物，表达组织器官。缺少阳光缺少户外活动，是阳不足的表现，而长时期室内工作学习，近距离用眼乃是阴有余之因，所以从阴阳平衡失调的角度理解近视的发病率目前呈明显增高之势是符合人体及自然规律的。

（三）辨脏腑

近视的发生与肝血虚，肾精不足，肝肾两虚关系密切。《诸病源候论·目病诸候》中谓本病："劳伤肝脏，肝气不足，兼受风邪，使精华之气衰弱，故不能远视。"久视伤血，目受肝血而能视，故肝血虚，症见视远模糊，头晕，面色无华，爪甲不荣，伴两目干涩，不耐久视等症，舌淡，苔薄，脉细；而肾精不足也是引起近视的主要因素，肾主收敛，以敛为贵，如肾精不敛，则坎水中的真阳无庇，目中之少阴经络不能闭敛，则视物模糊，神膏混浊不清，眼前黑花飘动，此类患儿症见自幼近视且近视度数大，增长快，小儿发育迟缓，耳鸣，健忘神情呆钝，成人性功能减退伴舌淡，脉弱，"肝经不足肾经病，光华咫尺视模糊"说明肝肾不足是近视发生的重要原因之一。

五、确立治疗方略

首先是调阴阳虚实，阴阳的运动是永恒的，平衡是相对的。但这种平衡对于自然界和人类都是至关重要。一旦人体阴阳平衡失调就会发生疾病，"损其有余""补其不足"是调理阴阳的两大方法，同时应注意"阴中求阳，阳中求阴"。其次是扶正补虚，中医的扶正与祛邪理论是对立统一规律的具体体现，中医根据人体的正气与邪气的盛衰、消长来说明疾病的发生和转化。"邪之所凑，其气必虚"说明外因是通过内因而起作用，中医在祛除病邪时常常离不开扶正，通过扶正来调动机体内在的积极因素，提高机体对病邪的抵抗力。中医称近视为能近怯远症，祖国医学认为是劳瞻久视或禀赋不足或遗传所致。中医治疗近视眼主要是根据全身情况采用中药整体辨证论治，认为脏腑尤其是肝肾在视力的调节上具有重要作用。近视的治疗，最佳治疗方法是中药治疗配合穴位按摩，配镜治疗。

六、辨证论治

1. 气血不足证
（1）抓主症：用目过力，视远模糊。

（2）察次症：眼底或可见视网膜呈豹纹状改变，或兼见头晕目眩，心悸气短，面色㿠白，唇甲色淡，少气懒言，神疲乏力，自汗。

（3）审舌脉：舌质淡，苔薄白，脉细弱。

（4）择治法：补血益气。

（5）选方用药思路：本证为过用目力，久视伤血，血为气之母，血虚气亦虚，以致目中神光不能发越于远处，用当归补血汤（《内外伤辨惑论》），补气生血，方中重用黄芪，大补元气而善能固肌护表；臣以当归，养血和营。二药相伍，一气一血，一阴一阳，补正气而摄浮阳，使气旺血生，阳生阴长。

（6）据兼症化裁：若心悸失眠者，可应用当归补血汤加酸枣仁、柏子仁、夜交藤以养心宁神；若有眼胀涩者，可加白芍、木瓜以养血活络；若神疲乏力、食欲不振者，可加山药、白扁豆、莲子肉、砂仁以益气温中健脾；有散光者，可配五味子入脾肺肾经取收敛之意；若疗效欠佳或服药后期，视力上升缓慢，甚至有下降者加枸杞子、女贞子、决明子、菟丝子等补肝肾明目。

2. 肝肾两虚证

（1）抓主症：自幼视远模糊，能近怯远。

（2）察次症：能近怯远，眼前可有黑花飘动，眼底可见玻璃体液化浑浊，视网膜呈豹纹状改变；或有头晕耳鸣，腰膝酸软，寐差多梦。

（3）审舌脉：舌质淡，脉细弱或弦细。

（4）择治法：滋补肝肾。

（5）选方用药思路：本证为肝肾两虚，禀赋不足，神光衰弱，光华不能远及而仅能视近，应用驻景丸（《太平圣惠方》），治以培补真元，方中菟丝子平补肝肾，养肝明目；楮实子、茺蔚子、枸杞、车前子补肾清肝，明目；五味子补肾收敛固涩；木瓜舒筋活络，和胃化湿；紫河车补气养血益精；寒水石清热泻火；生三七粉散瘀止血。

（6）据兼症化裁：若眼底视网膜呈豹纹状改变者，可应用驻景丸选加太子参、麦冬、五味子以助益气养阴之功；若伴神膏混浊呈絮状者，酌加浙贝母、苍术；若有眼前黑花及散光者，宜加麦冬、太子参、当归、川芎、赤芍以滋阴益气补血；伴食少纳呆者，可加白术、山药、白扁豆以健脾益气；若眼前黑影飘动，时隐时现，睛珠涩痛之血虚生内热者，可选用芎归补血汤（《审视瑶函》），养血滋阴且清虚热。

3. 心阳不足型

（1）抓主症：视近清楚，视远模糊。

（2）察次症：心悸怔忡，心胸憋闷或痛；失眠健忘，易惊善恐，能近怯远，或伴气短，自汗，神疲乏力，面色㿠白。

（3）审舌脉：苔白滑，舌淡胖或紫暗，脉弱或结或代。

（4）择治法：补心益气，安神定志。

（5）选方用药思路：本证为气血阴精不足之心神失养，方用定志丸（《备急千金要方》），治以安神定志，补心益气。王海藏曰："目能近视，责其有水，不能远视，责其无火，法宜补心。"方中人参补心气宁心；石菖蒲开心窍；茯苓能健脾宁神，交通心肾；远志能通肾气于心。心属离火，火旺则光能及远也。

（6）据兼症化裁：若眼底视网膜呈豹纹状改变者，可应用驻景丸选加太子参、麦冬、五味子以助益气之功；若伴神膏混浊呈絮状者，酌加浙贝母、苍术；若有眼前黑花及闪光者，宜加麦冬、太子参、当归、川芎、赤芍以滋阴益气补血；伴食少纳呆者，可加白术、山药、白扁豆以健脾益气。若眼前黑影飘动，时隐时现，睛珠涩痛之血虚生内热者宜加决明子、海藻、昆布等清肝明目软坚散结，或选用芎归补血汤（《审视瑶函》）养血滋阴，化瘀散结。

七、外治法

眼科传统外治法是运用具有清热、祛风、除湿、活血通络、祛瘀散结及明目退翳等各种不同作用的药物和手段，从外部对眼病进行治疗的方法。临床应用甚为广泛，常与内治法密切配合，尤其外障眼病更是如此。

近视的常用外治法，目前主要有点眼药法、角膜塑形镜、佩戴框架眼镜、手术等。

（1）点眼药法：可选用人工泪液缓解眼睛疲劳，或滴托吡卡胺滴眼液散瞳，松弛睫状肌缓解由于肌肉过度紧张引起的假性近视，每晚睡前1次，4周为1个疗程。

（2）角膜塑形镜：是通过角膜塑形暂时改变角膜的曲率而达到暂时缓解近视降低近视度数的目的。角膜塑形镜配戴时间为夜间，角膜塑形镜适应范围广泛，不仅限于青少年近视眼患者，成年近视患者也可佩戴。

（3）佩戴框架眼镜：医学验光，科学配镜是近视患者获得良好矫正视力的有效方法。

（4）手术治疗：近视眼激光手术，它包括激光光学角膜切削术、准分子激光原位角膜磨镶术、准分子激光上皮下角膜磨镶术、波前像差引导准分子激光手术、飞秒激光手术等。目前比较主流的手术包括准分子激光、飞秒加准分子激光、全飞秒激光、人工晶体植入等。

八、中成药选用

（1）杞菊地黄丸：适用于肝肾两虚证，组成：枸杞子、菊花、熟地黄、酒萸肉、牡丹皮、茯苓、泽泻、山药。用法：口服，每次9g，每日2次。

（2）明目地黄丸：适用于肝肾两虚证，组成：熟地黄、山茱萸、牡丹皮、山药、茯苓、泽泻、枸杞子、菊花、当归、白芍、蒺藜、石决明（煅）。用法：口服，每次8～10丸，每日3次。

九、单方验方

（1）归芍地黄汤（出自《症因脉治》）：生地黄24g，山药12g，山茱萸12g，泽泻10g，茯苓10g，牡丹皮10g，当归10g，白芍10g。每日1剂，水煎300ml，早晚温服。

（2）益气抗疲汤（出自民间验方）：党参15g，黄芪15g，淮山药15g，白术10g，柴胡10g，防风10g，炙甘草3g。每日1剂，水煎300ml，早晚温服。

（3）健脾消食化积汤（出自张宝钧经验方）：焦山楂10g，焦神曲10g，焦麦芽10g，莱菔子10g，陈皮10g，山药10g，白术10g，麦冬10g，枸杞子10g，菟丝子10g，远志10g，石菖蒲10g，青葙子10g，枳壳10g，甘草3g，水煎服，早晚温服。张宝钧认为，近视多因脾胃积食，运化不畅所致。

（4）视光1号（黑龙江中医药大学附属第一医院眼科经验方）：地黄、当归、川芎、白芍、黄芩、菊花、菟丝子、远志等，水煎服，早晚温服。

十、中医特色技术

（1）针刺疗法：针刺用平补平泻法，选取晴明、攒竹、太阳、四白、承泣、球后、丝竹空、阳白等穴位，以养阴生津，清肝明目。每日交替取 10 个穴位，留针 40 分钟，4 周为 1 个疗程。肺经燥热者，加太渊、合谷等穴。肺阴不足者，加风池、太渊。肺脾亏虚证，加三阴交、太冲、太渊。

（2）刮痧：刮痧疗法历史悠久，是通过刮痧板按经络循行方向，以患者能承受的力度，均匀缓慢地刮痧皮肤，达到驱邪治疗疾病的目的。

眼部刮痧及颈部刮痧是常用的刮痧部位。

（3）穴位按摩

1）合谷穴：为手阳明经原穴，阳明经多气多血，合谷行气活血以明目，用大拇指在合谷穴区向手背方向推动按摩。

2）太阳穴：能达阴阳调和，护目驱邪通络以开窍明目，应用食指右眼顺时针方向，左眼逆时针方向同时推动按摩。

3）攒竹穴：能舒展眼眶上部肌肉，双手大拇指在攒竹穴向外转动按摩。

4）风池穴：能兴奋连接头部的神经，大拇指与食指同时按摩，右手大拇指在右边风池穴，食指在左侧风池穴，手指力度向对角方向用力。

然后，用双手指端敲打双眉上前额部位能扩展眼部血管，增加缺血区氧和血的供应。以上数穴具有调阴阳、理气血、通表里作用，共奏爽神养目之功。穴位按摩，每日最少 3 次。

（4）耳穴压豆：耳与经络之间有着密切联系。《灵枢·口问》中所记载"耳者，宗脉之所聚也"。耳穴压豆，是一种在耳穴表面贴敷王不留行籽，并间歇揉按的一种简易疗法。近视临床上选用肝、肾、目1、目2、心、内分泌、脾等穴，每次每穴按压 30～60 秒，以局部微痛发热为度，3～7 日更换 1 次，双耳交替。4 周为 1 个疗程。

（5）敷眼贴：是一种将含有中药的眼贴敷用在眼部皮肤，从而达到清热生津、润养目珠的疗法。

（6）离子导入：即通过直流电将药物离子引入机体，它兼有直流电和药物治疗的双重作用，其使带有电荷的药物离子不经血液循环直接透入机体内，在组织内保持较高的浓度和较久时间。

十一、预防调护

（1）预防要从小事做起，减轻作业负担，写作姿势要正确，减少电子产品使用。

（2）加强户外活动，饮食要多样化，避免锌、钙等微量元素缺乏。

（3）持续用眼 1 个小时后，可做穴位按摩、眼保健操，避免长时间用眼。

（4）定期进行视力及眼部检查。

（5）减少遗传因素影响，注意优生，择偶时应尽量避免近亲及两人都是高度近视的情况。

（6）近视手术后一周到 10 日左右，禁食辛辣刺激之品，禁忌过度用眼。

十二、各家发挥

（一）从肝肾论治近视

中医对近视早有记载，在《目经大成》中首次提到"近视"，并称其为"脾肾虚损，泄不已，因而近视"。《陈达夫中医眼科临床经验》中提到能近怯远，是肝肾不足，精血亏虚，目失濡养，导致疏泄失职，气机不利。《秘传眼科龙木论》就近视的病机作了阐述，眼虽属于五脏，但五脏中肾最为贵，肾气衰则五脏皆病，攻于眼目之病，其系首重，眼睛视物皆靠肾之精气上承；肝肾两虚，精血不足，以致神光衰微，光华不能远及，或者心阳衰弱，神光不得发越于远处。青少年近视"经气失达、神光发越受阻"是发病的外在表现，而脏腑特别是"肾阳亏虚"是发病的关键因素。大多数医家认为近视应当以温补肾阳为治疗大法，例如，《审视瑶函》中所记述"近视乃火少"，《证治准绳》提出"盖阳不足，阴有余，病于火者，固光华不能发越于外，而收敛近视耳"，又如《眼科六要》所言"盖能近视不能远视者，多由命门真火不足，为病则光华俭敛，肾中真阳不足以回光自照"，《医宗金鉴》也提出"近视清明远视昏，阳光不足被阴侵"。

（二）从脾论治近视

《诸病源候论》认为近视是由"劳伤脏腑，肝气不足"所致。唐代孙思邈在其《备急千金要方·七窍病》中将夜读细书、月下看书、抄写多年、雕镂细作、博弈不休、饮酒不已等视为重要的眼病病因。最新研究表明，人的眼球具有一定的伸缩性和昼夜节律，其屈光一生都在不断变化。晶体和角膜是主要的屈光介质，主要受眼肌、睫状肌等肌肉群的调节，来完成眼球的屈光运动。脾主肌肉，一些医家运用温阳健脾、健脾利湿、健脾益气等方法治疗近视效果显著。

（姚 靖）

参 考 书 目

崔浩，王宁利，徐兴国.2013.眼科学.北京：北京大学医学出版社

段俊国.2013.中西医结合眼科学.第2版.北京：中国中医药出版社

葛坚，王宁利，黎晓新，等.2016.眼科学.北京：人民卫生出版社

葛坚.2005.眼科学.北京：人民卫生出版社

郭长青，刘福水，刘乃刚，等.2010.刮痧.西安：西安交通大学出版社

郭长青，张慧方，张学梅，等.2010.拔罐.西安：西安交通大学出版社

江晓芬，黎小妮.2005.黎家玉眼科锦集.长沙：湖南科学技术出版社

金明.2015.常见病中成药临床合理使用丛书·眼科分册.北京：华夏出版社

金明.2015.中医临床诊疗指南释义·眼科疾病分册.北京：中国中医药出版社

李凤鸣，刘家琦.2010.实用眼科学.北京：人民卫生出版社

李凤鸣.1996.眼科全书.北京：人民卫生出版社

李凤鸣.2014.中华眼科学.第3版.北京：人民卫生出版社

李冀，连建伟，李政木，等.2011.方剂学.北京：高等教育出版社

李巧凤.1998.中西医临床眼科学.北京：中国中医药出版社

李竹英.2010.中西医结合诊断治疗学.哈尔滨：黑龙江教育出版社

廖品正.1992.中医眼科学.北京：人民卫生出版社

刘怀栋，张彬，魏素英，等.1994.庞赞襄中医眼科经验.石家庄：河北科学技术出版社

刘家琦，李凤鸣.1999.实用眼科学.北京：人民卫生出版社

刘建国.1998.眼科疾病效方245首.北京：科学技术文献出版社

刘祖国.2003.眼表疾病学.北京：人民卫生出版社

陆南山.2012.眼科临证录.北京：中国医药科技出版社

潘祥龙，张明德.1997.眼疲劳防治按摩图解.上海：上海科学技术出版社

庞荣，张彬.庞赞襄.2012.中医眼科验案精选.北京：人民卫生出版社

彭清华，秦裕辉.2011.中医眼科名家十讲.北京：人民卫生出版社

彭清华.2007.特色专科实用手册系列丛书·眼底病特色专科实用手册.北京：中国中医药出版社

彭清华.2010.中西医结合眼科学.北京：中国中医药出版社

彭清华.2012.中医眼科学.第3版.北京：中国中医药出版社

彭清华.2014.全国中医眼科名家学术经验集.北京：中国中医药出版社

史宇广，单书健.1992.当代名医临证精华·眼底病专辑.北京：中医古籍出版社

孙河.2009.中医类全科医师岗位培训教材.哈尔滨：东北林业大学出版社

唐由之，肖国仕.2011.中医眼科全书.第2版.北京：人民卫生出版社

王永炎，庄曾渊.2000.中医临床丛书·今日中医眼科.北京：人民卫生出版社

韦企平，赵峪.2004.韦玉英眼科经验集.北京：人民卫生出版社

韦企平.2002.中国百年百名中医临床家丛书.北京：中国中医药出版社

吴大真，王凤岐.2006.现代名中医眼科治疗绝技.北京：科学技术文献出版社

徐宝萃，徐国旭.1992.眼屈光学.哈尔滨：黑龙江科学技术出版社

姚芳蔚，刘崇晏，邹菊生.2009.跟名医做临床·眼科难病.北京：中国中医药出版社

曾庆华，彭清华，余杨桂，等.2015.中医眼科学.北京：中国中医药出版社

曾庆华.2003.中医眼科学.北京：中国中医药出版社

曾庆华. 2007. 中医眼科学. 第 2 版. 北京：中国中医药出版社

张湘晖，张明亮，张清，等. 2012. 眼科临床经验集. 北京：人民卫生出版社

张湘晖，张明亮，张清，等. 2012. 张怀安眼科临床经验集. 北京：人民卫生出版社

赵堪兴，杨倍增，翟佳，等. 2016. 眼科学. 北京：人民卫生出版社

朱承华. 2004. 眼科查房手册. 南京：江苏科学技术出版社

朱炜敏. 2013. 常见眼部疾病的中医预防和护养. 上海：复旦大学出版社

庄曾渊. 2016. 庄曾渊实用中医眼科学. 北京：中国中医药出版社